処方提案につなげる薬物療法ハンドブック

Pharmacotherapy Handbook

[編集]
寺町 ひとみ
岐阜薬科大学教授

南江堂

◆**編　集**

寺町ひとみ　てらまち　ひとみ　岐阜薬科大学実践薬学大講座病院薬学研究室　教授

◆**執　筆**(執筆順)

寺町ひとみ　てらまち　ひとみ　岐阜薬科大学実践薬学大講座病院薬学研究室　教授
林　雅彦　はやし　まさひこ　鈴鹿医療科学大学薬学部薬学科臨床薬学センター　准教授
田口　真穂　たぐち　まほ　横浜薬科大学実務実習センター　講師
山下　美妃　やました　みき　北海道薬科大学臨床薬剤学分野　准教授
西村　英尚　にしむら　ひでなお　羽島市民病院薬剤部　技術主幹
脇屋　義文　わきや　よしふみ　愛知学院大学薬学部医療薬学科実践薬学講座　教授
江川　孝　えがわ　たかし　就実大学薬学部薬学科総合医療薬学　教授
舘　知也　たち　ともや　岐阜薬科大学実践薬学大講座病院薬学研究室　准教授
村田実希郎　むらた　みきお　横浜薬科大学臨床薬学科薬剤学研究室　准教授
岡田　賢二　おかだ　けんじ　横浜薬科大学実務実習センター　講師
重山　昌人　しげやま　まさと　横浜薬科大学臨床薬学科臨床薬剤学研究室　教授

序　文

　薬学教育6年制が開始されてから，すでに3期生が卒業しており，薬剤師に対する社会の期待はますます大きなものとなっています．2010年の厚生労働省医政局通知（医政発0430第1号）では薬剤師を積極的に活用することが可能な業務として9項目が提示され，2012年の診療報酬改定で新100点業務「病棟薬剤業務実施加算」が新設されました．これにより，医師などと協働して行う薬物療法業務が公に認められたことになります．これは，多くの薬剤師による長年の努力の結晶でもあります．薬剤師はこの期待に応えるため，チーム医療において薬の専門家として，いままで以上に積極的に薬物療法に取り組み，患者のQOLの向上に貢献しなくてはなりません．

　そこで，「知識」を「実践」に移すことができる書籍を目指して本書を企画しました．本書は，総論でチーム医療における薬剤師の役割や他職種・患者とのコミュニケーション，さらには指導記録の書き方などを，それに続く各論で症例検討を通じその薬物療法の内容，服薬指導のポイント，SOAP形式の指導記録例を確認する構成とし，現場で処方提案をする際に必要となる思考プロセスを学習することができます．

　薬歴や指導記録がなかなか上手く書けないという悩みは，これまで多くの薬局薬剤師から聞かれました．時系列に書くのではなく，POSに基づいたSOAP形式を用いて記録することにより，誰がみてもわかる記録が書けるだけでなく，患者の薬に関する問題を明らかにし，医薬品の適正使用につなげることができます．本書では，特にこの点に考慮して，POSに基づいたSOAP形式の記録が書けるようになることを目標としました．

　また本書は，学生の実務実習時や薬剤師の業務時に携帯しやすいようにポケットサイズとしました．いつでも手元において活用していただけると幸いです．

　最後に，本書の企画・編集にご協力いただきました，南江堂諸氏に厚くお礼申し上げます．

2015年1月

寺町ひとみ

目 次

総論

第1章 チーム医療で薬剤師に求められる能力 ……… 寺町ひとみ 2

第2章 病院薬剤師および薬局薬剤師のはたす役割 …………… 4
1. 病院における薬剤師の役割 ……………………………………………………… 4
2. 薬局における薬剤師の役割 ……………………………………………………… 5

第3章 薬剤師に求められるコミュニケーション能力 …………… 8
1. 言語的コミュニケーションと非言語的コミュニケーション …………………… 9
2. 質問のスキル ……………………………………………………………………… 9
3. 傾聴・共感のスキル …………………………………………………………… 10
4. 怒っている患者への対応 ……………………………………………………… 11
5. コミュニケーションのコツ …………………………………………………… 12

第4章 処方内容の検討・立案 ………………………………………… 17
1. 処方せんの法的位置づけ ……………………………………………………… 17
2. 処方せんの記載事項 …………………………………………………………… 18
3. 処方せん鑑査 …………………………………………………………………… 19
4. 処方薬の妥当性の判断方法について ………………………………………… 19
5. 処方内容の妥当性の判断ポイント …………………………………………… 21

第5章 服薬指導のポイント ……………………………………………… 23
1. 患者から収集する情報 ………………………………………………………… 23
2. 患者に伝える情報 ……………………………………………………………… 25

第6章 指導記録の書き方 ………………………………………………… 26
1. 薬歴の管理 ……………………………………………………………………… 26
2. POSに基づいたSOAP記録 …………………………………………………… 27
3. クラスタリングについて ……………………………………………………… 30
4. プロブレムについて …………………………………………………………… 30

5 症例によるPOSとSOAP 32
6 オーディットについて 35

POSとSOAPに関するQ&A 36

演習問題1 40
演習問題2 44

各 論

第1章 循環器系の疾患 50
Case 1 不整脈 病院 .... 林 雅彦 50
Case 2 心不全 病院 .... 寺町ひとみ 54
Case 3 高血圧症 薬局 58
Case 4 虚血性心疾患 薬局 62
Case 5 閉塞性動脈硬化症 病院 .... 林 雅彦 66
Case 6 血栓症・塞栓症 病院 .... 田口真穂 70
章末問題 .... 寺町ひとみ 74

第2章 血液系の疾患 .... 田口真穂 76
Case7 鉄欠乏性貧血 薬局 76
章末問題 80

第3章 消化器系の疾患 82
Case 8 消化性潰瘍 薬局 .... 寺町ひとみ 82
Case 9 ウイルス性肝炎 病院 .... 山下美妃 86
Case 10 肝硬変 病院 91
Case 11 膵 炎 病院 96
Case 12 感染性腸炎 病院 .... 林 雅彦 100
章末問題 .... 寺町ひとみ 104

第4章 泌尿器系の疾患 106
Case 13 慢性腎不全 病院 .... 山下美妃 106

Case 14	慢性糸球体腎炎 病院		110
Case 15	尿路感染症 病院		114
Case 16	前立腺肥大症 薬局	寺町ひとみ	118
章末問題		山下美妃	122

第5章 呼吸器系の疾患 124

Case 17	気管支喘息 薬局	寺町ひとみ	124
Case 18	慢性閉塞性肺疾患（肺気腫・慢性気管支炎）病院		128
Case 19	上気道炎（かぜ症候群）薬局	田口真穂	132
Case 20	間質性肺炎 病院		136
Case 21	マイコプラズマ肺炎 病院		140
Case 22	肺結核 病院		144
章末問題			147

第6章 内分泌系の疾患 ...... 山下美妃 148

Case 23	甲状腺機能亢進症 病院	148
章末問題		152

第7章 代謝性疾患 154

Case 24	1型糖尿病 病院	西村英尚	154
Case 25	2型糖尿病①内服 薬局		158
Case 26	2型糖尿病②インスリン併用 薬局		162
Case 27	2型糖尿病③低血糖 病院		165
Case 28	2型糖尿病④糖尿病性腎症 病院		169
Case 29	脂質異常症 薬局	寺町ひとみ	173
Case 30	高尿酸血症 薬局		177
章末問題		西村英尚	181

第8章 神経・筋の疾患 ...... 脇屋義文 182

Case 31	脳梗塞 病院	182
Case 32	てんかん 病院	185
Case 33	パーキンソン病 病院	188
Case 34	アルツハイマー病 病院	192
Case 35	多発性硬化症 病院	195

Case 36　脳血管性認知症 病院 ································· 198
Case 37　片頭痛 薬局 ··· 201
章末問題 ·· 204

第9章　精神疾患 ·· 江川　孝　206

Case 38　統合失調症 病院 ····································· 206
Case 39　うつ病性障害 病院 ··································· 210
Case 40　不眠症 薬局 ··· 214
章末問題 ·· 218

第10章　耳鼻咽喉の疾患 ································· 220

Case 41　アレルギー性鼻炎 薬局 ······························ 220
Case 42　中耳炎 薬局 ··· 224
Case 43　メニエール病 病院 ··································· 228
章末問題 ·· 232

第11章　皮膚疾患 ··· 234

Case 44　皮膚真菌症 薬局 ····································· 234
Case 45　アトピー性皮膚炎 薬局 ······························ 238
章末問題 ·· 244

第12章　眼疾患 ··· 舘　知也　246

Case 46　緑内障 薬局 ··· 246
Case 47　白内障 薬局 ··· 250
Case 48　結膜炎 薬局 ··· 254
章末問題 ·· 258

第13章　骨・関節の疾患 ································· 260

Case 49　関節リウマチ 病院 ··································· 260
Case 50　骨粗鬆症 薬局 ······································· 264
章末問題 ·· 270

目次 ix

第14章 アレルギー・免疫性疾患 ……………………… 林 雅彦 272
Case 51 全身性エリテマトーデス 病院 …………………………… 272
Case 52 ベーチェット病 病院 …………………………………… 276
章末問題 …………………………………………………………… 280

第15章 感染症 ………………………………………………… 282
Case 53 インフルエンザ 薬局 ………………………… 村田実希郎 282
Case 54 ヘルペスウイルス感染症 病院 ………………………… 286
Case 55 MRSA感染症 病院 …………………………… 岡田賢二 290
Case 56 レジオネラ肺炎 病院 …………………………………… 294
Case 57 腎盂腎炎 病院 …………………………………………… 297
章末問題 …………………………………………………………… 300

第16章 悪性腫瘍 …………………………………………… 重山昌人 302
Case 58 白血病 病院 ……………………………………………… 302
Case 59 悪性リンパ腫 病院 ……………………………………… 306
Case 60 胃がん 病院 ……………………………………………… 309
Case 61 大腸がん 病院 …………………………………………… 312
Case 62 肺がん 病院 ……………………………………………… 316
Case 63 乳がん 病院 ……………………………………………… 319
Case 64 前立腺がん 病院 ………………………………………… 324
章末問題 …………………………………………………………… 328

第17章 緩和ケア ……………………………………………… 林 雅彦 330
Case 65 がん性疼痛 病院 ………………………………………… 330
Case 66 経腸栄養 病院 …………………………………………… 334
章末問題 …………………………………………………………… 338

索 引 ………………………………………………………………… 341

総論

第1章 チーム医療で薬剤師に求められる能力

　1990年代より急激に加速する高齢化や患者の医療に対する意識の高まりにより，いままで以上に医療従事者に求められる医療の質は向上しています．これは，これまでの医療法の改正により「医療の担い手」として（1992年），また調剤を行う薬局が「医療提供施設」として（2006年）明確に定義されてきた薬剤師にとっても例外ではありません．

　その一方で近年では，医療の高度化，専門化が進み，従来のように医師だけでは十分な医療を実践することは困難となってきています．そこで患者を中心に医師，看護師，薬剤師，臨床検査技師，管理栄養士，理学療法士など多くの専門職種が協力・補完しあったチームとしての医療が求められるようになりました（**図1-1**）．チーム医療では「チーム目標達成のための，チーム内の団結や連携，協力体制」が大切です．そのためにはチームのメンバーと

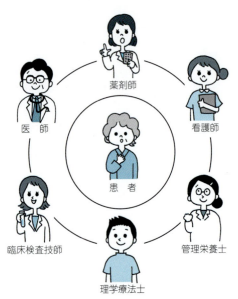

図1-1　患者を中心として医療にかかわる職種

表1-1 チームのメンバーとしての心構え

① 私心を取り除くこと
② チームメンバーとのコミュニケーションを積極的にはかること
③ 相手の立場を尊重し，言動にも注意すること
④ 協調的態度で役割を果たすこと
⑤ チームにおける自らの役割を明確にすること
⑥ チームにおける自らの権限と責任の範囲を把握すること
⑦ 自らの限界を認識して，必要に応じて他者に援助を求めること

(国分康孝：チームワークの心理学，講談社，1985より作成)

しての**表1-1**のような心構えが必要です．また，医薬分業が進むなかで，社会のニーズに応えるための薬剤師の使命は何なのか．やはり，薬の専門家として医薬品の適正使用を遂行し，患者のQOLの向上に貢献することです．

このような背景のもと，医療の担い手にふさわしい質の高い薬剤師を養成することを目的として，2006年から6年制薬学教育がスタートしました．

2008年に厚生労働省から，安心と希望の医療確保ビジョンとして，医療機関に勤務する薬剤師がチーム医療の担い手として活動するために，病棟などでの薬剤管理や，医師・看護師と患者・家族の間に立ち服薬指導を行うなどの業務の普及に努めることと，医薬品の安全性確保や質の高い薬物療法への参画を通じ医師などの負担軽減に貢献する観点から，チーム医療における協働を進めるとともに，資質向上策の充実も図ることが示されました(☞**表2-1**)．これを受け，2012年の診療報酬改定で新100点業務「病棟薬剤業務実施加算」が新設されました．

薬剤師が医療の担い手として社会のニーズに応え，活躍するためには，多岐にわたる幅広い知識，すなわち，疾病・病態，薬物治療学などの基礎的知識から処方や薬物療法プロトコールについての提案ができる知識，薬物療法について有効性・安全性の評価ができる知識，最先端の薬物療法に関する知識などが必要です．また，技能としては，患者や医療スタッフとのコミュニケーションスキル，臨床における問題発見能力および解決能力，実践的な能力が求められます．さらに，態度としては，医療人にふさわしい高い倫理観，医療人としての教養をもつように心がけなくてはなりません．

第2章 病院薬剤師および薬局薬剤師の果たす役割

　医療において薬剤師の果たすべき役割は，医薬品の適正使用を遂行することです．そのためには，医薬品の適正な供給・管理をしつつ，患者およびほかの医療従事者への医薬品情報の提供を通して，薬物療法の適正化に貢献する必要があります．

1 病院における薬剤師の役割

　病院の薬剤師には，調剤，医薬品の供給管理および品質管理，適切な服薬指導，医薬品情報の提供，製剤，注射薬管理，治験業務など多くの業務があります．病棟においては，最適な薬物療法の提案や患者（家族）に対する適切な服薬指導を行うことで医療チームの一員としての役割を担っています（**表2-1**）．

　病院での医療チームは，感染制御チーム infection control team（ICT），栄養サポートチーム nutrition support team（NST），緩和ケアチーム palliative care team（PCT），褥瘡対策チーム pressure ulcer team（PUT）などがありますが，これらにおいても薬剤師は医薬品の適正使用の推進を目指し，薬物療法の適正化に貢献しています．

　第1章でも触れましたが（☞p.3），2012年の診療報酬改定で新100点業務「病棟薬剤業務実施加算」が新設されました．このなかで薬剤師が医師などと協働して行う薬物療法業務として，処方の提案，同一処方継続可否の提案，薬物血中濃度や副作用のモニタリング，薬物療法プロトコールについての提案・作成・進行管理が示され（医薬品適正使用サイクル，**図2-1**），これらの業務を全病棟において実施することで点数が加算されるようになりました．この新100点業務は，これらの業務を日々の実務のなかで行ってきた薬剤師の努力の賜物です．また，これによりこれまでの医師中心の医療に薬の専門家として薬剤師が携わることで，医師の負担を軽減することができます．そして，それがチームの一員として医薬品の適正使用や質の高い薬物療法に貢献することにつながります．このような薬剤師の業務，薬学的ケア，ファーマシューティカルケアが技術料として点数化されたことは，薬剤師の職能を広げました．社会に対する責任を果たすためにも，薬剤師はこれらの業務を

表2-1　医療スタッフの協働・連携によるチーム医療の推進について

1)薬剤師を積極的に活用することが可能な業務

以下に掲げる業務については，現行制度の下において薬剤師が実施することができることから，薬剤師を積極的に活用することが望まれる

① 薬剤の種類，投与量，投与方法，投与期間などの変更や検査のオーダについて，医師・薬剤師などにより事前に作成・合意されたプロトコールに基づき，専門的知見の活用を通じて，医師などと協働して実施すること

② 薬剤選択，投与量，投与方法，投与期間などについて，医師に対し，積極的に処方を提案すること

③ 薬物療法を受けている患者(在宅の患者を含む.)に対し，薬学的管理(患者の副作用の状況の把握，服薬指導など)を行うこと

④ 薬物の血中濃度や副作用のモニタリングなどに基づき，副作用の発現状況や有効性の確認を行うとともに，医師に対し，必要に応じて薬剤の変更などを提案すること

⑤ 薬物療法の経過などを確認した上で，医師に対し，前回の処方内容と同一の内容の処方を提案すること

⑥ 外来化学療法を受けている患者に対し，医師などと協働してインフォームドコンセントを実施するとともに，薬学的管理を行うこと

⑦ 入院患者の持参薬の内容を確認した上で，医師に対し，服薬計画を提案するなど，当該患者に対する薬学的管理を行うこと

⑧ 定期的に患者の副作用の発現状況の確認などを行うため，処方内容を分割して調剤すること

⑨ 抗がん剤などの適切な無菌調製を行うこと

2)薬剤に関する相談体制の整備

薬剤師以外の医療スタッフが，それぞれの専門性を活かして薬剤に関する業務を行う場合においても，医療安全の確保に万全を期す観点から，薬剤師の助言を必要とする場面が想定されることから，薬剤の専門家として各医療スタッフからの相談に応じることができる体制を整えることが望まれる

(厚生労働省医政局通知(医政発0430第1号)，2010より一部抜粋)

まっとうする必要があります．しかし，これら一連の業務を遂行するためには，薬剤師に必要とされる知識・技能・態度を身につけ(☞第1章)，最新の医療情勢を把握し対応しなければなりません．

2　薬局における薬剤師の役割

　薬局薬剤師の業務は，処方せん調剤，服薬指導，医師への疑義照会，医薬品管理，薬局製剤をはじめとし，在宅薬剤管理指導，一般用医薬品の販売および受診勧奨，地域住民の健康相談，学校薬剤師など多岐にわたります．

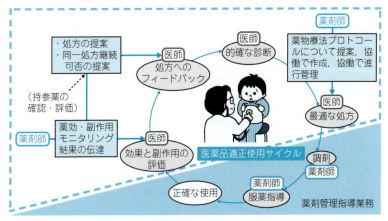

図2-1 医師などと協働して行う薬物療法業務
(厚生労働省ホームページ：http://www.mhlw.go.jp/stf/shingi/2r98520000018toj-att/2r98520000019ok5.pdfより改変)

　患者が1つの薬局を「かかりつけ薬局」と決めて，複数の医療機関から発行された処方せんをもっていくことにより，薬剤師は重複処方，相互作用のチェックをすることができます．このような「かかりつけ薬局」の「かかりつけ薬剤師」は，患者ごとの薬歴簿(☞p.26)を作成し，過去の服用歴・副作用歴などの患者情報を記録しており，患者が複数の医療機関を受診しても重複処方，相互作用について確認ができます．また，一般用医薬品や健康食品などについても，薬歴簿に基づいて，アレルギーや禁忌事項についてのチェックも可能となり，処方せん調剤から健康相談までの幅広い情報を提供できます．

　ジェネリック医薬品については，わが国では積極的な使用が推進されています．薬局薬剤師が患者にジェネリック医薬品のメリットについてわかりやすく説明することにより，患者はより理解を深め，安心して使用できるようになり，患者にとってもわが国の医療財政の面からも経済的負担の軽減につながります．

　また，表2-1に示した業務は主に病院薬剤師業務に該当しますが，①～⑥は薬局薬剤師に対しても共通な業務としてとらえることができます．特に「⑧定期的に患者の副作用の発現状況の確認などを行うため，処方内容を分

割して調剤すること.」は分割調剤を意味し，薬局に特化した業務です（☞コラム2・1）.

　在宅医療においては，医師，看護師，薬剤師，栄養士，理学療法士，ケアマネージャーなどの連携により患者の治療が行われます．わが国は超高齢社会を迎え，ますます高齢者に対する治療が深刻な問題となっています．医療費による財源圧迫により，病院から在宅医療へ大きくシフトしており，薬局薬剤師は，在宅医療チームの一員として，薬物療法の適正使用を推進するためにも期待がかかっています．

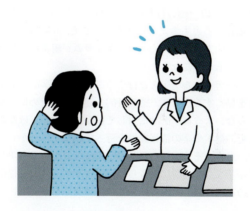

コラム2・1　リフィル処方せん

　わが国ではまだ認められていませんが，諸外国では「リフィル処方せん制度」が認められています．これは一度医師が出した処方せんを繰り返し使える制度で，患者が一度この処方せんを薬局に預けると，その後は患者が依頼すれば薬剤師は医師の確認の上で処方薬を調剤することができるというものです．分割調剤を定期的に患者の副作用の発現状況を確認することを目的として行えば（表2-1⑧），このリフィル処方せんに該当することになるので，近い将来にこの制度が認可されることも考えられます．

第3章 薬剤師に求められるコミュニケーション能力

　コミュニケーションは，社会生活を営む人間が互いに意思や感情，思考を伝達し合うことで言語・文字・身振りなどを介して行われます．コミュニケーション能力とは，「他者とコミュニケーションを上手に図ることができる能力」を意味します．

　患者との良好なコミュニケーションにより信頼関係を築くことができ，さらに良好なコミュニケーションにつながります．ファーマシューティカルケアを遂行するためにも，薬剤師にはコミュニケーション能力の向上が求められます．薬剤師は患者から多くの情報を収集し，薬に関する的確な情報を患者に提供します．この一連の行動は，一見簡単そうにみえますが，経験や個々の能力に依存するとも考えられます．そこで，6年制薬学教育では，コミュニケーション能力向上のためのカリキュラムが組まれ，知識・技能・態度について学習するようになりました．

　ファーマシューティカルケアを遂行することは，医薬品が適正に使用されるように最善を尽くすことです．その目的を達成するために，薬剤師は副作用などが起こらないように，医師に対して投与量の調節，ほかの薬への変更などの処方変更の提案や薬の情報提供を行っています．しかし，副作用が発現した場合は，患者やその家族から詳細な情報を収集し，解決していかなければなりません．また，同時に患者らにわかりやすく情報を提供することも必要です．このような場合，お互いの間に信頼関係を築いていれば，正確な

> **コラム3・1　どうして薬剤師にコミュニケーション能力が必要なのか？**
> 　薬剤師はファーマシューティカルケアを遂行することが使命であると前述しました．これを遂行するためには，医薬品の知識はもちろん，薬物療法や疾患に関する知識など幅広い知識が必要不可欠です．同時に，患者との人間としての交流，社会生活を営む人間が互いに意思や感情，思考を伝達し合うこと，すなわちコミュニケーションが大切となってきます．患者は「病気」という健康ではない状態ですから，精神的にも肉体的にも負担がある状態といえます．人間同士のコミュニケーションだけではなく，患者の心理状態を理解して，応対していく必要があります．

情報を収集することができますが,そうでなければ,問題解決に至る情報は収集できません.さらに,不審に思われ,訴訟に至ることもあります(☞**コラム3・1**).

本章では,患者と良好なコミュニケーションをとるためには,どのように応対をしたらよいのかについて説明します.

1 言語的コミュニケーションと非言語的コミュニケーション

コミュニケーションには言語的コミュニケーションと非言語的コミュニケーションがあります.

言語的コミュニケーションには,音声言語(話し言葉)と文字言語(書き言葉)があり,これらを通して患者と情報を共有します.

一方,非言語的コミュニケーションは言葉以外の手段を用いたメッセージのやりとりをする手法です.非言語的コミュニケーションには,身振り,姿勢,表情,視線,距離(☞**コラム3・2**),位置,服装や髪型,声のトーンや声質などがあります.このように患者とのコミュニケーションでは複数の機能を使いメッセージを伝達し合っています.これらを意識して用いていることもあれば,無意識的に用いていることもあります.

2 質問のスキル

薬剤師が患者と最初に出会う場面は,薬局では処方せん受付に続いて行われる初回面談(インタビュー),病院では入院時の初回面談です.この面談で患者から氏名をはじめとして,現在の病状,副作用歴など薬に関する情報を収集します.この際に適切な「質問」をすることにより,多くの情報をより正確に得ることができます.実際には以下に示す質問形式を場面に応じて組み

コラム3・2 距 離

コミュニケーションを図る上での対人距離を意味します.援助者が利用者とコミュニケーションをとる際,利用者との信頼関係の程度によって,その距離が遠すぎても近すぎても利用者に不安や恐怖などの心理的影響を与え,スムーズに会話ができません.利用者にとって,安心して話すことができる適切な距離を保つことが,援助者にとって大切なことです.

援助者が対人援助をする際には,言語的コミュニケーションだけでなく,非言語的コミュニケーションも活用することが必要です.

合わせて，情報収集しています．

a. 開かれた質問 open-ended question

開かれた質問は，「今日はどうされましたか？」「このお薬を飲まれて調子はいかがですか？」のように，患者が自由に回答することができる質問形式です．患者自身が気になっていることを知ることができ，患者の気持ちや感情が表現されやすいという利点があります．

b. 閉ざされた質問 closed-ended question

閉ざされた質問は，「薬はきちんと飲んでいますか？」のように，患者に特定の情報に対して「はい」「いいえ」で答えられる質問形式です．薬剤師側が確実に収集したい情報を効率よく得ることができる一方で，患者の気持ちや感情は十分に反映されません．

c. 焦点をあてる質問 focused question

焦点をあてる質問は，「その痛みについて，詳しくお話しください．」「咳が出るのですね．昨晩と今朝ではその程度に違いはありますか？」のように，患者の状態をより明確に把握するために，特定の話題に焦点を絞って質問する形式です．

3 傾聴・共感のスキル

耳から音や声を感じる場合「聞く」を使用します．患者に応対する場合，この「聞く」ではなく，患者の考えや立場に立って「聴く」ことが一番大切です．そのためには，患者に薬剤師が自分の話をしっかりと聴いてくれているというメッセージが伝わらないといけません．薬剤師が心の中で思っているだけでは相手に伝わりません．相手の話を熱心に傾聴します．また，患者の感情に共感し，理解を示すことが大切です．

そのためには，①患者の話を確認し，質問する，②あいづち・促し，③明確化，④繰り返し，⑤沈黙，⑥要約などのスキルを組み合わせて，患者の情報を収集し，また，伝えるようにします．

a. 患者の話を確認し，質問する

患者の話の内容や様子などから，「あなたはつらそうですね…」と言葉で確認をとることで，患者は「共感されている」と思うことができます．

b. あいづち・促し

患者の話が途切れた合間にうなずきながら「はい」「そうですか？」などの言葉をはさむことで，患者は「聴いてもらっている」と感じ，さらに，話を促す

ことができます.

c. 明確化

患者が,本当に言いたいことや,求めていることを,質問によって聴きだしたり,患者の話した言葉とは異なった表現で「つまり…ということなんですね」と言い換えて明確化することで,患者は自分のことを理解してもらえたと感じます.

d. 繰り返し

患者の話が一区切りついた時点で,話の重要なポイントを含めて共感的に繰り返して「…と,痛かったんですね」と言うと,患者は痛みをわかってもらえたと安心でき,さらに話をしたいと思うようになります.

e. 沈 黙

薬剤師が沈黙をうまく利用するほど,患者の話す時間が長くなることがあります.ただし,この場合,相手に関心をもっているということを非言語的に伝えることが大切です(患者の顔をみつめるなど).

f. 要 約

患者の話を要約して確認します.そうすることで,話題がそれてしまっている場合などには患者が本当に話したかったことではないことに気づくこともあります.

4 怒っている患者への対応

怒っている患者に服薬指導することは,大変です.まず,第1に何故怒っているのか理解する必要があります.「怒る」という感情は,人間の権利の1つでもあります.怒ることは,それなりの正当な理由がある場合と,まったく理由がない場合があります.「怒る」ことは感情表現の1つです.しかし,一般的に,怒りの感情をもつことと,怒りを表に出すこととは別のことであり,怒りを表に出すことは良好なコミュニケーションを保つことから考えるとよろしくありません.一方で,「怒る」ことは,不正に対して反応することでもあります.すなわち,相手が自分に不利なことをしたり,自分を無視したり,裏切ったりしたとき,傷ついた,悲しいなどの感情を否定するために「怒る」場合があります.また,日常生活における悩み,苦痛,その他の理不尽なことから逃避するためにも怒るという手段を使います.

薬剤師は,患者が怒っているときでも,患者に対して,思いやりや尊敬の念をもち,礼儀をわきまえて接する必要があります.

5 コミュニケーションのコツ

　服薬指導を成功させるためにはコミュニケーションスキルが必要になってきます．ここでは会話例を挙げてその主なスキルについて解説します．

　看護師からピロリ菌に感染しランサップ治療中で，昨日から下痢が発現した患者Sさんに，ランサップは下痢を発現することを説明したら激怒してしまったので，説明をしてほしいとの連絡が入り，薬剤師Mさんは病室に向かいました．

薬剤師：(落ち着いて，丁寧に)はじめまして，薬剤師のMです．Sさんが飲まれているお薬についてご説明をさせていただきたく，うかがわせていただきました．少しお時間をいただいてよろしいですか？
患　者：いいですよ．
薬剤師：どうなされたのですか？
患　者：昨日から新しい薬を飲み始めたのですが，その後から下痢になったんですよ．今日になっても下痢は止まらないし…．病気が悪化したのじゃないかと，もう心配で…．それで今朝，看護師さんに言ったら軽い調子で「あぁ～，昨日から飲み始めたお薬の影響じゃないですかねぇ～」なんていうもんだから，頭にきちゃって…．看護師さんにとっては日常的なことなのかも知れないけど，そんな言い方ないじゃないですか！ こんなにつらいなら，もうこのお薬は飲みたくありません．
薬剤師：そうですか．下痢が止まらないとつらいですよね．下痢をすることがわかっていたら，突然の下痢に心配することもなかったかもしれませんね．
患　者：そうなんですよ．それなのに看護師さんは軽い調子だし…．
薬剤師：(うなずく)
患　者：それに下痢することがわかっていたら，こんなに心配しなかったと思う…．
薬剤師：(うなずいて)入院で不安なのに，そんなことがあったら余計心配になってしまいますよね…．
患　者：えぇ．
薬剤師：(カルテをみながら)いままで病気をされたことがなかったんですね．ところで，下痢はいままで何回ありましたか？
患　者：昨晩と，明け方と，朝食前です．
薬剤師：昨日1回と，今日が2回ですね．新しいお薬が原因かどうか調べたいので，もう少し詳しく聞いてもいいですか？
患　者：いいですよ．
薬剤師：その便は，水のような下痢でしたか？

患　者：そうです．
薬剤師：なるほど，下痢の回数といい，状態といい，やはり新しいお薬が原因のようですね．昨日から飲み始めたお薬はランサップといって，胃の中にいるピロリ菌を除菌するために非常に有効なお薬なんですね．このお薬は，途中で飲むのをやめてしまうと，ピロリ菌がこのお薬に耐性を示すようになり，下痢が治まってから再開しても，効果がなくなってしまうことがあります．また，このままピロリ菌を除菌しないと，遠い将来胃がんになるというデータがあります．現在のような下痢では，このまま治療を続けることをお勧めします．ご不安だと思いますが，下痢の症状を和らげるお薬も処方してもらうようにお医者さんにも伝えますので，引き続き飲んでいきましょう！
患　者：えぇ．
薬剤師：下痢の状態については，看護師や薬剤師にお話しください．ただし，血が混じるような便が出た場合，すぐに知らせてください．そのときは，ランサップを中止します．何か説明が不十分なところやわからないことはありませんか？
患　者：ありがとうございます．ランサップを飲み続ける必要性がよくわかりました．薬はきちんと飲みます．
薬剤師：よかった．ありがとうございます．

　薬剤師のMさんはK医師が外来診療中だったので以下のように連絡しました．

「ランサップによると思われる下痢（軟便）で心配しておられます．整腸剤の処方をお願いいたします．Mより」

a．患者との信頼関係を築く

　患者との信頼関係を築くために，まず爽やかに挨拶することが大切です．挨拶は，コミュニケーションの基本です．挨拶をすることから，患者-医療従事者間のコミュニケーションの第1歩が始まります．初対面の患者に関しては，特にこの第1印象が大きな影響を及ぼすことになります．そして，患者の緊張を和らげ，患者-医療従事者間の信頼関係（ラポール）を形成することになります．

　この患者の場合，激怒しているので，特に薬剤師は落ち着いて，かつ丁寧に挨拶と自己紹介をしています．激怒している患者には，一歩引いて対応することが大切です．「なぜ，激怒しているのか」と冷静になって，相手を客観

的にみる必要があります．このように，距離をおいて観察することは，感情的にならず対応するための重要なコミュニケーションスキルです．

b. 患者に話を続けさせる

患者とコミュニケーションをとるためには患者に話を続けさせることが大切です．その際には3種類の質問をうまく組み合わせることが有用です．この例では，面談のはじめに開かれた質問で「どうなされたのですか？」と患者が自由に答えられるように質問しています．患者が自由に話をすることができるようになったら，次に閉ざされた質問で，「下痢はいままで何回ありましたか？」と，状況の詳細を簡潔に把握できるような質問をしています．面談の最初に閉ざされた質問をすると，話がなかなか続いていかない場合があるので気をつけましょう．続いて，焦点をあてる質問を用いて「昨日1回と，今日2回ですね．」「その便は，水のような下痢でしたか？」と患者の訴えを明確にするために，時間の流れや個々の症状などに焦点をあてて質問をしています．

c. 患者の考えや立場に立って話を聴く

患者の話は「聞く」ではなく「聴く」ことが大切です．「下痢をしても我慢して飲みなさい」では，患者は「誰も下痢のつらさをわかってくれない．」と感じ，自分のつらさをわかってもらえるまで繰り返すでしょう．何度も同じことをくどく訴えられると，うっとおしいと思い，距離を置きたくなることがあります．だからこそ避けるのではなく，「そうですか，下痢が止まらなくてつらいですね．」と，かかわっていくことが大切です．かかわりをもとうとする姿勢を示すことで，患者は，「薬剤師さんは，下痢のつらさをわかってくれた．」と感じるようになります．これが，「共感」に結びついていくことになります．

d. 患者を理解する

患者を理解するためには，話の内容と感情の内面を同時に理解することが必要です．この例で患者が訴えている内容は「ランサップを開始してから下痢になったこと」「ランサップを飲むと下痢になることの説明が医師からなく，今朝になってはじめて看護師から知らされたこと」「ランサップを飲みたくないこと」にまとめられるでしょう．また，「病気が悪化したのではないかと，昨晩は心配と不安で眠れなかったのだろう」「今朝，はじめてランサップによるものと知らされて，何ではじめに説明してくれなかったのかと怒りがこみ上げてきたのだろう」と患者の感情を想像することができます．このよ

うに，患者の話を聴きながら，話の内容と患者の感情を理解するように努めなければなりません．

e. 患者の話をまとめ，解釈し，返信する

自分は理解していることを伝え，患者の不安を解消するためにも，患者の話をまとめて解釈し，返信することも重要です．この例でも，「そうですか，下痢がとまらないとつらいですよね．下痢をすることがわかっていたら，突然の下痢に心配することもなかったかもしれませんもんね．」と言葉にして繰り返すことで患者の不安の解消に努めています．また，これに対する患者の「それに下痢することがわかっていたら，こんなに心配していなかったと思う…」という言葉から不安が解消されつつあることがうかがえます．

f. 患者の心を感じとる

患者の心を感じとるためには「共感」したことを伝えることも重要です．この例では，「入院で不安なのに，そんなことがあったら余計心配になってしまいますよね…．」と言語的に，また，患者が話している際にうなずくことで非言語的に共感していることを伝えています．

g. 話の方向を修正する

患者の立場に立ち「傾聴」することにより，患者のペースで話が進み，時間ばかり経ち，服用薬について理解し，納得したうえで服用してもらうという本来の目的が果たせなくなることがあります．そこで，患者の話の途中でさえぎらず，まず話を聴き，「いままで病気をされたことがなかったんですね．ところで，下痢はいままで何回ありましたか？」のように患者の話に傾聴し共感してから，話の路線を変え軌道修正することも重要です．

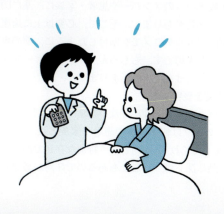

表3-1 患者とのコミュニケーションにおける心構え

①爽やかな挨拶をする
②3種類の質問を組み合わせる
③「聞く」ではなく「聴く」を心がける
④話の内容と感情を同時に理解する
⑤患者の話の焦点化に努める
⑥「共感」したことを伝える
⑦適切な介入で会話の軌道修正をする
⑧患者の質問を受ける
⑨医療チームの一員としての任務を果たす
⑩自分の言葉の重さを知る

h. 患者の理解度を確認する

 会話の最後にある「何か説明が不十分なところやわからないことはありませんか？」「ランサップを飲み続ける必要性がよくわかりました．薬はきちんと飲みます．」というやりとりのように指導の合間や終了時点で質問の機会をもつことで，患者の理解度を把握することができます．また，この質問により，コミュニケーションの途中では，思いもよらなかったことが，問題として浮上することもあります．

i. 専門家としての情報を提供する

 医学の専門化や，医療の細分化に伴う問題を解決するために，患者やその家族などを含んだ「チーム医療」の必要性が重要視されてきました．そこでの薬剤師の任務は，薬の専門家としてその役割を果たすことです．そのためには，ほかの医療チームのメンバーや患者・家族に，薬に関する情報を積極的に提供していく必要があります．そこで，必要以上に遠慮することなく，例のなかで薬剤師がカルテにメモを貼付したように，薬の専門家として処方提案していくことが大切です．もちろん，コミュニケーションスキルに沿った応対を心がけることは言うまでもありません．

j. 否定的な感情を受容する

 患者は，医療スタッフのなにげない言葉でも真剣に受け止める場合が多いです．医療スタッフは何十人もの患者や家族と接しますが，患者・家族にとって「治療をしてくれている」という特別な存在であり，スタッフのなにげない言葉や行動に深く傷つくこともあるので注意が必要です．

第4章 処方内容の検討・立案

医薬品が適正に使用されるためには「医薬品適正使用サイクル(☞**図2-1**, p.6)」が円滑に実施される必要があります.

診断の後,医師は薬物を処方しますが,この際,患者にとって最適な処方をしなければなりません.この目的を達成するために,病院では病棟の薬剤師が,在宅では薬局の薬剤師が,薬物療法プロトコールについて医師に提案し,協働で作成・進行管理しています.

このように作成された処方せんに基づいて,薬剤師は正確な調剤をします.また,薬剤師による的確な服薬指導により,患者は正確に薬を使用することができ,期待どおりの治療効果を得ることができます.それに続く薬物療法において,薬剤師は薬物の効果・副作用などのモニタリングを行い,医師にその情報を提供し,処方へのフィードバックをします.医師は,これらの情報をもとに薬物療法の効果と副作用について評価をします.

なお,病棟薬剤師は入院時の持参薬の確認とこれまでの服薬アドヒアランス・相互作用などについて評価し同一処方の継続可否について医師に提案をします.

このように医薬品適正使用サイクルが円滑に回るように,薬剤師は医師などと協働して薬物療法業務を行うことが求められています.

1 処方せんの法的位置づけ

処方せんとは,医師,歯科医師などが作成する,患者に投与が必要な医薬品とその服用量,投与方法などを記載した文書です.薬剤師法では第23条で「薬剤師は,医師,歯科医師又は獣医師の処方せんによらなければ,販売又は授与の目的で調剤してはならない」,第25条の2で「薬剤師は,販売又は授与の目的で調剤したときには,患者又は現にその看護に当たっている者に対し,調剤した薬剤の適正な使用のために必要な情報を提供しなければならない」と定められています.このように薬剤師は,医師からの薬物療法に関する指示書でもある処方せんに基づいて調剤し,患者やその家族などに,医薬品の適正使用のための情報を提供することとされています.

2 処方せんの記載事項

処方せん(**図4-1**)には以下の事項が記載されています.

(科名　:　　　　　　)

院外処方せん

(この処方せんはどの保険薬局でも有効です。)

公費負担者番号		保険者番号	
公費負担医療の受給者番号		被保険証・被保険者手帳の記号・番号	

カナ 氏名 区分	生年月日 昭和○○年　月　日 年齢　　歳　ヶ月 性別

保険医療機関の所在地及び名称
電話番号
施用者番号
保険医氏名　　　　　印

都道府県番号		点数表番号		医療機関コード	

交付年月日　平成○○年　月　日	処方せんの使用期間	平成　年　月　日	特に記載のある場合を除き、交付の日を含めて4日以内に保険薬局に提出すること

処方	変更不可	〔個々の処方薬について、後発医薬品(ジェネリック医薬品)への変更に差し支えがあると判断した場合には、「変更不可」欄に「✓」又は「×」を記載し、「保険医署名」欄に署名又は記名・押印すること。〕
		(以下余白)
備考		〔「変更不可」欄に「✓」又は「×」を記載した場合は、署名又は記名・押印すること。〕 保険医署名　　　　印

公費負担者番号	
公費負担医療の受給者番号	
調剤済年月日	
保険薬局の所在地及び名称保険薬剤師氏名	

図4-1　処方せん

①患者氏名,生年月日,性別,被保険者・被扶養者の区分
②保険医療機関の所在地および名称
③保険医療機関の電話番号(原則記載,必要ない場合は省略できる)
④保険医の記名押印または署名
⑤交付年月日
⑥使用期間(交付を含めて4日以内の場合は記載する必要なし)
⑦患者の保険者番号
⑧患者の被保険者証・被保険者手帳の記号・番号
⑨公費負担番号および公費負担者医療の受給者番号
⑩医薬品名,分量,用法,用量
⑪備考欄(高齢者の給付割合または3歳未満を示す記号)
⑫後発医薬品への変更可否(不可なら署名,または姓名を記載し押印)
麻薬処方せんには,そのほかに,備考欄に以下事項の記載が必要です.
⑬患者の住所
⑭麻薬施用者の免許証番号

3 処方せん鑑査

処方せんが正しく記載されているかどうか,鑑査をする必要があります.処方せん鑑査の目的は,次の2点です.
①「保険処方せん」として記載事項の記入もれや記入ミスなど不備がないかどうか確認する.
②医薬品適正使用において,処方内容の薬学的知識や患者から得られた情報を総合的に判断して,処方の有効性と薬物療法の安全性を確保し,患者のQOLの向上に貢献する.

これらの目標を達成するためには,処方せんを鑑査して,医師の意図する治療方針,患者の病態などを把握しなければなりません.また,処方せんからはわからない患者の背景などは,患者,医師,看護師から情報を収集し,把握します.この最中に疑義が生じた場合,処方医に対して疑義照会を行い,適切な処方せんとする必要があります.

4 処方薬の妥当性の判断方法について

薬剤師は処方せんに記載された医薬品が,適正使用の観点から妥当であるかどうかを判断して,調剤する必要があります.薬局では処方せんに記載さ

表4-1 処方せん中の分量の記載法

内服薬	1日分量
頓服薬	1回分量，または投与総量
内服用滴剤	投与総量
外用薬	投与総量
注射薬	投与総量

れている患者の基本情報(性別，生年月日など)や処方薬，また患者との会話や患者の様子などから患者の病状を推察した上で，医薬品処方の妥当性の判断を行います．病院の場合はこれらに加えて医師の記載したカルテや看護記録などを閲覧して病状を把握します．

　薬剤師法では，疑わしい点を確かめた後でなければ調剤してはならないと定められており，薬剤師の勝手な判断で処方を変更するなどは決して行ってはいけません．処方の妥当性などに疑いがある場合は医師に疑義照会をし，必要な場合は処方薬の変更を検討してもらいます．なお，この場合，代替薬品を考えておくとよいでしょう．以下に，的確な薬物療法を行い，調剤過誤を防止するためのポイントを示します．

a. 医薬品名

　処方せんに記載される医薬品は，原則として薬価基準収載品であり，調剤薬を特定するためには，商標，剤形，規格(含量)の3要素が記載されなければなりません．

b. 分　量

　処方せん中の分量は，薬剤の単位投与量を意味しており，**表4-1**のように記載されています．

　分量は，原則として医療用医薬品添付文書(添付文書)に記載された内容が基準となり，高齢者や小児は，成人と体内動態が異なるので注意します．

c. 用法・用量

　用法は，服用(使用)回数，服用(使用)時点を記載し，用量は薬剤の投与総量を意味しており，添付文書の内容と合っているかどうか確認します．

d. 投与日数

　2002年4月1日から，投薬量は予見することができる必要期間に従ったものでなければならないこととなり，厚生労働大臣が定める内服薬および外用薬については1回14日分，30日分，90日分を限度とすることになりました

（原則1回14日分の投与が限度でしたが，その縛りがなくなりました）．注射薬については，患者に療養上必要な事項について適切な注意および指導を行うことを前提に厚生労働大臣の定めるものに限り投与することができることとし，その投与量は症状の経過に応じて1回14日分，30日分，または90日分を限度とすることになりました（厚生労働省令第23号，2002年3月8日告示）．

ただし，新医薬品や「麻薬及び向精神薬取締法」に規定する麻薬・向精神薬では投与期間に上限が設けられています．また，疾患と年齢により投与期間に制限がある医薬品もあるので注意が必要です．

なお，投与期間が90日など長期であることに加え，処方された薬剤が変質しやすく，長時間の保存が困難な場合は，数日分ごとに調剤する分割調剤を行うものとされています．

e. 処方医薬品間の相互作用

処方された医薬品間で相互に作用が増強または減弱する場合があるので，併用禁忌に該当する場合は，処方医に疑義照会し変更してもらいます．併用注意では，患者の病状などを考慮して，まず，医師への疑義照会の有無について判断します．

5 処方内容の妥当性の判断ポイント

a. 前回までの処方内容の確認

薬歴簿で，今回と前回までの処方内容を確認し，相違がある場合，患者に変更の有無を確認します．処方ミスが疑われる場合，処方医に疑義照会をします．前回の調剤日と処方日数から，整合性がとれない場合，患者に服薬の状況を確認し，その原因を明らかにして，服用時点，剤形の変更などを検討する必要もあります．

b. 他科受診による併用薬または，一般用医薬品および健康食品の摂取

医薬品が新たに追加または変更となった場合，薬歴簿から他科受診により処方されている併用薬との相互作用，重複投与について確認します．同様に一般用医薬品および健康食品と相互作用や重複投与についても確認します．

c. 副作用歴，アレルギー歴の確認

医薬品が新たに追加または変更となった場合，過去にその医薬品により副作用が発現したことがあるかを確認します．アレルギーのある患者は，医薬品がその原因物質となることがあるので注意します．その場合，この医薬品

は禁忌となります．

d．その他

　眠気やふらつきを引き起こす医薬品の追加や，これらへの変更があった場合，患者に高所で作業することがあるかなどを確認します．女性では，妊娠または授乳の有無を確認し，禁忌であれば，ほかの医薬品への変更などについて処方医と検討します．

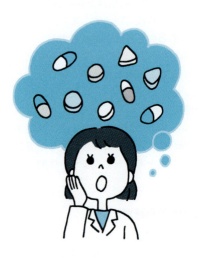

MEMO

第5章 服薬指導のポイント

 服薬指導の目的は，薬剤師または医師が適切な指導，助言を行うことで患者が有効かつ安全な薬物療法を不安なく遂行できるようにすることにあります．的確な服薬指導を実施するためには，第3章で解説したコミュニケーションスキルを身につける必要があります．本章ではさらに，実際に服薬指導を行う上でのポイントについて解説します．

1 患者から収集する情報

 的確な服薬指導を行うためには，できるだけ患者の情報を収集することが必要です．これらの情報は大きく患者管理情報，医学的管理情報，薬学的管理情報の3つに分けることができ，処方せん，初回質問表，薬歴簿，患者との会話などから得ることができます（**表5-1**）．収集した情報はほかの医療従事者にもフィードバックし，よりよい薬物療法へとつなげます．

a．患者管理情報

1）患者の基本情報

 氏名，性別，生年月日，患者の連絡先，保険情報（被保険者証の記号番号），処方せん発行医療機関，処方医（保険医）などがこれにあたり，処方せんから得ることができます．

2）患者の身体情報

 身長，体重，妊娠・授乳の有無などがこれにあたり，初回質問表から得ることができます．

b．医学的管理情報

 現在の病状，所見，検査データ，（疾患名），現病歴などがこれにあたり，初回質問表，薬歴および患者との会話から得ることができます．

c．薬学的管理情報

 患者の服薬に関する情報，患者の体質や処方にかかわる情報，調剤情報，患者のライフスタイルなどがこれにあたり，初回質問表，薬歴および患者との会話から得ることができます．

1）患者の服薬に関する情報

 服薬指導の内容（服薬状況，患者の服薬中の体調の変化，副作用が疑われ

表5-1 服薬指導に必要な患者情報

情報の種類		入手ツール
患者管理情報	氏名,性別,生年月日,患者連絡先,保険情報(被保険者証の記号番号),処方せん発行医療機関,処方医(保険医)	処方せん
	身長,体重,妊娠・授乳の有無	初回質問表
医学的管理情報	現在の病状,所見,検査データ,(疾患名),現病歴	初回質問表
薬学的管理情報	①患者の服薬に関する情報: 服薬指導の内容(服薬状況,服薬中の体調の変化,副作用が疑われる症状),疑義照会の内容,患者または家族からの相談内容	薬歴 患者との会話
	②患者の体質や処方にかかわる情報: 副作用歴,アレルギー歴,服用薬履歴,併用薬(他科受診と服用薬の有無,一般用医薬品の有無,健康食品などの摂取),妊娠・授乳の有無,禁忌疾患の有無	
	③調剤情報: 苦手な剤形,オーダーメイド調剤の方法(ワンドーズ,散剤混合,錠剤分割など)とその理由	
	④患者のライフスタイル: 嗜好品の摂取(アルコール,タバコ,コーヒーなど),生活スタイル,高所作業・車の運転の有無	

る症状),疑義照会の内容,患者またはその家族からの相談内容がこれに含まれます.

2) 患者の体質や処方にかかわる情報

副作用歴,アレルギー歴,服用薬履歴,併用薬(他科受診と服用薬の有無,一般用医薬品の有無,健康食品などの摂取),妊娠・授乳の有無,禁忌疾患の有無などがこれに含まれます.

3) 調剤情報

患者が苦手とする剤形,オーダーメイド調剤方法(ワンドーズ,散剤混合,錠剤分割など)とその理由がこれにあたります.患者の服薬アドヒアランスに影響を及ぼす因子,嚥下能力の度合いに関する情報を把握できます.

4) 患者のライフスタイル

嗜好品の摂取(アルコール,タバコ,コーヒーなど),生活スタイル,高所作業,車の運転などがこれに含まれます.

2 患者に伝える情報

適切な薬物療法を遂行するためには，薬物投与の意義，服用法・使用法，警告・使用上の注意，副作用，服薬に関連した日常生活の指導，保管に関する事項などを患者にわかりやすく説明することが重要です．

a. 薬剤投与の意義の説明

患者に疾患・病態について説明し，薬剤投与の意義について理解してもらいます．なんのためにこの薬を飲むのか納得してもらうことは，患者の自己判断による服薬中止を防止するためにも重要です．

b. 服用法・使用法の説明

患者が正しい服用法・使用法を理解することにより，適正な薬物療法の遂行につながります．決められた用法・用量を守らないと，治療効果が発揮されません．

c. 警告・使用上の注意についての説明

警告・使用上の注意については，とくにわかりやすく，説明できるようにしておきます．

d. 副作用の説明

患者が不安にならないように，伝える必要のある副作用，重大な副作用の初期症状について説明します．

e. 服薬に関連した日常生活の指導

食べ物・アルコールなどの摂取，車の運転，高所など危険な場所での作業，一般用医薬品・健康食品などに関する情報提供も必要です．

f. 保管に関する指導

保管上(冷暗所，遮光，防湿など)の注意，小児の誤用防止の対応などについて説明します．

コラム5・1 先入観をもたずに患者に応対する

服薬指導を行う場合は，患者は個々に体質，性格，知識，そして生活背景などが違うため，先入観をもたずに，情報を広く深く収集するように努めることが大切です．

第6章 指導記録の書き方

　薬剤師，医師，看護師をはじめとする医療従事者の間で患者情報を共有することで，よりよいチーム医療へとつながります．そのためには，個々の患者についての情報を記録することが重要です．薬剤師においては，患者やその家族に対して行った服薬指導の記録を，誰がみてもわかるように，誰が，いつ，何を，どのような根拠で説明したのか，また患者からどのような訴えがあったのかなどを記録し，よりよい薬物療法につなげるよう努めなければなりません．

1 薬歴の管理

　薬歴は患者から収集した副作用歴，アレルギー歴などの基本情報や，処方内容などの薬物療法の情報を継時的に記録して患者の薬に関する情報を一元管理したもので，医師が書くカルテに相当します．これをまとめたものを「薬剤服用歴管理指導記録（薬歴簿）」といい，患者ごとに作成します．薬歴簿はほかの薬剤師や医療従事者がみても，その内容が理解できるようにわかりやすく記載しなくてはなりません．薬歴簿には，主に患者情報，調剤記録，指導経過記録を記載します．

a．患者情報

　患者情報として，患者の氏名，生年月日，連絡先，保険情報（被保険者証の記号番号）などの患者管理情報，検査データ（場合によっては疾患名）などの医学的管理情報，患者の体質，副作用歴，アレルギー歴，服用薬履歴，併用薬（他科受診と服用薬の有無，一般用医薬品・健康食品などの服用），妊娠・授乳の有無，禁忌疾患の有無などの薬学的管理情報，そのほか嗜好品の摂取（アルコール，タバコ，コーヒーなど），生活スタイル，高所作業・車の運転の有無などを記載します．

b．調剤記録

　調剤記録として，処方せんを発行した医療機関，処方医（保険医），処方日，処方内容などについて，これに加え，苦手な剤形，オーダーメイド調剤方法（ワンドーズ，散剤混合，錠剤分割などとその理由）などの調剤記録，また処方内容に関する疑義照会の内容の記録，調剤日を記載します．

表6-1 服薬指導時のチェック項目

- 服薬状況
- 患者の服薬中の体調変化
- 併用薬の情報(一般用医薬品を含む)
- 合併症の情報
- 他科受診の情報
- 副作用が疑われる症状の有無
- 飲食物(患者が服用している薬剤との相互作用が認められるもの)の摂取状況

c. 指導経過記録

指導経過記録として,服薬指導の内容,患者やその家族からの相談内容,指導した保険薬剤師を記載します.この際,指導内容は**SOAP形式**(☞ p.32)で記載します.また,服薬指導にあたっては**表6-1**に挙げた項目を毎回チェックしながら行います.

2 POSに基づいたSOAP記録

a. POSとは

医療チームのメンバーがそれぞれの専門の立場から,患者をケアする上で抱えていると判断する問題(プロブレム)に焦点を合わせ,患者の立場に立って1つひとつ解決していくためのシステムを**POS**(problem oriented system,**問題志向システム**)といいます.チーム医療ではPOSに沿って,医療スタッフが情報を共有し,中心にいる患者の問題が何なのか,そしてどのようにしたら解決できるかを考えながら治療を進めていきます.つまりPOSはチーム医療を円滑に進めるためのコミュニケーションシステムともいえます.

薬剤師においては,POSを取り入れることで,患者の薬に関する問題点を明らかにすることができ,医薬品の適正使用を遂行できます.さらには,ファーマシューティカルケアの目標でもある,薬物療法の質の向上にもつながります.

POSは以下の4つの要素からなるとされています(**図6-1**).

1) 基礎データ

患者が正しい服薬や適正な薬物療法を受けられるように,患者の全体像を明らかにし,問題点を引き出すための情報です.

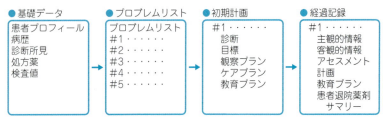

図6-1 問題志向型診療記録

2) プロブレムリスト

患者情報のなかから，その時点で患者がもっている薬学上の問題点を明確にした上で，その内容を医療スタッフに理解できる形で提示するものです．

3) 初期計画

アセスメントによって明らかにした患者の薬学的問題を解決したり，緩和・減少するために，薬剤師が行うケアを具体的に示し，行動の根拠とするものです．

4) 経過記録

初期計画に基づき，薬剤師が実践したことについて，患者の反応や問題の変化を記録していくものです．

b. SOAPとは

薬剤師は，毎回のケアのプロセスを整理して指導記録を書く必要があります．その際には，なにを問題として，どう考え，どう行動し，それがどのような結果となったのかをまとめます．POSの一般的な記録方法としてSOAPが提唱されています．

1) S (subjective data：主観的情報)

患者が話した内容，悩み，質問，自覚的症状，問診情報，患者の家族が話した内容などを，そのまま患者および家族の言葉で記載します．

2) O (objective data：客観的情報)

Sに関連した客観的な情報，たとえば，処方内容やその変更点，薬剤師の観察所見，検査データ，現病歴，副作用，アレルギー歴などを記載します．

3) A (assessment：評価)

SやOから分析し，薬剤師として評価あるいは判断した内容を記載します．さらに，評価あるいは判断したことに対して薬物療法計画の立案について考

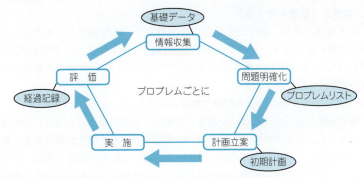

図6-2 指導立案計画の概念図

察します.

4) P (plan:計画)

Aで評価したことに対して,薬剤師として問題解決のために実行するための計画を記します.服薬指導目標や次回に尋ねることなども含みます.

さらに,以下の3要素に分けて考えると具体的な計画が立てやすくなります.

- **観察計画** observation plan (Op)
  患者の経過観察から情報収集するための行動計画
  →痛みの程度,アドヒアランス不良の原因確認など.
- **ケア計画** care plan (Cp)
  具体的な薬剤師の立場から患者や医師へのアプローチなどの行動計画
  →医師への疑義照会,薬効評価,副作用モニタリング,血中濃度モニタリングなど.
- **指導ケア計画** education plan (Ep)
  患者や家族に対する指導や教育ための行動計画
  →患者や家族に対する服薬指導など.

c. 指導立案計画

患者のプロブレムごとに,薬剤師がどのように介入すべきかを明確にし,基礎データ,プロブレムリストから立てた初期計画を実行し,その評価を記録します.これを1サイクルとし,評価の記録を次のサイクルにつなげていきます.この全体の計画を指導立案計画といいます(**図6-2**).

d. 実際どう記録を書くの？

患者面談により，薬学的な問題つまりプロブレムを抽出し，#のあとに番号を順に振ります．その1つひとつのプロブレムに対して，初期計画（目標を立てる）を立案し，患者面談の内容をそれぞれのプロブレムに整理してSOAP形式で記録を書きます．

e. どのようなタイミングで記録すればよいのか

患者面談をしているときに記録をとる場合，記録用紙に目を落とした状態を続けると，患者の表情などの非言語的合図を見落とす場合があります．また，患者は，薬剤師が自分の話に集中していないという不満感が増強してくるので，できるだけ，患者の顔を見てコミュニケーションをとりながら記録をするよう努めます．

また，プロブレムをどのようにしたらよいのか，SOAP形式のそれぞれS，O，A，Pをどう分類して書くのかわからなくなる場合がありますが，あまり深く考えすぎないようにし，とにかく書いてみるとよいでしょう．その繰り返しにより，書くことになれてきます．また，このSOAP形式の記録は，ケースによっては，必ずしも時間の経過とともに書けない場合も十分ありえます．

3 クラスタリングについて

POSを理解するためには，まず，クラスタリングの概念を理解することが大切です．

患者は思いつくままにいろいろと話すので，さまざまな内容が一緒になっています．この内容を「副作用について」「食事について」「飲み忘れる理由」「治るかどうか不安」などのように，関連する内容のまとまり（クラスター）にします．複雑に絡み合って，解決できそうにない問題も，それぞれの情報のまとまりにすることで，プロブレムとなっていることが明らかとなり，解決のための目標を立てることができます．このように患者の発する情報を時系列に沿った会話で記録するだけではわからなかったプロブレムが，クラスタリングをすることにより抽出可能となります（図6-3）．

4 プロブレムについて

薬剤師は患者に服薬指導を行っていて，「患者に決められた用法・用量で薬を飲んでもらう」「患者の不安をやわらげてあげたい」「痛みを軽減してあげ

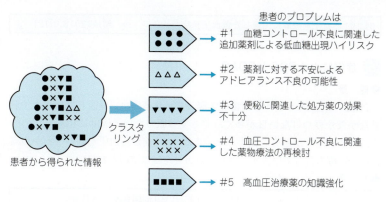

図6-3 クラスタリングの概念図

たい」など,医薬品の適正使用を遂行したいと考えていると思います.これを「患者の問題を解決する」ことと考えたらどうでしょうか.これがPOSそのものです.POSは決して難しくなく,クラスタリングの概念に従い,患者の薬物療法上のプロブレムを,的確に抽出し,解決していくことです.

まずは,患者のプロブレムを見つけて,ネーミングすることが大切です.プロブレムの原因がわからないと,そのプロブレムを解決することができません.そこで,プロブレムのネーミングでは,その原因を明らかにしてわかるようにするとよいです.

プロブレムのネーミングはPES形式で行われます.PESとは問題(problem,P),関連因子・原因・誘因(etiology,E),症状・兆候(sign and symptom,S)をプロブレム名に含めるということで,原因・成因+に関連した+問題点の状況と記載されることが多いです.

> 例:#1 高血圧治療薬に関連した低血圧発症のリスク

問題点の状況は,いますでに起こっている問題である実在型,いまはまだ起きていないが,起こる可能性がきわめて高い問題であるハイリスク型(○○のハイリスク),ハイリスク型に比べて起こる可能性が低い問題である可能性型(○○の可能性)に分けられます.

また,プロブレムが解決したら,「解決」と記しその日付を書きます.

例：#1 高血圧治療薬に関連した低血圧発症のリスク　→　解決（2013.9.12）

5 症例によるPOSとSOAP

◆背　景

　71歳，女性．3年前から潰瘍性大腸炎で消化器内科に受診しています．最近なかなか寝つけない日が多く，ぐっすり眠りたいと医師に相談したところ，ハルシオンが処方されました．また，2年前から血圧も高いことから高血圧の治療も行っています．今回の処方せんは以下のとおりです．

◆処　方

①ノルバスク錠2.5 mg　1回1錠（1日1錠）/1日1回朝食後　14日分
②ガスター錠20 mg　1回1錠（1日2錠）/1日2回朝・夕食後　14日分
③ブロプレス錠4 mg　1回1錠（1日1錠）/1日1回朝食後　14日分
④サラゾピリン錠500 mg　1回1錠（1日2錠）/1日2回朝・夕食後　14日分
⑤ハルシオン0.125 mg　1回1錠（1日1錠）/1日1回就寝前　14日分

◆薬剤師による服薬指導時の会話

薬剤師：今日，ハルシオンが追加になりました．
患　者：寝つきがわるいです．ハルシオンは麻薬じゃないんですか？　心配です．
薬剤師：ハルシオンは麻薬ではないですよ．処方どおりに服用すれば習慣性はほとんどありません．ただ，夜間にふらついたり，物忘れがでたりしますので，気をつけてください．また，お酒と一緒に飲まないでください．お薬なしで寝られそうな場合は無理に飲まれなくても結構です．
患　者：わかりました．
薬剤師：血圧はどうですか？
患　者：血圧は少し高いです．うちでは血圧測定をしていないんですが，今日病院で測ったところ160/88 mmHgでした．
薬剤師：お薬を飲み忘れたりすることはありませんか？
患　者：朝はしっかりと飲んでますが，夜飲み忘れることがあります．お酒を飲むことが多いので，お薬は飲まないようにしています．
薬剤師：お酒は週に何回飲まれますか？
患　者：週2回くらいは夜にお酒を飲みます．お酒を飲むとよく眠れるんです．あっ，お酒とお薬って一緒に飲んでもいいんですか？
薬剤師：お薬を服用している間はお酒を控えてください．どうしてもお酒が飲みたい場合はなるべく早めにお酒を飲まれて，時間を空けて夜遅めに服用

するようにしてください．特に，サラゾピリンは1日2回必ず飲んでくださいね．また，体調がよくてもお酒の量はほどほどにしてください．
患　者：わかりました．

　この患者の薬に関する問題点を，POSを取り入れて，SOAP形式で記述してみましょう．

#1　不眠に対するハルシオン処方(薬の説明)
S) 寝つきがわるいです．ハルシオンは麻薬じゃないんですか？
O) ハルシオン，今回から処方開始．
A) ハルシオンに対する漠然とした不安あり．
P) Ep：薬の説明(寝つきをよくする)．
　　副作用の説明：指示どおりに服用すれば習慣性はほとんどない．
　　　　　　　　：夜間のふらつきや，前向性健忘への注意．
　　服用方法の説明：お酒と一緒に飲まないでください．
　　　　　　　　　：お薬なしで寝られそうなときには飲まなくて結構です．
　　Op：次回不安の根拠を聞くこと．
　　Cp：ハルシオンの処方変更への提案も考慮(その場合には，もう一度診断が必要かもしれない)．

#2　飲酒(晩酌)時の薬の服用に対する不安からくるアドヒアランス不良
S) 朝はしっかりと薬を飲んでるが，夜が飲めない．お酒を飲むから．お酒と薬って一緒に飲んでもいいの？　週2回くらいは夜にお酒を飲む．お酒を飲んだときは眠れる．
O) 夕食後服用の薬のアドヒアランス不良(朝はよい)．
A) お酒とは一緒に服用してはいけないことを指導する必要がある．または，飲酒を控える必要があることも説明する．
P) Ep：薬の説明(寝つきをよくする)．
　　副作用の説明：指示どおりに服用すれば習慣性はほとんどない．
　　　　　　　　：夜間のふらつきや，前向性健忘への注意．
　　服用方法の説明：お酒と一緒に飲まないでください．
　　　　　　　　　：お薬なしで寝られそうなときには飲まなくて結構です．
　　Op：次回，サラゾピリンのアドヒアランスチェック．

#3 高血圧に対するアドバイス

S) 血圧は少し高い．うちでは血圧測定していない．

O) 血圧　160/88 mmHg

A) 少し高いが，白衣性の高血圧ではないか．血圧計などを利用して，家でも測定してもらうように提案する．

P) Ep：自宅で血圧を測定するように提案した．

　Op：次回，血圧計について聞いてみる．もし，購入されていれば，血圧はどうだったか聞く．

でも，このままだと少し分かりづらいですね．誰が見ても見やすい記録にするために，手直しをしていきましょう．この場合，プロブレムのネーミングがわかりづらいですね．先述したPES形式で修正しましょう．

#1　ハルシオンの副作用に関連した知識不足

S) 寝つきがわるいです．ハルシオンは麻薬じゃないのですか？

O) ハルシオン，今回から処方開始．

A) ハルシオンに対する知識不足から不安が強いので，しっかり説明する必要がある．

P) Ep：薬の説明（寝つきをよくする）．

　　副作用の説明：指示どおりに服用すれば習慣性はほとんどない．

　　　　　　　　：夜間のふらつきや，前向性健忘への注意．

　　服用方法の説明：お酒と一緒に飲まないでください．

　　　　　　　　　：お薬なしで寝られそうなときには飲まなくて結構です．

　Op：次回不安の根拠を聞くこと．

　Cp：ハルシオンの処方変更への提案も考慮（その場合には，もう一度診断が必要かもしれない）．

#2　飲酒（晩酌）時の薬の服用に対する不安に関連したアドヒアランス不良

S) 朝はしっかりと薬を飲んでるが，夜が飲めない．お酒を飲むから．お酒と薬って一緒に飲んでもいいの？　週2回くらいは夜にお酒を飲む．お酒を飲んだときは眠れる．

O) 夕食後服用の薬のアドヒアランス不良（朝はよい）．

A) お酒とは一緒に服用してはいけないことを指導する必要がある．または，飲酒を控えたほうがよいことを説明する．サラゾピリンの代謝はグルク

ロン酸抱合によるため，アルコールの併用は不可と考えられる．
　→早めの飲酒，そして夜遅めの服用を指導する．
P) Ep：薬の説明(寝つきをよくする)．
　　副作用の説明：指示どおりに服用すれば習慣性はほとんどない．
　　　　　　　　：夜間のふらつきや，前向性健忘への注意．
　　服用方法の説明：お酒と一緒に飲まないでください．
　　　　　　　　　：お薬なしで寝られそうなときには飲まなくて結構です．
　　Op：次回，サラゾピリンの服薬状況の変化について聞く．

#3　血圧コントロール不良に関連した自宅血圧測定の検討
S) 血圧は少し高い．うちでは血圧測定していない．
O) 血圧　160/88 mmHg
A) 少し高いが，白衣性の高血圧ではないか．血圧計などを利用して，家でも測定してもらうように提案する．
P) Ep：自宅で血圧を測定するように提案した．
　　Op：次回，血圧計について聞いてみる．もし，購入されていれば，血圧はどうだったか聞く．

6　オーディットについて

　オーディットとは監査のことです．POSに基づいたSOAPの記録を見直して，記録そのものの記載についての見直し，プロブレムを解決するためのプランが妥当であるかどうかなどについて検討することが大切です．薬局全体であるいは，グループ間で検討することが理想ですが，業務が忙しいことを理由に，実施されないことも多いように思います．自分ひとりでも，気になった症例を中心に，的確なアセスメントであったか，妥当なプランであるかどうか振り返ってみることをお勧めします．

コラム6・1　プロブレムの抽出とネーミング

　慢性疾患患者で，特に副作用もなく安定しており，プロブレムの抽出ができない場合も多いと思います．そのような場合には，より薬剤に対する知識を強化していく働きかけをしていくことを考えたらどうでしょうか？　このパターンとしては「高血圧治療薬の知識強化」などのネーミングが考えられます．

POSとSOAPに関するQ&A

Q1: SOAPによる記録を書いていますが,どうしてもプロブレムを書き忘れてしまいます.

A: まず,SOAPは,患者のプロブレムを見つけて,薬剤師の立場から患者にどのようにアプローチしたらよいのかを考えるためのツールです.記録を書くためだけのツールではないので,プロブレムを見つけ出すためのSOAPであることを理解しましょう.「プロブレムごとにSOAPがある」ので,プロブレムがないSOAPでは,その目的が達成されていませんね.

Q2: SOAPがプロブレムを見つけ出すためのツールとは,どういうことなのでしょうか? 単なる記録ではないのでしょうか?

A: 患者と会話した内容を時系列に,S,O,A,Pに分割して書く記録ではないことを理解しましょう.薬剤師が患者にどのようにアプローチしたらよいのか,つまり,Aの評価を踏まえて,Pの計画つまり行動すべきことを分析するためのツールなのです.それらを決定するには,情報が必要となります.この情報が患者の訴えたこと(S)と,薬剤師側からの患者の情報(O)です.このように,SとO→AとPに分析することによりアプローチすることがはっきりとしてきます.この一連の内容をSOAPに沿って記録していることになります.また,薬剤師によるアプローチが必要とみなされたことで,プロブレムとして認識されたことになるのです.

Q3: SOAPのPはplanつまり計画といわれています.計画ですから,薬剤師がこれからどのようなケアをするのかを書くのでしょうか?
すでに説明したことや,指導したことは計画ではないので,どのように

書いたらよいのでしょうか？

A: SOAPについては，S（subjective data：主観的情報），O（objective data：客観的情報），A（assessment：評価），P（plan：計画）と解説されています．日本語訳に沿って考えると，ご質問のような疑問が出てくると思います．ここで，日本語訳で解釈しないようにすると，すっきりするのではないでしょうか？

つまり，患者が話した内容，悩み，質問，自覚的症状，問診情報，患者の家族が話した内容などを，そのまま患者の言葉で「S」に記載します．

薬剤師からの所見，たとえば，処方内容やその変更点，薬剤師の観察所見，検査データ，現病歴，副作用，アレルギー歴などを「O」に記載します．

「S」情報や「O」情報から分析し，薬剤師としてどのようなケアをしようと考えたのか，あるいは考えて行ったことが「P」となり，その理由が「A」となります．「P」を「計画」と解釈すると「行ったこと」などはどうしたらよいのかわからなくなってしまいます．SOAPは会話を時系列で記録するのではないことを再度理解しましょう．

Q4: 会話を時系列にSOAPにあてはめて書いています．POSに基づいたSOAP記録はどのようにしたらできるようになりますか？

A: 患者との会話から，クラスタリングする必要があります（☞第6章③参照）．患者は，思いつくままにいろいろと話すので，さまざまな内容が一緒になっています．この内容について，「副作用について」「食事について」「飲み忘れる理由」「治るかどうか不安」などのように，関連する内容のまとまり（クラスター）にします．複雑に絡み合って，解決できそうにない問題も，それぞれの情報のまとまりにすることで，プロブレムとなっていることが明らかとなり，解決のための目標を立てることができます．このように患者の発する情報を時系列に沿った会話として記録するだけではわからなかったプロブレムが，クラスタリングをすることにより抽出可能となります．また，時系列ではなく，重要度の高いプロブレムまたは，緊急を要するプロブレムからケアをしていくことになります．

Q5:
薬局内でPOSに基づいたSOAP記録の勉強会をしていたところ,年配の薬剤師から,「プロブレム（問題）が起こるのは,1年に1回か2回くらいで,そんなに頻繁に起こったら大変なことだ」と言われ,賛同が得られませんでした.どのように説明したらよいでしょうか？

A:
一般的に,プロブレムの日本語訳は,「問題」となっています.「問題」ということに焦点をあててしまうと,たとえば,大きな調剤ミスをしてしまったこと,重大な副作用が発現したことがイメージとして浮かぶのでしょうか？

もちろんこのようなこともプロブレムとして取り上げることになると思いますが,「問題」という言葉にとらわれずに,目の前の患者に薬の専門家として何をするのか,どのようなケアをするのかを考えてください.たとえば,今回処方された薬を患者がはじめて飲む場合,薬の知識はないに等しいですね.プロブレムとしては,「○○薬に関する知識不足」となりますね.このように,プロブレムは「問題」だけではなく,薬剤師によるアプローチにつながるタイトルと考えると,わかりやすくなると思います.

Q6:
初回の患者に,薬の説明をして,しっかりと理解された場合,問題が解決してしまいます.次回から薬の変更もなく,また,副作用もなく変化がない場合,プロブレムを設定しないと,SOAP記録が書けません.どうしたらよいでしょうか？

A:
プロブレムには,①いますでに起こっている問題（実在型）,②いまはまだ起きてはいないが,起こる可能性がきわめて高い問題（ハイリスク型）,③ハイリスク型に比べ起こる可能性が低い問題（可能性型）,があります（☞第6章④,p.30）.

いまは何も起こっていなくても,副作用やアドヒアランス不良がこれから起こる可能性があると考えて,薬剤師が起こらないように予防の目的でアプローチしていくことを考えたらどうでしょうか？このように,特に変化のない患者への対応も,POSに基づいたSOAP記録で,プロブレムを考えることにより,薬剤師としてどんなことをアプローチしたらよいのかがはっきりとしてくると思います.

POSに基づいたSOAP記録を実行することがファーマシューティカルケアにつながっていきます.

Q7 オーディット(監査)をすることが大切だと言われていますが,毎日の業務に追われて,時間をつくることができません.このような環境ではどうしたらよいのでしょうか?

A オーディットまでの一連の流れがPOSとなります.すべての症例ではなく,気になった症例だけでも,業務終了後に見直す時間をつくってはどうでしょうか? AやPが適切であったかどうか,プロブレムは妥当であったかどうか,あるいは,解決できたかどうかを振り返って考えてみることが大切です.薬剤師が1人の施設では,自己オーディットを,また,多くの薬剤師のいる施設では,定期的なオーディットを行い,ほかの薬剤師の意見を聞くことにより,自己のPOSを見直すことができ,さらなるファーマシューティカルケアにつながっていきます.

Q8 SOAPによる記録には,必ずプロブレムのタイトルをつけることになります.たとえば,患者との会話のなかで,必要な情報として記録しておきたいときは,どのように対処したらよいですか?

A 基礎データとして,薬歴の表紙などに随時書き込むことができるようにしたらよいと思います.SOAP記録が会話の時系列による記録ではないことを理解するようにしましょう.

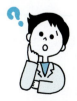 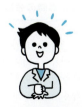

演習問題 1

下記の情報を薬歴簿(保険薬局用)に整理して記入しなさい．続いて，会話の内容から，この患者の薬に関する問題点をリストアップして，指導記録の欄にSOAP形式で記録を書きなさい．

吉田峰子　性別：女性　生年月日　昭和○○年10月3日　(年齢：74歳)
岐阜市三田洞1-1-1

◆背景(患者から聞きとった情報)

主婦．平成12年4月から高血圧と診断され，循環器内科に受診している．前回，今回と血圧が高いことを指摘され，今回，オルメテック錠が追加となった．今回の処方内容は次のとおりです．

◆患者情報(患者から聞きとった情報)

- 現在の状態：高血圧症，脂質異常症(平成20年4月～)と医師からいわれている
- 入院あるいは手術の経験：平成10年に盲腸の手術で入院
- アレルギーの経験：平成24年に，サバで発疹が出たことがある
- 薬の副作用の経験：なし
- 嗜好歴：ビールを週末に350 mL缶1本　タバコ：吸わない
- 現在，ほかの病院，医院の受診の有無：なし
- OTC薬・サプリメント・健康食品の有無：かぜのときルルゴールドを飲む
- その他：薬はときどき忘れることがある．性格：ほがらか　生活リズム：規則正しく食事はとっている

◆薬剤師による服薬指導時の会話

薬剤師：血圧はどうですか？
患　者：今日，病院で測ったら145/95 mmHgくらいでしたかねぇ．
薬剤師：薬を飲み忘れることはありませんか？
患　者：飲み忘れはないはずです．
薬剤師：薬が足りなくなったり余ったりすることがありましたか？

患　者：それはありません．
薬剤師：今日は新しくオルメテック錠という血圧を下げる薬が出ています．いままでの薬と一緒に朝食の後に飲んでくださいね．めまいがしたり，貧血になることもあるので，車の運転などは注意してください．
患　者：わかりました．そういえば，ローコール錠だけ夕食後ですね？
薬剤師：ローコール錠はコレステロールを下げる薬です．コレステロールは夜寝ている間につくられるといわれています．1日1回の場合，夕食後に飲んでいただくほうがよろしいかと思います．
患　者：へぇ．わかりました．
薬剤師：ローコール錠を飲み始めてから，筋肉痛や手足の脱力感などを感じることはありませんか？
患　者：特にそんな感じはないです．いつもと変わったこともなかったですよ．
薬剤師：胃の調子はどうですか？
患　者：胃も特に変わった感じはしません．
薬剤師：それでは，お大事になさってください．

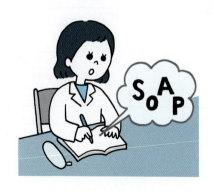

◆処方

(科名 : 循環器内科)	院外処方せん

(この処方せんはどの保険薬局でも有効です。)

公費負担者番号								保険者番号	1	2	3	4	3	8	4	4
公費負担医療の受給者番号								被保険証・被保険者手帳の記号・番号	岐阜・223							

カナ ヨシダ ミネコ 氏名 吉田 峰子 　年齢 74歳 ヶ月 　　　　　　　　性別 女性 区分 被保険者(保険種別：組合)	生年月日 昭和○○年10月3日	保険医療機関の所在地及び名称 電話番号 施用者番号 保険医氏名	岐阜県岐阜市幸町1-1-1 竹田総合病院 058-111-0001 竹田 謙二 ㊞竹田

都道府県番号	2	1	点数表番号	1	医療機関コード	

交付年月日	平成○○年12月8日	処方せんの使用期間	平成 年 月 日	特に記載のある場合を除き、交付の日を含めて4日以内に保険薬局に提出すること

変更不可 〔個々の処方薬について、後発医薬品(ジェネリック医薬品)への変更に差し支えがあると判断した場合には、「変更不可」欄に「✓」又は「×」を記載し、「保険医署名」欄に署名又は記名・押印すること。〕

処方

× Rp.1 ノルバスク錠5mg 　1回1錠(1日1錠)
　　　　　　　　　　　　　　　1日1回朝食後 56日分

× Rp.2 ローコール錠20mg 　1回1錠(1日1錠)
　　　　　　　　　　　　　　　1日1回夕食後 56日分

× Rp.3 ガスター錠20mg 　1回1錠(1日1錠)
　　　　　　　　　　　　　　　1日1回夕食後 56日分

× Rp.4 オルメテック錠20mg 1回1錠(1日1錠)
　　　　　　　　　　　　　　　1日1回朝食後 56日分

(以下余白)

備考

〔「変更不可」欄に「✓」又は「×」を記載した場合は、署名又は記名・押印すること。〕

保険医署名　竹田　謙二　㊞竹田

公費負担者番号	
公費負担医療の受給者番号	
調剤済年月日	
保険薬局の所在地及び名称保険薬剤師氏名	

薬剤服用歴管理簿（薬歴簿）（保険薬局用）	
氏名　　　　　　　　　　　　　　　　　男・女	病・医院　　　病院　診療科：　　医師名：
	保険者番号
生年月日：明治・大正・昭和・平成　年　月　日（　歳）	住所：
初回記入日：　平成　年　月　日	

現疾患：　　　　　　（平成　年　発病）	
合併症：　　　　　（平成　年　より）　　既往歴：　　　　（平成　年　頃）	

他科受診：　　　　（　　　　服用）	OTC薬・健康食品：
アレルギー歴：	副作用歴：
体質：	妊娠・授乳：
生活環境：　仕事：	タバコ： アルコール：

服薬状況：	
処方日　平成　年　月　日 調剤日　平成　年　月　日 処方）	指導記録

演習問題2

下記の情報を薬剤管理指導記録(入院患者用)に整理して記入しなさい.続いて,会話の内容から,この患者の薬に関する問題点をリストアップして,経過記録の欄にSOAP形式で記録を書きなさい.

渡辺謙三(わたなべけんぞう)　性別:男性　生年月日　大正○○年8月12日(年齢:87歳)

岐阜市大学西1-1-1

◆背景(医師のカルテ・看護記録からの情報)

　無職.平成10年3月から糖尿病と診断され,糖尿病代謝内科に受診している.血圧が高く,便秘の訴えがある.今回,血糖が高かったので,教育目的で入院となり,グルコバイ錠が追加となった.今回の処方内容は次のとおりです.奥さん(80歳)が食事および薬を管理している.息子夫婦と同居(息子55歳,嫁53歳).

◆患者情報(医師のカルテ・看護記録からの情報および薬剤師の初回面談からの情報)

- 現在の状態:糖尿病,高血圧症と医師からいわれている.便秘(1週間に1回程度).寝つきはよい.
- 入院あるいは手術の経験:平成3年胆石の手術で入院
- アレルギーの経験:平成10年,エビで発疹が出たことがある
- 薬の副作用の経験:ビクシリン注で発疹が出たことがある
- 嗜好歴:飲酒(ウイスキーを2〜3日おきに水割りでグラス1杯)　喫煙(なし)
- 現在,ほかの病院,医院の受診の有無:整形外科(腰痛:外用薬　モムホット)
- OTC薬・サプリメント・健康食品の有無:クロレラ錠
- その他:薬はきちんと飲んでいる.性格:気が短い　生活リズム:規則正しく食事はとっている
- 主な検査値:体温　36.5℃,呼吸数　20回/分,脈拍　68回/分,血圧　160/90 mmHg,CRP　0.5 mg/dL,WBC　6,000 μL,HbA1c　6.5%

◆処 方

Rp.1	パントシン散20%　1回1g（1日3g） 酸化マグネシウム（0.67g/包）　1回1包（1日3包） 　　　　　　　　　　　　　　　/1日3回朝・昼・夕食後　35日分
Rp.2	ラシックス錠20mg　1回1錠（1日1錠） ブロプレス錠12mg　1回1錠（1日1錠） アダラートCR錠40mg　1回1錠（1日1錠）/1日1回朝食後　35日分
Rp.3	ノボラピッド注フレックスペン300単位3mL　3本　1日3回　朝7単位・昼6単位・夕7単位　35日分 ペンニードル32Gテーパー 105個　血糖測定　1日3回 ＊菓子を食べたときは3単位皮下注
Rp.4	グルコバイ錠100mg　1回1錠（1日1錠）/1日1回朝食直前　35日分

◆薬剤師による服薬指導時の会話

薬剤師：今日の検査はどうでしたか？
患　者：血糖値が200mg/dLで，血圧が160/90mmHgでした．先生は血圧が高いのは冬だからかもしれないと言っていました．
薬剤師：そうですか．今日は新しくグルコバイ錠が出ています．この薬は腸で食べ物をゆっくりと吸収させて，血糖値が上がるのを穏やかにする薬です．朝ご飯を食べる直前に飲んでください．
患　者：それって強い薬なの？
薬剤師：強い薬というわけではありませんが，人によってはまれに肝障害などの副作用が出ることがあります．体調に変化があったら相談してください．
患　者：わかりました．（不安そうな表情）
薬剤師：今日も便秘の薬が出ていますがお腹の調子はどうですか？
患　者：あまりよくないです．
薬剤師：このまま薬を飲んでもよくならないようであれば，お知らせください．
患　者：わかりました．
薬剤師：では，お大事にしてください．

薬剤管理指導記録（入院患者用）

| コード番号 | | 担当医 | | 医師 | 病棟 | |

| 氏名 | 男・女 | 生年月日：明治・大正・昭和・平成　年　月　日（　歳） |

入院：平成　年　月　日　　　　退院：平成　年　月　日

身長：　　　cm　体重：　　　kg　職業：

主訴：　　　　　　　　　　　　　初回記載日：平成　年　月　日（薬剤師　　）

既往歴：

現病歴：

診断名：

入院時所見：

体温：　　　呼吸数：　　　脈拍：

血圧：　　　CRP：　　　WBC：

副作用歴：　無・有
（原因及び症状）

アレルギー歴：　無・有
（原因及び症状）

家族構成・家族歴：

生活状況：
　喫煙：
　飲酒：
　排便：
　睡眠：

コミュニケーション：
　言語：　　　聴覚：
　視覚：　　　運動：

投薬歴：

OTC薬・健康食品：

経過記録

MEMO

各論

第1章　循環器系の疾患

Case 1　不整脈

患者プロフィール

山本里香，80歳，女性，無職．

20年ほど前より高血圧，また，一過性脳虚血発作（TIA）の既往がありました．

1年ほど前より動悸，胸の不快感，脈飛びを自覚し，受診したところ，発作性心房細動を指摘され，シベノール錠1回100 mg/1日2回の服用となりました．一旦，症状は落ち着きましたが，最近になって発作性心房細動の頻度が増してきたため，5日前より1回100 mg/1日3回に増量となっていました．

今朝6時頃，意識レベルの低下（JCS3），四肢脱力および心拍数36回/分の徐脈が認められたため救急搬送されました．

◆薬歴（抜粋）
▶主な患者情報

他科受診　なし，アレルギー　なし，副作用　なし，健康食品　なし

▶持参薬

①ニューロタン錠25 mg　1回1錠（1日1錠）
　ノルバスク錠5 mg　1回1錠（1日1錠）
　バイアスピリン錠100 mg　1回1錠（1日1錠）
　ジゴシン錠0.25 mg　1回0.5錠（1日0.5錠）/1日1回朝食後
②ワーファリン錠1 mg　1回2.25錠（1日2.25錠）/1日1回夕食後
③シベノール錠100 mg　1回1錠（1日3錠）/1日3回朝・昼・夕食後
④ロキソニンS錠（一般用医薬品）

◆身体所見

身長　146 cm，体重　46 kg，血圧　98/70 mmHg，四肢麻痺なし

◆入院中の検査値情報

Hb　11.3 g/dL，Alb　4.0 g/dL，AST　14 IU/L，ALT　10 IU/L，LDH　198 IU/L，T-Bil　0.5 mg/dL，BUN　43.0 mg/dL，Scr　1.2 mg/dL，Na　148 mEq/L，K　5.6 mEq/L，FBS　50 mg/dL，BNP　23 pg/mL，PT-INR　2.3，血中シベンゾリン濃度　2,800 ng/mL，血中ジゴキシン濃度　2.8 ng/mL，心電図　QRS幅延長，頭部CT　異常なし，心胸郭比（CTR）42％，心臓超音波検査　左室駆出率（LVEF）50％，

CHADS2スコア 4点，HAS-BLEDスコア 5点

◆診断と治療

腎機能低下に伴うシベンゾリンおよびジゴキシン中毒と診断され，両薬剤の服用が中止となりました．

◆患者と薬剤師の会話（抜粋）

薬剤師：入院されたときのことを覚えていらっしゃいますか？
患　者：まったく覚えていません．
薬剤師：普段，どなたがお薬を管理していますか？
患　者：娘が，毎日管理しています．
薬剤師：最近，ロキソニンS錠を服用されたことはありますか？
患　者：片頭痛がするときは，多いときで1日2錠程度飲んでいました．
薬剤師：普段，水分をよくとっていますか？
患　者：トイレが近くなるので，夕食以降はまったくとりません．

薬物療法の検討

a．発作性心房細動に対する抗不整脈薬投与

発作性心房細動に対し洞調律維持を目的にⅠa群またはⅠc群の抗不整脈薬を投与することで，心拍数調節を目的とした治療と比べて生命予後を悪化させることなく，QOLを改善します（2009年J-RHYTHM試験）．シベンゾリンコハク酸塩［シベノール］はⅠa群の抗不整脈薬です．有効とされる血中トラフ濃度は70～250 ng/mL，血中ピーク濃度は300～600 ng/mLで，血中濃度800 ng/mLを超えるとQRS幅の延長などがみられます．シベンゾリンはスルホニル尿素系血糖降下薬（SU薬）のように血中濃度依存的に膵臓を刺激してインスリン分泌を促すことから，腎機能低下例では，低血糖発現リスクが高まります．シベンゾリンの分布容積は大きく，中毒時の対処として血液透析施行は無効です．

b．NSAIDsによる腎障害

NSAIDsはシクロオキシゲナーゼ（COX）の活性を阻害することによって，プロスタグランジン（PG）とトロンボキサンの産生を抑制して，鎮痛作用と抗炎症作用を発揮します．COX-1は，細胞に常に発現している常在型酵素で，生体恒常性維持にかかわっているのに対して，COX-2はサイトカインなどの刺激によって発現する誘導型酵素です．腎臓では，COX-1だけでな

くCOX-2も常在型酵素であり，腎血流量や糸球体濾過率の調節などの恒常性維持にかかわるPGを産生しています．したがって，非選択的NSAIDsだけでなく，選択的COX-2阻害薬においても腎障害を生じる可能性があります．ほかに，出血リスクを高めることが注意すべき点として挙げられます．

服薬指導のポイント

◆シベンゾリンコハク酸塩の服薬指導ポイント

シベンゾリンコハク酸塩［シベノール］：Ⅰa群抗不整脈薬：①Naチャネルを強力に抑制するほか，KチャネルやCaチャネル，ムスカリンM_2受容体を抑制します．迷走神経の活性化に伴う夜間や食後の心房細動に最適です．②禁忌：高度の房室ブロック，高度の洞房ブロックのある患者，うっ血性心不全のある患者，透析中の患者，緑内障，尿貯留傾向のある患者，バルデナフィル塩酸塩水和物，モキシフロキサシン塩酸塩，トレミフェンクエン酸塩またはフィンゴリモド塩酸塩を投与中の患者．③腎機能軽度～中等度障害例（Scr 1.3～2.9 mg/dL）：消失半減期が腎機能正常例に比し約1.5倍に延長，高度障害例（Scr 3.0 mg/dL以上）：消失半減期が腎機能正常例に比し約3倍に延長します．

指導記録

#1 腎機能低下に伴うシベンゾリン中毒の発症リスク

S）入院した日のことはまったく覚えていません．

O）血中シベンゾリン濃度 2,800 ng/mL（診療録記載）

A）腎機能低下に伴う，シベンゾリン中毒からQRS幅の延長と低血糖が生じたと考えられる．透析では十分な除去は不可能なので，シベノール錠休薬の上で心電図モニタリング，血中シベンゾリン濃度測定とブドウ糖投与などの対症療法を行うことが必要と考えられる．

P）Cp：シベノール錠を再開する際には，腎機能を再評価し，腎機能に応じた投与量とすることを医師に提案する．Ccr 27.2 mL/分であれば，シベノール錠は1日量として50 mgと予想される．

#2 腎機能低下に伴うジゴキシン中毒の発症リスク

O）血中ジゴキシン濃度2.8 ng/mL（診療録記載），心拍数36回/分．

A）腎機能低下に伴う，ジゴキシン中毒から徐脈が生じたと考えられる．透析では十分な除去は不可能なので，ジゴシン錠休薬の上で心電図モニタリングと血中ジゴキシン濃度測定を行うことが必要と考えられる．

P) Cp：ジゴシン錠を再開する際には，腎機能を再評価し，腎機能に応じたジゴシン錠の投与量とすることを医師に提案する．Ccr 27.2 mL/分であれば，ジゴシン錠1日量として0.125 mgを隔日投与にて開始し，心電図モニタリングと血中ジゴキシン濃度測定を行い，0.8 ng/mLを目安に投与量を調整する．

#3 ロキソニンS錠（NSAIDs）の頻用と脱水に伴う腎機能低下の発症リスク

S) 片頭痛がするとき，多いときで1日2錠程度飲んでいました．トイレが近くなるので，夕食以降は水分をとりません．

O) Ccr　27.2 mL/分

A) NSAIDsの頻用と脱水から腎障害が発現したと考えられる．

P) Ep：患者へは，腎臓の働きが弱っているので，腎臓に負担をかける可能性があるロキソニンS錠を服用することができないと説明した．

　Cp：片頭痛治療薬として，トリプタン製剤（スマトリプタン［イミグラン］，ゾルミトリプタン［ゾーミッグ］，エレトリプタン臭化水素酸塩［レルパックス］，リザトリプタン安息香酸塩［マクサルト］）はTIA既往患者に対して禁忌，エルゴタミン製剤（エルゴタミン配合［クリアミン配合錠］）は腎血流障害による腎障害が報告されており，腎障害のある患者に対しては禁忌であることを医師に提言する．解熱鎮痛薬のアセトアミノフェンは，末梢のPG合成にはほとんど作用しないため，NSAIDsに比べ腎障害や消化管障害発現リスクが小さく安全性が高い．わが国では高度腎障害の場合は禁忌とされているが，米国では慢性腎臓病患者に対する解熱鎮痛薬として推奨されていることを医師に提言する．

発作性心房細動には迷走神経依存型と交感神経依存型が存在すると考えられています．迷走神経依存型では発作の誘因として夜間・安静・食後・飲酒後があり，M_2受容体遮断薬であるリスモダンやシベノールが有効であり，一方，交感神経緊張型では発作の誘因として日中，特に午前中，運動・ストレスがあり，β遮断薬やNaチャネル遮断薬（プロパフェノン塩酸塩［プロノン］）が有効であると報告されています．

Case 2　心不全

患者プロフィール

田中恵子，69歳，女性，主婦．

3ヵ月前から全身倦怠感，2ヵ月前から労作時に呼吸困難が出現していたが放置していました．数日前から夜間の咳嗽が出現し，昨晩，呼吸苦が増悪したため，救急車にて搬送，精査加療目的で入院となりました．

◆薬歴（抜粋）
▶主な患者情報

他科受診　なし，併用薬　なし，アレルギー　なし，副作用　なし，健康食品　なし

◆身体所見

身長 156.0 cm，体重 55.0 kg，脈拍 110回/分，血圧 150/100 mmHg，肺音　収縮期雑音，両下肺に湿性ラ音，その他　両下腿浮腫，四肢静脈の怒張．

◆入院中の検査値情報

BUN 18.5 mg/dL，Scr 1.0 mg/dL，Na 141.0 mEq/mL，Cl 105 mEq/mL，K 4.3 mEq/mL，BNP 171 pg/mL，胸部X線写真 CTR 65.8%，両肺野の軽度うっ血，心電図　左室肥大，左房負荷．

◆診断と治療

心不全と診断され，利尿薬，ACE阻害薬，β遮断薬による治療が開始となりました．入院後2日目には呼吸苦は軽減し，14日後に退院となりました．

◆入院時処方

①ラシックス錠20 mg　1回1錠（1日1錠）
　レニベース錠10 mg　1回1錠（1日1錠）/1日1回朝食後　7日分
②アーチスト錠1.25 mg　1回1錠（1日2錠）/1日2回朝・夕食後　7日分
　→アーチスト錠2.5 mg　1回1錠（1日2錠）/1日2回朝・夕食後に増量

◆患者と薬剤師の会話（抜粋）

薬剤師：胸の息苦しさはどうですか？

患　者：入院したときは，呼吸するのがとても苦しかったのですが，薬を飲んでから，少しずつ楽になってきました．以前から，熱もないのに咳がでるなあと思っていました．心臓がわるかったのですね．お医者さんから心不全だと言われてびっくりしました．

薬剤師：すでにご説明しましたように，3種類の薬が出ています．ラシックスは体のむくみをとって，余分な水分をおしっこに出します．利尿薬といいます．

患　者：おしっこがたくさん出ました．この薬が効いたのですね．
薬剤師：レニベースは心臓の負担を軽くし，心臓の筋肉を守る働きがあります．
　　　　痰のない咳が続いたら，かぜとは思わずに相談してください．
患　者：この薬で咳が出ることがあるのですね．心臓がわるくなったから出るのではないですね．
薬剤師：アーチストは心臓の働きを改善し，心不全の悪化を予防する薬です．これからもしっかり，飲み忘れないように飲んでください．
患　者：忘れないように飲みます．

◆退院時処方
　①，②14日分

薬物療法の検討

2ヵ月前から発症していた労作型狭心症が悪化し，左心肥大を生じ，左心不全となり，肺水腫を起こし呼吸苦が発現したと考えられます．また，両下腿に浮腫があることから右心不全も発症しており，BNPが高値であることから急性心不全と推察されます．肺水腫治療のために，利尿薬のフロセミド［ラシックス］が処方されました．また，心不全の第1選択薬であるACE阻害薬（エナラプリルマレイン酸塩［レニベース］）には，レニン-アンジオテンシン-アルドステロン系を抑制し，末梢血管抵抗を減少させ，前負荷・後負荷を軽減する作用と，心拍出量を増大し，長期投与により心筋リモデリングを抑制する作用があります．β遮断薬（カルベジロール［アーチスト］）では心不全予後改善効果があり，2.5mg/日から開始し，脈拍や血圧などを確認しながら維持量に漸増します．また，カルペリチド［ハンプ］は，α型ヒト心房性ナトリウム利尿ペプチドで，急性心不全治療薬として処方されます．

服薬指導のポイント

ACE阻害薬は痰を伴わない空咳が発現することがあるので，発現したら連絡するように説明します．また，血清カリウムが上昇することもありますが，利尿薬（フロセミド）による低カリウム血症の発現を考えると可能性はそれほど高くないかと思われます．飲み忘れが多いと，心不全が悪化することをしっかりと患者に説明し，飲み忘れた場合，気がついたらすぐに服用し，2回分は1度に飲まないように指導します．

表1-1 NYHAの心機能分類

Class	内容	主な治療薬
Ⅰ度 (無症候性)	心疾患があるが、身体活動は特に制限されない。日常的な身体活動により、呼吸困難、狭心痛、疲労、動悸などは起こさない。	ACE阻害薬
Ⅱ度 (軽症)	心疾患があり、身体活動は軽度に制限される。安静時や軽労作時には愁訴がないが、日常的な身体活動のなかでも、階段上昇、坂道歩行などによって、呼吸困難、狭心痛、疲労、動悸などが起こる。	ACE阻害薬、ARB、β遮断薬、利尿薬、ジギタリス製剤、経口強心薬
Ⅲ度 (中等症〜重症)	心疾患があり、身体活動は著しく制限される。安静時には愁訴はないが、比較的軽い日常的な身体活動でも、呼吸困難、狭心痛、疲労、動悸などが起こる。	ACE阻害薬、ARB、β遮断薬、利尿薬、ジギタリス製剤、経口強心薬
Ⅳ度 (難治性)	心疾患があり、いかなる程度の身体活動も制限される。また、心不全症状、または、狭心症症候群が安静時にもみられ、わずかな身体活動でも、呼吸困難、狭心痛、疲労、動悸などが起こる。	カテコラミン製剤・ホスホジエステラーゼ阻害薬・ニトログリセリンなどの血管拡張薬(非経口薬)および利尿薬(非経口薬)で開始し状態安定後、以下の経口薬に変更(ACE阻害薬、ARB、β遮断薬、利尿薬、ジギタリス製剤、経口強心薬)

◆心不全治療薬の服薬指導ポイント

ACE(アンジオテンシン変換酵素)阻害薬：①血管を収縮させるアンジオテンシンⅡの合成を阻害することにより、末梢の血管を拡げて血圧を下げることで、心臓の負担が軽くなり、息苦しさやむくみを改善します。また、心臓の血管や筋肉を保護する働きもあります。②禁忌：妊婦または妊娠している可能性のある婦人。③ブラジキニンの分解も抑制するため、空咳が発現しますが、中止で改善します(**エナラプリルマレイン酸塩[レニベース]**)。

ARB(アンジオテンシンⅡ受容体拮抗薬)：①アンジオテンシンⅡ受容体に結合し、アンジオテンシンの作用を阻害して、血管を拡張して血圧を下げることで、心臓の負担が軽くなり、息苦しさやむくみを改善します。②禁忌：妊婦または妊娠している可能性のある婦人。③腎臓・脳保護作用があります(**カンデサルタンシレキセチル[ブロプレス]**)。

β遮断薬：①$β_1$受容体を遮断し、過剰な心臓の動きを抑制することで心臓の負担を軽くし、さらに心筋を保護します。②禁忌：気管支喘息、糖尿病ケトアシドー

シス，代謝性アシドーシスの患者．妊婦または妊娠している可能性のある婦人(**カルベジロール[アーチスト]**)．
利尿薬：①尿の量を増やしてむくみをとり血圧を下げます．②サイアザイド系利尿薬(トリクロルメチアジドなど)：低カリウム血症に注意．③カリウム保持性利尿薬(スピロノラクトンなど)：男性では乳房の腫れ，女性では月経不順・毛深くなることがあります(**トリクロルメチアジド[フルイトラン]，フロセミド[ラシックス]，スピロノラクトン[アルダクトンA]**)．
ジギタリス製剤：①心臓の収縮力を高めて，尿を出して，息苦しさやむくみを改善します．②ジギタリス中毒として，悪心・嘔吐，食欲不振，めまいなどを起こすことがあるので血中濃度を確認します(**ジゴキシン[ジゴシン]，メチルジゴキシン[ラニラピッド]**)．

指導記録

#1 急性心不全の薬物療法管理
S) 入院したときは，呼吸するのがとても苦しかったのですが，薬を飲んでから，少しずつ楽になってきました．
O) 利尿薬[ラシックス]，ACE阻害薬[レニベース]，β遮断薬[アーチスト]による治療開始．現在副作用なし．
A) 心不全状態が改善した．
P) Cp：処方薬による効果があり，心不全状態が改善した．今後，血圧，脈拍，浮腫などをモニタリングしていく必要がある．

#2 ACE阻害薬に関連した空咳発現のリスク
S) レニベースで咳が出ることがあるのですね．心臓がわるくなったから出るのではないですね．
O) レニベース10 mg 1回1錠(1日1錠)/1日1回朝食後処方開始．現在空咳なし．
A) レニベースによる空咳の副作用があるので，説明しておく必要がある．
P) Ep：レニベースについて空咳の副作用があることを説明し，かぜとは思わずに相談するように指導した．

> 心不全の患者には服薬説明だけではなく，毎日，体重・脈拍・血圧を測定する習慣をつけるように説明することも大切です．また，水分や塩分についても決められた量を守ることの意義について説明するとよいでしょう．

Case 3 高血圧症

患者プロフィール

山田明子　70歳，女性，主婦．

昨年から高血圧症と診断され，循環器内科に受診しており，以下の薬剤を服用しています．いつも，かかりつけ薬局でもある健康薬局を利用しています．本日，ハンドクリームを求めて健康薬局を訪れました．そのとき，四肢脱力感の訴えがありました．

◆薬歴（抜粋）

▶主な患者情報

他科受診　なし，併用薬　なし，アレルギー　なし，副作用　なし，健康食品　なし

▶前回の処方

①フルイトラン錠2 mg　1回1錠（1日1錠）

　ノルバスク錠2.5 mg　1回1錠（1日1錠）/1日1回朝食後　30日分

▶指導記録

#1　サイアザイド系利尿薬に関連した低カリウム血症発生のリスク

S）血圧はいつも家で測っています．だいたい135/85 mmHg前後です．

O）血圧138/85 mmHg 正常高値血圧内．低カリウム血症に伴う症状はない．

A）フルイトラン錠とノルバスク錠で血圧コントロール中．このまま様子みていく．

P）Ep：再度，フルイトラン錠とノルバスク錠の血圧を下げる作用について説明する．四肢の脱力感が発現したら連絡するように説明する．

　　Op：血圧，副作用の有無を確認する．

◆患者と薬剤師の会話（抜粋）

薬剤師：薬を飲んで，何か変わったことありませんか？

患　者：2, 3日前から，手や足に力がはいらなくてね．手が少しふるえますね．特に疲れることもしてないのよ．

薬剤師：そうですか？　下痢はありますか？　吐くことはありますか？

患　者：ええ，下痢もありませんし，吐くこともなく，食事はきちんととれています．

薬剤師：フルイトラン錠による低カリウム血症かもしれませんね．すぐに，受診されたほうがよいと思いますよ．主治医の先生にも電話で連絡しておきます．

患　者：そうですか．これから受診することにします．

◆循環器内科受診後処方
① スローケー錠600 mg　1回2錠(1日4錠)/1日2回朝・夕食後　14日分
② ノルバスク錠2.5 mg　1回1錠(1日1錠)
　 ニューロタン錠25 mg　1回1錠(1日1錠)/1日1回朝食後　14日分
◆身体所見
脈拍 68回/分，血圧 140/90 mmHg
◆患者から得た検査値情報
Scr 1.0 mg/dL, Na 140 mEq/L, Cl 102 mEq/L, K 2.9 mEq/L, BS(食後2時間値) 130 mg/dL

薬物療法の検討

高血圧症治療のために，サイアザイド系利尿薬(トリクロルメチアジド[フルイトラン])とCa拮抗薬(アムロジピンベシル酸塩[ノルバスク])による治療が行われていました．患者から「四肢脱力」(下痢・嘔吐はない)の訴えから，サイアザイド系利尿薬による「低カリウム血症」あるいは「高血糖」が推察されます．かかりつけ薬剤師は，患者との会話から，常に薬歴を確認することにより，副作用の初期症状をチェックする必要があります．副作用を疑った場合は，医師に連絡し，服用の中止あるいは，受診を勧めます．今回，検査値から低カリウム血症と判断され，カリウム補充の目的でスローケー錠が追加となり，サイアザイド系利尿薬からアンジオテンシンⅡ受容体拮抗薬(ARB)(ロサルタンカリウム[ニューロタン])に変更となりました．今回の血圧が

表1-2　成人における高血圧の分類

分類		収縮期血圧		拡張期血圧
正常域血圧	至適血圧	<120	かつ	<80
	正常血圧	120〜129	かつ/または	80〜84
	正常高値血圧	130〜139	かつ/または	85〜89
高血圧	Ⅰ度高血圧	140〜159	かつ/または	90〜99
	Ⅱ度高血圧	160〜179	かつ/または	100〜109
	Ⅲ度高血圧	≧180	かつ/または	≧110
	(孤立性)収縮期高血圧	≧140	かつ	<90

(日本高血圧学会高血圧治療ガイドライン作成委員会(編)：高血圧治療ガイドライン2014, p.19, ライフサイエンス出版, 2014)

140/90 mmHgとやや高めなので，ARBに変更されたと推察されます．

服薬指導のポイント

ARBを内服するとアルドステロン分泌抑制作用により血清カリウム値が上昇します．今回，カリウム補充の目的で塩化カリウム徐放剤［スローケー錠］が追加となっており，さらに高カリウム血症となる可能性も考えられるので，引き続きモニタリングする必要があります．腎機能に異常はみられませんが，腎機能が低下した場合，そのリスクは高くなります．患者には，高カリウム血症は，脱力感，四肢麻痺，しびれ感，悪心・嘔吐などの症状が発現することを説明します．

◆降圧薬の服薬指導ポイント

Ca拮抗薬：①血管の細胞膜のCaチャネルに選択的に結合し，細胞内へのCaイオン（Ca^{2+}）の流入を減少させて末梢血管の平滑筋を拡張することで血圧を下げます．②禁忌：妊婦または妊娠している可能性のある婦人．③連用すると，歯肉が増殖するので口腔内を清潔にします（アムロジピンベシル酸塩［ノルバスク］）．
α遮断薬：①末梢血管の交感神経α受容体，特に$α_1$受容体に選択的に働き，末梢血管を遮断することで末梢血管が拡張し血圧を下げます．②立ちくらみが現れるので，ゆっくりと立ち上がるように気をつけます．③早朝高血圧症は，寝る前に服用します（ドキサゾシンメシル酸塩［カルデナリン］）．
ARB：☞心不全治療薬の服薬指導ポイント参照（p.56）．
ACE阻害薬：☞心不全治療薬の服薬指導ポイント参照（p.56）．
利尿薬：☞心不全治療薬の服薬指導ポイント参照（p.57）．
β遮断薬：☞心不全治療薬の服薬指導ポイント参照（p.56）．

指導記録

#1　サイアザイド系利尿薬に関連した低カリウム血症発生のリスク

S）2，3日前から，手や足に力がはいらなくてね．手が少しふるえますね．特に疲れることもしてないのよ．

O）脈拍 68回/分，Scr 1.0 mg/dL，Na 140 mEq/L，Cl 102 mEq/L，K 2.9 mEq/L，BS（食後2時間値） 130 mg/dL

A）フルイトラン錠による低カリウム血症が疑われる．

P）Cp：医師への受診を勧める．→受診後，低カリウム血症．

#2 スローケー錠とARBに関連した高カリウム血症発生のリスク

S) 今回受診したら，やっぱりカリウムが低くなっていると言われたわ．フルイトラン錠が中止になって，ほかの薬が出たようね．

O) フルイトラン錠中止．スローケー錠とノルバスク錠2.5 mgが追加．血圧140/90 mmHg．

A) 低カリウム血症のため，フルイトラン錠が中止となり，カリウムの補充としてスローケー錠が追加となった．また，血圧が高いので，ノルバスク錠が追加となった．高カリウム血症となる可能性も考えられるので，引き続きモニタリングする必要がある．

P) Ep：患者には追加となった薬の効果および用法について説明する．また，高カリウム血症となる可能性も考えられるので，脱力感，四肢麻痺，しびれ感，嘔気・嘔吐などの症状が発現したら受診するように説明する．

　Op：血圧を確認するとともに，脱力感，四肢麻痺，しびれ感，嘔気・嘔吐などの症状についてもモニタリングする．

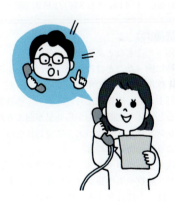

今回のような，長期投与期間中に発現する副作用をできるだけ早く見つけ出すためには，患者から，体調の変化について，気軽に相談してもらえるような信頼関係を築くことが大切です．

Case 4　虚血性心疾患

患者プロフィール

吉田智子，63歳，女性，主婦．

急性心筋梗塞のため総合病院で入院治療後，2ヵ月前に退院しました．入院中に冠動脈形成術が行われ，薬剤溶出ステントが留置され，以下の処方が開始となっています．退院後はかかりつけ薬局の健康薬局で薬をもらっています．今回は退院後2回目の来局です．

◆薬歴（抜粋）

▶主な患者情報

　他科受診　なし，併用薬　なし，アレルギー　なし，副作用　なし，健康食品　なし

▶今回の処方

　①バイアスピリン錠100 mg　1回1錠（1日1錠）
　　タケプロンOD錠15 mg　1回1錠（1日1錠）
　　メバロチン錠10 mg　1回1錠（1日1錠）
　　ディオバン錠40 mg　1回1錠（1日1錠）/1日1回朝食後
　②パナルジン錠100 mg　1回1錠（1日2錠）/1日2回朝・夕食後

◆患者と薬剤師の会話（抜粋）

薬剤師：薬を飲んで困ったことなどありますか？

患　者：そうねぇ，特に困ったことはないわ．薬はきちんと飲んでます．

薬剤師：薬はきちんと飲んでいるのですね．安心しました．

患　者：私の友人の御主人も心筋梗塞だったそうよ．血液をサラサラにする薬を飲んでいるらしく，薬剤師さんから効果が弱まるから納豆，青汁，たくさんのホウレンソウを食べないように言われたらしいです．だから，私も食べないようにしているのよ．

薬剤師：吉田さんの飲んでいるバイアスピリンやパナルジンは血液をサラサラにする薬ですが，納豆やホウレンソウを食べても大丈夫ですよ．ただし，ワーファリンは，一緒に食べると効果が弱くなります．

患　者：血液をサラサラにする薬でもいろいろあるのね．私は食べてもよいのね．

薬剤師：ワーファリンを処方されたら詳しく説明しますね．

患　者：はい，お願いします．

　各薬剤の副作用について初期症状などを聞きとったところ，副作用はありませんでした．

◆身体所見
　脈拍 70回/分，血圧 120/72 mmHg
◆患者から得た検査値情報
　TG 140 mg/dL，TC 210 mg/dL，HDL-C 30 mg/dL，LDL-C 130 mg/dL，Scr 1.0 mg/dL

薬物療法の検討

　虚血性心疾患は心臓の筋肉に血液が行きわたらなくなる疾患です．具体的には，狭心症と心筋梗塞を指します．狭心症は，心臓の冠動脈が狭窄して血液が流れにくくなっており，数十秒から10分ほどの押さえつけられるような痛みがあり，硝酸薬で治まります．安静型と労作型があります．心筋梗塞は，心臓の冠動脈が血栓により閉塞し，心筋が壊死を起こした状態です．ただちに，この血栓を取り除くために，冠動脈形成術や血栓溶解薬で閉塞した冠動脈を再開通します．壊死した心筋は元に戻らないので，心筋のダメージの程度により，心不全や不整脈の合併症を起こすこともあります．心筋梗塞後は再発予防のための薬が処方されます．

　今回は，抗血栓薬としてアスピリン［バイアスピリン］，チクロピジン塩酸塩［パナルジン］（薬剤溶出ステントの留置のため再閉塞予防）が処方されています．ランソプラゾール［タケプロン］は，低用量アスピリン投与時における胃潰瘍または十二指腸潰瘍の再発抑制のために処方されています．プラバスタチンナトリウム［メバロチン］は，血清コレステロールを低下させ，プラークを安定・退縮させるため，心筋梗塞の1次・2次予防効果があります．バルサルタン［ディオバン］は，レニン-アンジオテンシン系を抑制することにより，心筋梗塞の2次予防効果を示します．

服薬指導のポイント

　本症例の患者は，「血液をサラサラ」にする薬はすべて同じであるという，間違った情報を思い込んだ例です．薬剤師は来局時に毎回，薬について確認し，わかりやすく薬の効果や注意事項について説明する必要があります．飲み忘れが多いと，心筋梗塞が再発すること，無症状であっても規則正しく飲み続けることをしっかりと患者に指導します．飲み忘れた場合，気がついたらすぐに服用し，2回分は一度に飲まないように指導します．抗血栓薬には，

ワルファリンカリウム[ワーファリン]もあり，特に出血傾向について注意をする必要があります．また，ビタミンKにより効果が減弱するので，ビタミンKを多く含む食品(納豆，青汁，ホウレンソウなど)は摂取しないように患者指導する必要があります．

◆虚血性心疾患治療薬の服薬指導ポイント

硝酸薬：①全身の血管を拡げて心臓の負担を軽くします．心臓をとりまいている冠血管を拡げ，酸素が行き渡るようにして，心臓の働きを改善します．②血管を拡げるので頭痛が起きたり，顔の紅潮感がでることがありますが，1週間ほどで治まります．③テープは，貼ったところから吸収するので心臓の近くでなくても効果は同じです．かぶれるので場所を変えて貼るようにしましょう．④ニトログリセリン(舌下錠)は，即効性で数分で効果が現れますが，5分の間隔を置いて3回まで使用しても回復しない場合は，救急車で病院に行くよう指導します(ニトログリセリン[ニトロペン，ニトロダームTTS]，硝酸イソソルビド徐放剤[ニトロールR，フランドル錠・テープ])．

抗血栓薬(抗血小板薬)：①血液を固まりにくくする薬です．②パナルジンは処方開始2ヵ月は2週に1回血球算定します．また，肝機能検査を実施します．③アスピリンは，胃潰瘍または十二指腸潰瘍の再発抑制としてタケプロンの処方が可能です(アスピリン[バイアスピリン]，チクロピジン塩酸塩[パナルジン])．

抗血栓薬(抗凝固薬)：①血が固まりやすくなっているのを改善する薬です．②納豆，クロレラ，青汁，多量のブロッコリー・ホウレンソウなどは薬の効き目を弱くするので食べないよう指導します．③出血を引き起こす手術前には中止します(ワルファリンカリウム[ワーファリン])．

HMG-CoA還元酵素阻害薬：①血液中のコレステロールを下げる薬です．②運動をしていないのに筋肉痛がある，茶褐色の尿，下痢などしたら受診する(プラバスタチン[メバロチン])．

ACE阻害薬：☞心不全治療薬の服薬指導ポイント参照(p.56)．
ARB：☞心不全治療薬の服薬指導ポイント参照(p.56)．
β遮断薬：☞心不全治療薬の服薬指導ポイント参照(p.56)．

指導記録(抜粋)

#1 抗血栓薬の理解不足による食生活への悪影響

S) 友人の夫も心筋梗塞で，血液をサラサラにする薬を飲んでいる．納豆，青汁，たくさんのホウレンソウは食べてはいけないので，私も食べないようにしている．

O) 抗血栓薬はバイアスピリンとパナルジンが処方．

A) 友人の夫が服用している薬はワーファリンと考えられる.
P) Ep：現在飲んでいるバイアスピリンやパナルジンは血液をサラサラにする薬ではあるが，納豆，青汁，ホウレンソウと一緒に飲んでも大丈夫であること，ワーファリンは一緒に食べると効果が減弱することを説明した．今後，ワーファリン処方時には，食品との相互作用について説明する．

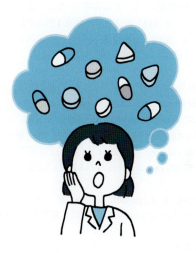

> 心筋梗塞後には，便秘に気をつけることが大切です．慢性便秘により，トイレでいきむと心筋梗塞の発作の引き金になることもあります．便秘の程度を確認し，必要であれば，医師にセンノシドやパンテチンと酸化マグネシウムなどの便秘薬の提案をするとよいでしょう．

Case 5　閉塞性動脈硬化症

患者プロフィール

山崎太郎，50歳，男性，会社員（営業職）．

47歳のときに糖尿病と高血圧と診断され，内科クリニックに通院していましたが，途中で通院を中断していたことがあります（約2年間）．1ヵ月ほど前から，手足が冷たく感じるようになり，さらにしびれも出てきましたが，そのままにしていました．数日前から歩くのもつらくなってきたので，病院を受診したところ，検査のため入院となりました．

◆薬歴（抜粋）

▶主な患者情報

他科受診 なし，併用薬 なし，アレルギー なし，副作用 なし，健康食品 なし，嗜好 飲酒（缶ビール1日1本以上，日本酒1日3合を30年），喫煙（1日40本を30年），家族歴 父（死亡：心筋梗塞），母（高血圧），弟2人（詳細不明），家族構成 妻46歳，娘24歳

▶持参薬

① アマリールOD錠3 mg　1回1錠（1日2錠）/1日2回朝・夕食前
② アクトスOD錠15 mg　1回2錠（1日2錠）
　 ミカルディス錠40 mg　1回1錠（1日1錠）
　 アテレック錠5 mg　1回1錠（1日1錠）/1日1回朝食後
③ クレストール錠2.5 mg　1回1錠（1日1錠）/1日1回夕食後
④ ザイロリック錠100 mg　1回1錠（1日2錠）/1日2回朝・夕食後

◆身体所見

身長 170 cm，体重 90.2 kg，BMI 31.2 kg/m^2，腹囲 98.6 cm，血圧 170/100 mmHg，間欠性跛行 あり（Fontaine分類Ⅱ度），膝窩動脈 触知されず（四肢），アキレス腱反射 なし（左右）

◆入院中の検査値情報

TC 295 mg/dL，LDL-C 179 mg/dL，HDL-C 36 mg/dL，TG 400 mg/dL，BS 298 mg/dL，HbA1c 8.2%，空腹時血中CPR値 0.6 ng/mL，Hb 16.0 g/dL，AST 45 IU/L，ALT 48 IU/L，γ-GTP 140 IU/L，血清尿酸値 9.1 mg/dL，BUN 17.0 mg/mL，Scr 0.6 mg/mL，安静時ABI 右0.82，左0.92（トレッドミル運動負荷直後は左右ともに有意に低下），尿中アルブミン 陰性，血管造影検査 右外腸骨動脈90%狭窄，左外腸骨動脈75%狭窄，TASCⅡ分類 A型病変

表1-3　安静時足関節上腕血圧比(ABI)：下肢動脈狭窄や閉塞の程度を表す指標

＞1.30	下腿動脈高度石灰化
1.00〜1.29	正常
0.91〜0.99	境界域
0.41〜0.90	軽度〜中等度病変
0.00〜0.40	重度病変

◆診断と治療

閉塞性動脈硬化症(ASO)と診断され，経皮的血管形成術(PTA)施行後，ABIは正常化，間欠性跛行症状も消失しました．

◆入院後処方

①プラビックス錠75 mg　1回1錠(1日1錠)/1日1回朝食後　が追加

◆患者と薬剤師の会話(抜粋)

薬剤師：入院前は歩行中にしびれませんでしたか？

患　者：歩行の際，両下肢のしびれと痛みがあり，50 m歩く間に，2回の休憩が必要でした．今回治療を受けて，症状がなくなりました．

薬剤師：入院する前，薬を正しく服用することはできていましたか？

患　者：薬を服用しても症状はあまり変わらないので，ほとんど飲んでいませんでした．今後は，薬をすべて服用するようにします．

薬剤師：私も応援しています．薬の服用を続けるようにしてください．ところで，今回新しい薬を服用していただくことになりました．この薬によるわるい影響が現れていないか確認するため，これから2ヵ月間は2週間に1回程度の血液検査が必要となります．副作用をおそれて，服用しないでいるとすぐに病気が再発してしまうことがあります．ただ，皮下出血，かぜ症状および倦怠感など普段と異なった症状があれば，服用をやめて，すぐに主治医か薬剤師に相談してください．

薬剤師：禁煙指導や食事指導を受けたことはありますか？

患　者：ありません．この機会に禁煙指導を受けようと思います．飲酒に関しても先生から減らすように指導を受けました．ビール1本程度に減らそうと思います．明日，妻と一緒に栄養士さんの説明を受けることになっています．

薬剤師：素晴らしい．大変よいことです．今後，今回の病気の再発や合併率の高い狭心症，心筋梗塞，脳卒中などの発症予防のためにも，お薬を正しく服用するだけでなく，禁酒・禁煙，バランスのとれた食事の摂取，運動不足の解消など生活習慣を見直し，コレステロール，血圧，血糖値を適正に保つよう心掛けましょう．

薬物療法の検討

◆閉塞性動脈硬化症に対する治療

閉塞性動脈硬化症 arteriosclerosis obliterans（ASO）の内科的治療目標は，下肢虚血症状の改善，虚血性心疾患，脳血管疾患発症予防です．薬物療法は，喫煙，脂質異常症，高血圧および糖尿病などに対する治療と，血管拡張薬や抗血小板薬を中心とした血流改善の治療が主体となります．Fontaine 分類 I 期と II 期では薬物療法，III 期と IV 期では血管内治療や外科的療法が考慮されます．

脂質異常症に対する治療目標は，LDL-C 100 mg/dL 未満，ハイリスク患者の場合 70 mg/dL 未満です．降圧目標は 140/90 mmHg 未満，糖尿病や腎疾患がある場合は 130/80 mmHg 未満となります．また，血糖管理目標としては，HbA1c 7％未満です．

末梢動脈疾患（PAD）の診断治療ガイドライン（TASC II）では，症候性 PAD 例の心血管系イベント・死亡リスクの減少を目的として抗血小板薬の使用を推奨しています（クロピドグレルはアスピリンよりも虚血イベントリスクの減少に対する有効性が高い）．ただし，これら抗血小板薬同士の併用効果は認められていません．跛行距離の延長や QOL の改善効果が実証されているのは，シロスタゾールです．しかし，頻脈の副作用があるため，うっ血性心不全患者に対しては禁忌です．

服薬指導のポイント

◆クロピドグレル硫酸塩の服薬指導ポイント

クロピドグレル硫酸塩［プラビックス］：①ADP 受容体 P2Y12 に特異的に結合し血小板機能を不可逆的に抑制します．②禁忌：出血している患者，③プロドラッグであり，肝臓の CYP2C19 で代謝され活性型となるためクロピドグレルの体内動態は CYP2C19 遺伝子の多型の影響を受けます．また，血栓性血小板減少性紫斑病（TTP），無顆粒球症，重篤な肝障害などの重大な副作用が発現することがあるので，投与開始後 2 ヵ月間は，2 週間に 1 回程度の血液検査などの実施を考慮する必要があります．

指導記録

#1 プラビックス錠における副作用の発症リスク

S) 今回新しい薬が追加になりました.

O) プラビックス錠の追加

A) プラビックス錠による重篤な副作用発現の早期発見には初期症状と定期的な受診の必要性の説明が必要.

P) Ep：プラビックス開始後2ヵ月間は2週に1回程度の血液検査が必要であることを説明し，必ず受診するよう指導した．また，皮下出血，かぜ症状および倦怠感など普段と異なった症状があれば連絡するよう指導した．

#2 アドヒアランス不良に伴うイベント発症リスク

S) 今回治療を受けて，症状がなくなりました.

O) アドヒアランス不良

A) 薬を服用しても自覚症状の改善が得られないことを理由に薬の服用を怠っており，病識がない．今回，PTA施行によって自覚症状がなくなったので，退院後，アドヒアランスが不良となることが予想される.

P) Ep：今後，下肢虚血症状の改善，合併率の高い虚血性心疾患，脳血管疾患などの心血管系疾患の発症予防のためにも，生活習慣の改善（禁酒・禁煙，食事・運動療法），脂質異常症，高血圧，糖尿病に対する治療が重要であることを説明し，くれぐれも飲み忘れのないように指導した．

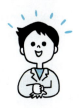

閉塞性動脈硬化症の内科的治療目標は，下肢虚血症状の改善，合併率の高い虚血性心疾患，脳血管疾患などの心血管系疾患の予防です．

Case 6　血栓症・塞栓症

患者プロフィール

山本弘子（やまもとひろこ），69歳，女性，主婦

自宅で入浴の際に転倒し，激しい痛みにて来院しました．整形外科に受診し，右大腿骨頸部の骨折と診断されました．人工股関節置換術を行うことになり，入院となりました．術後，疼痛コントロールとしてはフェンタニルの持続静注を行っています．深部静脈血栓症（DVT）の予防のため，間欠的空気圧迫法（かんけつてき）と抗凝固療法が施行されることになりました．

◆薬歴（抜粋）

▶主な患者情報

主訴　股関節の疼痛，既往歴　65歳～骨粗鬆症，健康食品　クロレラ，嗜好　飲酒（なし），喫煙（1日5本），家族歴　母（狭心症）

▶入院前服用薬

①ボナロン35 mg錠　1回1錠/1週1錠起床時服用

▶追加処方

①アリクストラ皮下注2.5 mg　1日1回皮下投与

◆身体所見

身長　162 cm，体重　78.7 kg，BMI　30.0

◆入院中の検査値情報

WBC　5,850/μL，RBC　402×10^4/μL，Hb　13.5 g/dL，Ht　38.2%，Plt　31.2×10^4 μL，Scr　1.8 mg/dL，BUN　31 mg/dL，Ccr　28 mL/分，Na　15 mEq/L，K　6.0 mEq/L，Cl　90 mEq/L，ALT　28 IU/L，AST　25 IU/L

◆患者と薬剤師の会話（抜粋）

薬剤師：痛みはいかがですか？（手術の次の日）
患　者：足が痛くて動かせないのよ．薬が効いているのか，動かさなければなんとか耐えられるわ．
薬剤師：週に1回飲まれている骨のお薬を，最後に飲んだのは何日前ですか？
患　者：毎週月曜日の朝って決めているの．薬はちゃんと飲んでいたのよ．
薬剤師：普段，よく体を動かされていますか？
患　者：最近，疲れやすくてね．家事をしていてもすぐに横になっちゃうの．

薬物療法の検討

a. 静脈血栓塞栓症(VTE)の予防

　VTE(venous thromboembolism)は，深部静脈血栓症 deep vein thrombosis (DVT)と肺血栓塞栓症 pulmonary thromboembolism(PTE)を一連の病態としてとらえた疾患です．血流の停滞や静脈内皮障害などによりDVTが発現し，この血栓が遊離して肺動脈に流入して肺血管床を閉塞することでPTEが発症します．術後の安静臥床が長くなると，急性肺血栓塞栓症のリスクが高まります．特に，下肢の整形外科手術では下肢深部静脈血栓症の発症リスクの上昇が認められていることから，理学療法(①早期離床・積極的運動，②弾性ストッキング・間欠的空気圧迫法)に加えて，予防のためのいくつかの抗凝固療法が保険適用となっています．「肺血栓塞栓症および深部静脈血栓症の診断，治療，予防に関するガイドライン(2009改定)」では，リスクに応じた予防法が推奨されています．

b. 主な術後抗凝固療法

　初回投与は日中に行い，出血などの有害事象が発生しないか確認します．
①低用量未分画ヘパリン(UFH)
②用量調節未分画ヘパリン(UFH)：活性化部分トロンボプラスチン時間(APTT)が投与4時間後に正常値の上限となるよう投与量を調節します．
③エノキサパリンナトリウム［クレキサン］
④フォンダパリヌクスナトリウム［アリクストラ］
⑤エドキサバントシル酸塩水和物［リクシアナ］
⑥用量調節ワルファリン：プロトロンビン時間(PT-INR)が1.5〜2.5となるように服用量を調節します．著明な延長や，出血がみられた場合には，ビタミンKを5 mg皮下注射します．

服薬指導のポイント

◆静脈血栓塞栓症(VTE)発症抑制薬のポイント

　特に血液凝固能が検査値に現れない薬では，臨床症状の観察が重要となります．鼻や歯茎からの出血，あざ(内出血)ができた，血尿や血便(赤や黒色)，胸焼け，吐き気，むかつきなどがある場合は申し出るよう指導します．
　ワルファリンカリウム［ワーファリン］は，ビタミンK高含有食品(納豆，クロレラ，アロエ，青汁)などにより効果が阻害されるので，控えるように

指導します．また，CYP2C9で代謝されるため，多くの併用薬と相互作用を有するので追加処方時は，必ず確認が必要です．また，エドキサバントシル酸塩水和物は，消化管のP糖蛋白阻害作用を有する薬剤との併用時は，バイオアベイラビリティーが上昇するため，投与量を15mgに減量します．

出血などがあった場合は原則として投与を中止します．生命を脅かすおそれがある出血の場合は拮抗薬の投与や凝固因子の補充などを行います．

◆抗凝固薬の服薬指導ポイント

未分画ヘパリン(UFH)：①アンチトロンビン(AT)Ⅲと結合し，第Xa因子やトロンビンなどの活性化を阻害します．阻害活性は第Xa因子：トロンビン＝1：1です．②1回量（低用量）5,000単位，（用量調節）初回2,500単位，以後前回投与±500単位．③投与方法（低用量）8または12時間ごと皮下注射，（用量調節）8時間ごと皮下注射．④禁忌 ヘパリン起因性血小板減少症．⑤開始時期 術後6時間以降．⑥薬効モニタリング（低用量）血液凝固能は検査不要，（用量調節）投与4時間後APTTを正常上限にします．⑦$T_{1/2}$＜1時間（皮下）．⑧緊急出血時対応 硫酸プロタミン50～25 mgを希釈して10分程度で静脈内投与します（ヘパリンカルシウム［カプロシン］，ヘパリンナトリウム［ノボヘパリン］）．

低分子ヘパリン(LMWH)：①ATⅢと複合体を形成します．第Xa因子抑制作用が大きくUFHより抗トロンビン活性が少ないです．阻害活性は第Xa因子：トロンビン＝5：1．②1回量 2,000単位．③投与方法 1日2回皮下注射(Ccr≦50 mL/分，40 kg未満，80歳以上の場合は1日1回皮下注射)．④禁忌 Ccr＜30 mL/分，ヘパリン起因性血小板減少症．⑤開始時期 術後24時間以降．⑥薬効モニタリング 抗凝固能は検査値に反映しないため，臨床症状を観察します．⑦$T_{1/2}$ 3.5時間．⑧緊急出血時対応 プロタミン硫酸塩50～25 mgを静脈内注射(20～10 mg)します．拮抗は活性の60％程度のみ（エノキサパリンナトリウム［クレキサン］）．

合成第Xa因子阻害薬：①ATⅢを介して選択的に第Xa因子を阻害します．阻害活性は第Xa因子：トロンビン＝7,400：1です．②1回量 2.5 mg(Ccr≦30 mL/分，40 kg未満，80歳以上は1.5 mg)．③投与方法 1日1回皮下注射．④禁忌 Ccr＜20 mL/分．⑤開始時期 術後24時間以降．⑥薬効モニタリング 通常の凝固能検査が指標とならないため，臨床症状を観察します．⑦$T_{1/2}$ 17時間．⑧緊急出血時対応 中和できません（フォンダパリヌクスナトリウム［アリクストラ］）．

FXa阻害薬：①ATⅢを介さず，FXa(活性化第Ⅹ因子)を直接阻害してPTの活性化を抑制します．阻害活性は第Xa因子：トロンビン＝11,300：1．②1回量 30 mg(Ccr≦50 mL/分，40 kg未満，75歳以上は15 mg)．③投与方法 1日1回経口投与．④禁忌 Ccr＜30 mL/分．⑤開始時期 術後12時間以降．⑥薬効モニ

タリング．血液凝固能検査は指標とならないため臨床症状を観察します．⑦$T_{1/2}$ 9 時間．⑧緊急出血時対応 中和できません（エドキサバントシル酸塩水和物［リクシアナ］）．

指導記録

#1 腎機能低下患者に対するアリクストラの薬学的管理

S）足が痛くて動かせないのよ．最近，疲れやすくてね．家事をしていてもすぐに横になっちゃうの．

O）足の自発的運動（−），肥満：BMI 30.0，Ccr 28 mL/min，喫煙（＋），家族歴：母（狭心症），人工股関節置換術施行．アリクストラ皮下注2.5 mg

A）静脈血栓塞栓症ハイリスク症例．腎機能低下．ワルファリンへ切替えるときには，クロレラの摂取に注意．

P）Cp：アリクストラ皮下注の投与量の減量（2.5 mg→1.5 mg/日）を医師に提案．

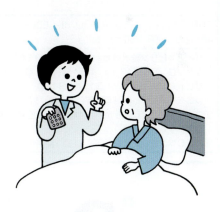

VTEの予防は，理学療法と薬物療法が併用される場合が多いので，手術前から計画的に医師や理学療法士と連携して行うことが大切です．

章末問題　循環器系の疾患

以下の患者プロフィールを読んで，続く問題を解いてみましょう．

患者プロフィール

渡辺富雄，男性，52歳，会社員

3ヵ月前から，速く歩いたり，走ったりすると，胸部に違和感や痛みを感じることがあった．友人に勧められ，循環器内科を受診し，負荷心電図で運動時のST低下を認め，労作性狭心症と診断されました．親不知が虫歯のため，次週，抜歯する予定です．

主　訴	胸痛
既往歴	胃潰瘍（25歳のとき），高血圧症（50歳から）
家族歴	母（60歳のとき心筋梗塞発症）
嗜　好	飲酒（ときどき），喫煙（20歳から1日20本），運動（1ヵ月に1回ゴルフ）
身体所見	身長 168 cm，体重 69 kg，血圧 130/80 mmHg
性　格	几帳面
入院時の服用薬	①レニベース錠5 mg　1回1錠（1日1錠）/1日1回朝食後
入院中の検査値情報	BUN 23 mg/dL，Scr 0.9 mg/dL，LDL-C 159 mg/dL，HDL-C 40 mg/dL，TG 250 mg/dL
処　方	①バイアスピリン錠100 mg　1回1錠（1日1錠） 　タケプロンOD錠15 mg　1回1錠（1日1錠） 　リピトール錠10 mg　1回1錠（1日1錠） 　レニベース錠5 mg　1回1錠（1日1錠）/1日1回朝食後30分　14日分 ②ニトロダームTTS 25 mg　14枚　1日1回寝る前に1枚　胸・腰・上腕のいずれかに貼付 ③ニトロペン錠0.3 mg　10錠　1回1錠発作時舌下

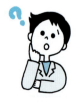

Question

No1. 労作性狭心症はどのような特徴がありますか？ ほかの狭心症と比較してください．

No2. バイアスピリン錠は，どのような目的で処方されていますか？
次週，抜歯する予定です．これに関して注意する点はありますか？

No3. タケプロンOD錠は薬価が高いです．H_2受容体拮抗薬（H_2ブロッカー）のガスター錠への変更は可能ですか？

No4. ニトロダームTTSについて服薬指導するときのポイントについて述べましょう．

No5. ニトロペン錠について服薬指導するときのポイントについて述べましょう．

MEMO

第2章　血液系の疾患

Case 7　鉄欠乏性貧血　

患者プロフィール

斉藤　舞，21歳，女性，学生

最近疲れやすく身体がだるいとのことで，栄養ドリンクと鎮痛薬の購入を目的として来局しました．顔色がわるく，歩行がふらついていたので，話を聴くことにしました．

◆患者と薬剤師の会話（抜粋）

薬剤師：少し顔色がすぐれないようですが，最近お疲れですか？

患　者：生理痛がひどくて．最近，よく寝ても身体のだるさがとれなくて，頭も痛むし….

薬剤師：お食事はとれていますか？

患　者：そういえば，食事がなんとなく飲み込みにくくて．舌の痛みがあるせいでしょうか．

薬剤師：指の爪が上向きに反り返ったようになっていますね．もしよろしければ，ちょっとあっかんべーして下まぶたの裏を見せていただいてよろしいですか？

患　者：お願いします．

薬剤師：かなり白いですね．貧血かもしれないので，一度お医者さんに診てもらってください．

次の日，下記の処方せんと検査結果をもって来局しました．

◆受診後処方

①フェロミア錠50 mg　1回1錠（1日2錠）/1日2回朝・夕食後　14日分

◆患者から得た検査値情報

WBC 5,300/μL，RBC $3.4×10^6$/μL，Plt $25×10^4$/μL，Hb 5.8 g/dL，Ht 22.4％，血清鉄 34 μg/dL，TIBC 360 μg/dL，トランスフェリン 390 mg/dL，血清フェリチン 8 ng/mL

◆患者と薬剤師の会話（抜粋）

患　者：月経過多が続いて鉄欠乏性貧血になっているそうです．身体がだるいのも，薬を飲めばすぐ治りますよね．

薬剤師：鉄分は，一度に多くの量は吸収できないんです．出血量が通常になったとしても，症状の改善には薬を飲んで2ヵ月くらいかかります．そして，体の中に貯めている鉄が回復するまで，さらに数ヵ月はこの薬を飲み続けることが大切です．

2週間後，前回と同じ処方内容の処方せんをもって来局しました．

◆患者と薬剤師の会話（抜粋）

患　者：薬を飲むとなんだかむかむかするの．

薬剤師：この薬は飲みはじめに少し気持ちわるくなる方もいるのですが，続いているようなので胃が荒れているのかもしれませんね．先生にお話しされましたか？

患　者：特に話していません．あまり検査値に変化がないみたいで，果物を食べるように言われましたが，喉につかえそうな感じもあるし，1人暮らしだと果物って買いにくいです．

薬剤師：そうですね．果物でなくても，オレンジジュースなどでもよいですよ．ちょっと先生と相談してみましょうね．

問合せ後，次の処方に変更となりました．
① フェロミア錠50 mg　1回1錠（1日2錠）/1日2回朝・夕食後　14日分
② シナール配合顆粒　1回1 g（1日2 g）/1日2回朝・夕食後　14日分
③ セルベックスカプセル50 mg　1回1 Cap（1日3 Cap）/1日3回朝・昼・夕食後　14日分

薬物療法の検討

通常，薬物療法は貧血が重度（Hb値が10 g/dL以下）になると投与を検討します．この症例では，治療のために，鉄剤の内服薬にて治療が行われました．患者の悪心・嘔気の訴えから，鉄剤服用による胃腸障害が推察され，胃粘膜保護剤を処方提案しています（炭酸マグネシウムやH_2受容体拮抗薬など胃酸を抑制する薬は鉄剤の吸収を阻害するので推奨できません）．また，鉄分の吸収促進のために果物などのビタミンCの摂取が勧められましたが，会話から，患者のライフスタイルに適した指導や提案が行われています．悪心，嘔吐，便秘，下痢，腹痛などの副作用に対しては，薬剤の変更や，就寝前などへの服用時間変更を提案し，それでも改善しない場合は，静脈内投与も検討します．

服薬指導のポイント

経口鉄剤では，便が黒くなりますが，心配ないように説明します．出血などの原因が持続していない場合，通常2ヵ月以内に貧血は改善されますが，鉄の貯蔵のためには，さらに3～6ヵ月間は鉄剤の内服を続ける必要があり，治療には長期間要すること，自己判断で中止しないように説明する必要があります．検査値では，ヘモグロビン(Hb)とフェリチンの正常化が改善の目安となります．抗菌薬やホルモン剤(キノロン系薬やセフジニル[セフゾン]，テトラサイクリン系薬，甲状腺ホルモン製剤など)と併用すると，キレートを形成して併用薬の吸収が阻害されるので，鉄剤を服用していることを医師・薬剤師に伝えるよう説明します．

指導記録

#1　症状改善により自己判断で服用継続を中止するリスク

S) 月経過多が続いて鉄欠乏性貧血．身体がだるいのも，薬を飲めばすぐ治りますよね．

O) 月経過多による鉄欠乏性貧血．身長 162 cm，体重 42.0 kg，Hb 5.8 g/dL，血清鉄 34 µg/dL，TIBC 360 µg/dL，血清フェリチン 8 ng/mL

A) 自覚症状の回復を気にしている様子．やせている(BMI 16)．トランスフェリン飽和度(TSAT)[血清鉄/総鉄結合能(TIBC)×100] 9.4%で低値．

P) Ep：貧血症状の改善には2ヵ月くらい時間を要し，さらに，少なくとも貯蔵鉄の指標となるフェリチン値が改善するまで数ヵ月鉄剤の服用を続けることを説明．

　　Op：副作用の有無，回復状況確認．

#2　経口鉄剤に起因した胃腸障害のリスク

S) 薬を飲むとなんだかむかむかするの．

O) 服用開始後2週間時点で，悪心・嘔気あり．

A) 胃腸障害が疑われる．

P) Cp：医師へ胃粘膜保護剤の処方提案．→セルベックスカプセル追加

　　Op：副作用症状の確認．

表2-1 貧血に関連する検査値

	単位	基準値（参考値）	鉄欠乏性	再生不良性	溶血性	巨赤芽球性葉酸・VB$_{12}$欠乏
ヘモグロビン（Hb）	g/dL	男14〜18 女12〜15	↓	↓	↓	↓
ヘマトクリット（Ht）	%	男41〜51 女37〜46	↓	↓	↓	↓
赤血球数（RBC）	/μL	男450〜600万 女400〜500万	↓	↓	↓	↓
白血球（WBC）	/μL	3,500〜9,800	−	↓	−	↓
網赤血球	%	0.5〜1.5	−	↓	↑	↓
乳酸脱水素酵素（LDH）	IU/L	200〜400	−	−	↑	↑
トランスフェリン飽和度（TSAT）	%	18〜47	↓	↑	↑	↑
血清フェリチン	ng/mL	15〜250	↓	↑	↑	↑
葉酸	ng/mL	3.6〜12.9	−	−	−	↓
VB$_{12}$	pg/mL	233〜914	−	−	−	↓
平均赤血球容積（MCV）	FL	81〜100	↓	−	−	↑
平均赤血球血色素濃度（MCHC）	%	31〜35	↓	−	−	−

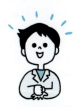

　かかりつけ薬局の機能の1つとして健康管理のサポートや受診勧奨があります．このように，全身倦怠感，易疲労感，眼瞼結膜や顔面の蒼白などの貧血症状だけでなく，舌炎や嚥下困難（プランマー・ビンソン Plummer-Vinson症候群），スプーンネイル（さじ状爪）と呼ばれる長期にわたる鉄欠乏性貧血に特徴的な症状が観察された場合，受診をお勧めするのも大切です．

章末問題 血液系の疾患

以下の患者プロフィールを読んで、続く問題を解いてみましょう。

患者プロフィール

小山洋子（こやまようこ）、32歳、女性、会社員

3ヵ月くらい前から微熱が続き疲れやすく、頻繁に鼻血が出ていました。通勤途中にめまいと息切れで動けなくなり、内科クリニックを受診しました。検査の結果、白血病疑いで市民病院の血液内科を紹介受診。急性前骨髄球性白血病（APL）と診断され、緊急入院し、トレチノイン（ATRA）による分化誘導療法を受けることになりました。入院後、歯磨き時の歯ぐきからの出血や、下肢の出血斑が顕著になり、播種性血管内凝固症候群（DIC）疑いにて、凝固・線溶系検査を実施しました。

身体所見	身長 155 cm、体重 48 kg、体温 37.8℃、脈拍 84回/分、血圧 122/76 mmHg、眼瞼結膜貧血、眼球結膜 黄染なし、頸部リンパ節 2 cm×2 cm大の腫瘤4個、肝脾腫
検査値情報	WRC 2,700/μL、Plt 2.5×10^4/μL、Hb 6.8 g/dL、CRP 3.2 mg/dL、LDH 1,080 IU/L、Na 140 mEq/L、K 5.7 mEq/L、Cl 102 mEq/L、フィブリノゲン 80 mg/dL（低値）、PT 19秒（延長）、APTT 58秒（延長）、ATⅢ 35%（低値）、FDP 58 μg/mL（上昇）、D-ダイマー 42 μg/mL（上昇）、TAT 40 ng/mL（上昇）、PIC 15 μg/mL（上昇）
処　方	①ベサノイドカプセル10 mg　1回2 Cap（1日6 Cap）/1日3回朝・昼・夕食後

◆患者と薬剤師の会話（抜粋）

薬剤師：あれ？　小山さん、これ、（トランシーノを指して）いつからお飲みですか？

患　者：さっき、母が買ってきてくれたんです。シミが気になると話していたら、美白のサプリを探してきてくれたみたいで。

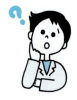

Question

No1. 急性前骨髄球性白血病（APL）は，播種性血管内凝固症候群（DIC）を必発することで知られています．その理由と特徴を考えてみましょう．

No2. トレチノイン（ATRA）による分化誘導療法において，どのような点に注意を払う必要がありますか？

No3. 検査の結果，DICと診断されました．この患者の治療について，あなたならばどのような処方を医師に提案しますか？

No4. この患者との会話において，あなたは薬剤師としてどのように答えますか？

MEMO

第3章 消化器系の疾患

Case 8　消化性潰瘍　

患者プロフィール

田中三郎，67歳，男性，無職

1年前から，左膝痛があり，整形外科に受診したところ変形性関節症と診断され，鎮痛薬を服用していました．数日前から胃がむかむかし，昨日にはかなり痛みを感じるようになったので，本日，内科を受診したところ，内視鏡検査が実施され，胃潰瘍でA1ステージと診断され，内服薬による治療が開始となりました．

◆薬歴（抜粋）
▶主な患者情報

　他科受診　整形外科，アレルギー　なし，副作用　ボルタレン錠による胃潰瘍，嗜好　飲酒（ビール1日350 mL），喫煙（1日20本）

▶併用薬

　①ボルタレン錠25 mg　1回1錠（1日3錠）
　　ムコスタ錠100 mg　1回1錠（1日3錠）/1日3回朝・昼・夕食後　14日分

▶今回の処方

　①タケプロンカプセル30　1回1 Cap（1日1 Cap）/1日1回朝食後　14日分
　②セレコックス錠100 mg　1回1錠（1日2錠）/1日2回朝・夕食後　14日分
　③サイトテック錠200　1回1錠（1日4錠）/1日4回朝・昼・夕食後と就寝前
　　14日分

◆患者と薬剤師の会話（抜粋）

薬剤師：整形外科で痛み止めの薬を飲んでいたのですね．

患　者：胃潰瘍は痛み止めのせいかもしれないので，整形外科でもらった痛み止めは飲むのをやめるように言われました．今回，胃潰瘍のときに飲んでもよい痛み止めを出しておくと言われました．

薬剤師：タケプロンは胃酸の分泌を抑えて，胃潰瘍を治療する薬です．1日1回朝食後に飲んでください．かまないでください．

患　者：はい，わかりました．

薬剤師：2～3日で胃の痛みがなくなってきます．しかし，まだ，潰瘍が治ったわけではないので，14日分は必ず飲んでください．

患　者：わかりました．
薬剤師：セレコックスは，ほかの痛み止めと比べると，胃潰瘍になりにくい痛み止めです．1回1錠，1日2回，朝・夕食後に飲んでください．
　　　　また，サイトテックは，痛み止めを飲んで胃潰瘍になったときの胃潰瘍を治療する薬です．1回1錠，1日4回，毎食後と就寝前に飲んでください．薬はいずれも14日分です．
患　者：痛み止めでも，胃潰瘍になりにくい薬もあるのですね．
＊ビール・タバコは胃潰瘍を悪化する原因でもあるので，中止するよう説明した．

◆身体所見
　血圧 120/72 mmHg
◆患者から得た検査値情報
　胃からの出血(−)，*H.pylori*(−)，Hb 15.2 mg/dL，Ht 45.0%，Scr 0.8 mg/dL

薬物療法の検討

　消化性潰瘍の2大要因は，*Helicobacter pylori*（ピロリ菌）とNSAIDsの服用とされています．今回はピロリ菌が陰性，NSAIDs（ジクロフェナク［ボルタレン］）が服用されていたことから，NSAIDsによる胃潰瘍と考えられます（図3-1）．NSAIDsは中止するのがベストですが，患者は，変形性関節症による痛みを訴えているので，COX-2選択性のあるセレコキシブ［セレコックス］が処方されました．胃潰瘍治療として，プロトンポンプ阻害薬（PPI）と，セレコキシブの処方のため，粘膜防御作用を有する内因性PG関連薬（ミソプロストール［サイトテック］）も処方されています．また，ビールやタバコを

表3-1　胃・十二指腸潰瘍のステージ分類

ステージ		説　明
活動期 (active)	A1	潰瘍底の白苔もしくは黒苔が厚く，辺縁には炎症性腫瘍を認める
	A2	潰瘍辺縁に白色の輪状縁もしくは充血像が出現する
治療過程期 (healing)	H1	潰瘍が萎縮し，辺縁に紅暈を伴い，ひだ集中と緩やかなひだの細まりを認める
	H2	治療がさらに進み，潰瘍底が盛り上がり薄い白苔でおおわれる
瘢痕期 (scarring)	S1	白苔が消失し，潰瘍面が発赤調の再生上皮でおおわれる
	S2	再生上皮の発赤が消え，周囲と同様または白色調になる

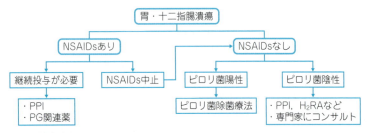

図3-1 胃潰瘍診療のフローチャート
(胃潰瘍ガイドラインの適用と評価に関する研究班(編):EBMに基づく胃潰瘍診療ガイドライン,第2版,じほう,2007より改変)

常用しているため,再発の危険因子でもあるので禁酒,禁煙も勧めます.潰瘍治療では保険上で投与期間の制限があるので確認します.

服薬指導のポイント

PPI(ランソプラゾール[タケプロン])は,胃酸分泌過程のより前の段階に働く,H_2受容体拮抗薬より,最終段階でのプロトンポンプを阻害することで胃酸の分泌を抑えるので,より強力に抑えます.PPI服用後,比較的早く,胃潰瘍の症状が消失しますが,まだ完治していないので,薬は続けて服用するよう指導する必要があります.

◆消化性潰瘍治療薬の服薬指導ポイント

▶攻撃因子抑制薬

プロトンポンプ阻害薬(PPI):①胃酸の分泌を強く抑えます.比較的早く胃潰瘍の症状は消失しますが,まだ完治していないので,薬は続けて服用します.OTC薬(H_2ブロッカー)を併用しているか確認します.②禁忌:イチョウ葉エキス,セントジョーンズワートは併用禁忌(ランソプラゾール[タケプロン],オメプラゾール[オメプラール],ラベプラゾールナトリウム[パリエット]).

H_2受容体拮抗薬(H_2RA,H_2ブロッカー):①胃酸の分泌を抑えます.比較的早く胃潰瘍の症状は消失しますが,まだ完治していないので,薬は続けて服用します.OTC薬(H_2ブロッカー)を併用しているか確認します(シメチジン[タガメット],ファモチジン[ガスター],ラニチジン塩酸塩[ザンタック]).

選択的ムスカリン受容体拮抗薬:①胃酸の分泌を抑えます.②禁忌:緑内障・前立腺肥大症患者(ピレンゼピン塩酸塩水和物[ガストロゼピン]).

▶防御因子増強薬

プロスタグランジン(PG)関連薬：胃の粘膜を保護し，潰瘍を治します(エンプロスチル)．痛み止めを服用中に胃を保護し，潰瘍を治します(ミソプロストール)．下痢を起こすことがあります．②禁忌：妊婦(エンプロスチル[カムリード]，ミソプロストール[サイトテック])．

その他：胃の粘膜を保護します(スクラルファート[アルサルミン])．

▶ピロリ菌除去

ピロリ菌除菌薬：胃潰瘍・十二指腸潰瘍の原因の1つであるピロリ菌を除菌することにより，胃炎や潰瘍を治します．3種類の薬を同時に服用し，下痢などが起こっても7日間は服用します(ランソプラゾール[タケプロン]，アモキシシリン水和物[サワシリン]，クラリスロマイシン[ランサップ])．

指導記録（抜粋）

♯1　NSAIDsに起因した胃潰瘍の薬物療法管理

S) 胃潰瘍は痛み止めのせいかもしれないので，整形外科でもらった痛み止めは飲むのをやめるように言われました．今回，胃潰瘍のときに飲んでもよい痛み止めを出しておくと言われました．

O) 整形外科医からボルタレン錠25 mg内服中，本日から中止．胃潰瘍(A1)，胃からの出血(-)，ピロリ菌(-)，タケプロンカプセル30，セレコックス錠100 mg，サイトテック錠200処方．

A) 変形性関節症のため服用していた鎮痛薬による胃潰瘍と診断された．ボルタレンの代わりにセレコックス錠100 mgが処方され，同時にサイトテック錠200も処方されたが，潰瘍が悪化しないかどうか確認する必要がある．また，症状がよくなっても服用を続けることを指導する必要がある．

P) Ep：タケプロンカプセル30，セレコックス錠100 mg，サイトテック錠200について，各薬剤の効果・用法について説明し，症状がよくなっても服用を続けることを指導した．

　Cp：胃潰瘍の症状の改善について確認する．

> PPIの保険適用は，胃潰瘍，吻合部潰瘍では8週間まで，十二指腸潰瘍では6週間までとなっているので注意しましょう．ピロリ菌の除菌療法では，下痢が発現した場合，服用の中断も検討しますが，中断後の再投与は耐性のため効果が減弱するので，7日間は服用するように指導しましょう．

Case 9　ウイルス性肝炎

患者プロフィール

谷口洋子，29歳，女性，会社員

23歳のときに，C型肝炎（慢性肝炎）の診断を受け，肝庇護剤による薬物療法が開始となりました．今回，定期受診に訪れたところALTの高値，血小板の低下が認められたため，精査目的で入院となりました．

◆薬歴（抜粋）
▶主な患者情報
　主訴　微熱，倦怠感，嗜好　飲酒（なし），喫煙（なし）
▶入院前の服用薬
　①ウルソ錠100 mg　1回2錠（1日6錠）/1日3回朝・昼・夕食後
　②強力ネオミノファーゲンシー静注　1回40 mL受診時静注
▶処方薬
　①ペグイントロン皮下注用　1回80 μg　週1回皮下投与　24週
　②レベトールカプセル200 mg　朝1錠，夕2錠（1日3錠）/1日2回朝・夕食後
　　24週

◆身体所見
　身長 155 cm，体重 50.0 kg，体温 36.7℃，腹水 なし，浮腫 なし，皮膚黄疸 なし，眼球結膜黄疸 なし，静脈瘤 なし，妊娠 なし

◆入院中の検査値情報
　AST 59 IU/L，ALT 92 IU/L，TP 7.5 g/dL，Alb 4.3 g/dL，T-Bil 0.9 mg/dL，WBC 6,800/μL（好中球 3,500/μL），Hb 13.5 g/dL，Plt $14.2×10^4$/μL，PT 95%，ChE 223 IU/L，BUN 17 mg/dL，Scr 0.9 mg/dL，AFP 3 ng/mL，HCV量 1.1 Meq/mL（ゲノタイプ2）

◆診断と治療
　肝生検の結果，線維化および活動性の進展がみられたため，抗ウイルス療法が開始となりました．開始3日後から発熱および頭痛が出現，ロキソニン錠頓用で経過観察し2週間後，Hbが10 g/dLまで低下したため，レベトールを400 mgに減量することになりました．

◆インターフェロン開始前の患者と薬剤師の会話
薬剤師：明日からインターフェロン治療が始まりますね．
患　者：はい．インターフェロンという薬はよく効くかわりに，副作用が多い薬だと聞いたことがあるのですが，大丈夫なのでしょうか？　心配です．

薬剤師：確かに，インターフェロンを使用すると多くの患者さんに副作用が出ます．治療を始めてすぐは発熱や頭痛などインフルエンザのような症状や皮膚のかゆみが出ることが多いので，少しでも体調変化を感じたときは遠慮せずに伝えてください．伝えていただければ，症状を軽くするためにお薬を処方することもできます．また，時期によって出やすい副作用が違いますので，また追って説明しますね．

患　者：副作用が出てもきちんと対応していただけるのですね．わかりました．

◆インターフェロン開始2週間後の患者と薬剤師の会話

患　者：副作用で貧血がひどくなったので，飲み薬を減らすと先生に言われました．これで治療を中止しなければならないこともあるのでしょうか？そうなったら，これまで頑張って治療を受けてきた意味がないですね．

薬剤師：そうですね，これまで頑張ってきたのに治療が続けられなくなるとつらいですね．まずは飲み薬のレベトールを減らすことで，貧血がこれ以上ひどくなるのを防ぐことはできると思いますが，貧血がこれ以上進んでしまうと，一旦治療を中断しなければならない可能性もあります．

患　者：治療を中止することになったら，その後はもう治療できないのでしょうか？

薬剤師：再度，治療はできますよ．一旦治療をお休みした後に同じ薬を再開したり，別の薬を使った治療もできますので，めまいや息切れなどの症状があれば，我慢せずにすぐに伝えてくださいね．

患　者：わかりました．

薬物療法の検討

　C型慢性肝炎治療ガイドライン（第3.2版，2014年）では，初回治療でインターフェロン適格例の場合，高ウイルス量かつゲノタイプ1の症例に対しては，ペグインターフェロンアルファ-2bおよびリバビリンに，シメプレビルまたはバニプレビルを追加した3剤併用療法が推奨されています（**表3-2**）．一方，谷口さんは高ウイルス量ではありますが，インターフェロンの効果が現れやすいゲノタイプ2であることから，2剤併用療法が推奨されます．抗ウイルス療法はウイルス量や肝機能検査値などにより開始が判断されますが，副作用の発現率が高いことなどから，適応とならない患者も多く存在します．そのため，事前にその患者が禁忌（妊娠や腎機能低下，既往歴など）に該当しないかどうかを確認する必要がありますが，谷口さんは問題ないと考えられます．C型慢性肝炎に使用する場合，ペグインターフェロンアル

表3-2 C型慢性肝炎に対する抗ウイルス療法(初回治療・インターフェロン適格例)

ウイルス量	ゲノタイプ1	ゲノタイプ2
高ウイルス量(リアルタイムPCR法で5.0 LogIU/mL以上, HCVコア抗原で300 fmol/L以上)	PEG-IFN (24週)＋リバビリン(24週)＋シメプレビルまたはバニプレビル(12週)	PEG-IFN α-2b＋リバビリン(24週)またはIFN-β＋リバビリン
低ウイルス量(リアルタイムPCR法で5.0 LogIU/mL未満, HCVコア抗原で300 fmol/L未満)	PEG-IFN α-2a(24～48週)または従来型IFN単独(24週)	PEG-IFN α-2a(24～48週)または従来型IFN単独(24週)
うつ症状合併例	IFN β＋リバビリン	

(日本肝臓学会肝炎診療ガイドライン作成委員会：C型肝炎治療ガイドライン, 第3.2版, 2014 より作成)

ファ-2b[ペグイントロン]およびリバビリン[レベトール]は体重により投与量が決まり, 谷口さんは50 kgであることから, それぞれペグインターフェロンアルファ-2b 80 µg, リバビリン1日600 mgの投与量となっています. さらに, 投与期間はC型慢性肝炎には原則24週間とされており, 処方内容はそれに適合しているといえます. さらに, 治療開始後に副作用が出現した場合の減量および中止基準が設けられていますが, リバビリンは<u>溶血性貧血</u>を起こす確率が高く, Hbが10未満になった場合は, リバビリンを600 mgから400 mgへ減量することとされており, 谷口さんの場合は減量基準にあてはまったと考えられます.

服薬指導のポイント

ペグインターフェロンアルファ-2bとリバビリンの併用療法は, C型肝炎ウイルスを陰性化させ, 肝硬変や肝がんへの進展を予防し, 肝炎の鎮静化が最も期待できる治療法です. しかし, インターフェロンを使用した抗ウイルス療法では, ほぼすべての患者に副作用が認められるため, その内容や出現時期(表3-3), 出現した際の対処法について患者に伝え, 少しでも体調に変化があった場合にはすぐに相談してもらうこと, 定期的な検査を欠かさないことを理解してもらう必要があります. また, 自己注射の際は, 同じ部位に注射すると硬結などをきたすことがあるため, 注射部位を変えて投与すること, およびリバビリンには催奇形性があることから, 夫婦とも治療中および終了後半年は避妊が必要であることを指導し, 守ってもらうことが重要です.

表3-3 ペグインターフェロンアルファ-2b・リバビリン併用療法の副作用発現時期とその症状

発現時期	副作用	症状
初 期 (1〜2週)	インフルエンザ様症状	発熱,悪寒,倦怠感,頭痛,関節痛など
	消化器症状	食欲不振,悪心・嘔吐,腹痛,下痢など
	皮膚症状	発疹,瘙痒など
中 期 (3週〜3ヵ月)	全身症状	微熱,倦怠感
	精神神経症状	不眠,不安,うつなど
	消化器症状	食欲不振,下痢,吐き気,便秘など
	呼吸器症状	間質性肺炎
	循環器症状	不整脈,心不全,狭心症など
	眼症状	眼底出血,眼の痛み,網膜症など
	代謝,内分泌異常	糖尿病の悪化,甲状腺機能異常
後期(3ヵ月以降)	脱毛	
治療期間中	貧血(Hb),血小板減少,白血球減少,肝機能低下	

指導記録(一部抜粋)

#1 インターフェロン治療の副作用に関する知識不足(インターフェロン開始前)

S)インターフェロンという薬は,よく効くかわりに副作用も多いと聞いたのですが,大丈夫なのでしょうか?

O)ペグイントロン+レベトール併用療法が明日から開始.インターフェロン治療では多くの患者で副作用が出ること,副作用の症状,出現時期を説明した上で,少しでも体調変化を感じたときは遠慮せずに話してほしいこと,副作用出現時の対応策も用意されていることを伝えた.

A)はじめは不安な様子であったが,副作用の内容と対処法を理解し,安心した様子.

P)Op:インフルエンザ様症状,消化器症状,皮膚症状,血液異常のモニタリング.自己注射の手技確認.

 Ep:中期以降に出現する副作用症状と対応の説明.

♯2 副作用の発現に起因したインターフェロン治療中止への不安（インターフェロン開始2週間後）

S）貧血がひどくなったので，飲み薬を減らすといわれました．これで治療を中止しなければならないのであれば，ここまで頑張った意味がないですね．

O）抗ウイルス療法開始2週間．Hb 10 g/dLによりレベトール400 mgへ減量．貧血は，レベトールの減量により落ち着いてくると考えられるが，このままひどくなると，治療を中止しなければいけない．しかし，その場合も期間を空けて再度治療することも可能であることを伝え，体調変化はすぐに知らせてもらうように再度指導．

A）初期の副作用を我慢してきたのに，ここで治療中止となるのがつらい様子．副作用の重症化を防ぎ治療を継続できるようにサポートが必要．また，体調変化を我慢しないように積極的な声がけが必要．

P）Op：消化器症状，精神症状，呼吸・循環器症状の積極的な聞きとり，モニタリング．

Ep：貧血の状況を患者に伝えていく．

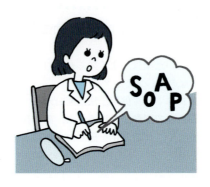

今回のような副作用が必発するような治療の場合，その副作用の内容を適切に説明することが，副作用出現時の迅速な対応につながります．初期症状や出現時期をしっかり理解してもらうように心がけましょう．

Case 10 肝硬変

患者プロフィール

沢田文夫，62歳，男性，飲食店経営

店が終わった後に飲酒をする機会が多く，1年ほど前から倦怠感があり，数週間前から微熱，足のむくみ，食欲減退が続くため受診しました．

◆薬歴（抜粋）
▶主な患者情報

主訴 微熱，足のむくみ，食欲減退，既往歴 10年前にアルコール性肝炎（入院），嗜好 飲酒（日本酒1日5合），喫煙（1日20本）

▶処方薬

① アルダクトンA錠50 mg　1回1錠（1日1錠）/1日1回朝食後
② リーバクト配合顆粒　1回1包（1日3包）/1日3回朝・昼・夕食後
③ モニラックシロップ65%　1回10 mL（1日30 mL）/1日3回朝・昼・夕食後
④ 酸化マグネシウム末　1回0.67 g（1日2 g）/1日3回朝・昼・夕食後

◆身体所見

身長 169 cm，体重 65.0 kg，便秘 3日に1回程度，腹水（＋），浮腫（＋），羽ばたき振戦（－），クモ状血管腫（＋），腹壁静脈怒張（＋），皮膚黄疸（－），眼球結膜黄疸（－）

◆入院中の検査値情報

AST 72 IU/L，ALT 58 IU/L，γ-GTP 98 IU/L，TP 6.4 g/dL，Alb 3.2 g/dL，IgG 2,250 IU/mL，T-Bil 1.5 mg/dL，Plt 12.3×10^4/μL，Ht 38.0%，PT 70%，Na 140 mEq/L，K 4.1 mEq/L，ChE 191 IU/L，血清アンモニア 44 μg/dL，AFP 8 ng/mL，PIVKAⅡ 35 mAU/mL

◆診断と治療

肝硬変と診断され入院，腹水および浮腫に対する安静・Na制限および薬物療法，肝性脳症の予防治療が開始されました．さらに，上部消化管内視鏡の検査結果より，食道静脈瘤を認めたので，静脈瘤造影下硬化療法を行いました．

◆患者と薬剤師の会話

薬剤師：薬を飲み始めて，調子はいかがですか？
患　者：だるくて熱が下がらないこと以外は，特につらいところはないよ．それなのに，こんなに薬をたくさん飲まないといけない理由がわからないよ．
薬剤師：そうですね，薬の種類が多くて飲むのが大変ですよね．しかし，現在の沢田さんの肝硬変の治療のために，すべてのお薬が必要なんですよ．

患　者：それぞれ，どんな効果があるの？
薬剤師：肝硬変になると，肝臓がうまく働かなくなるため，合併症と言われるさまざまな症状が現れます．その症状それぞれに対して薬が処方されています．まず，むくみをとる薬がアルダクトンです．
患　者：確かにむくみはあるからね．その薬の意味はわかるよ．
薬剤師：ほかには，便秘を防ぎ，アンモニアが体にたまらないようにするのが酸化マグネシウムとモニラックですが，もし便が軟らかすぎたら教えてください．また肝硬変になると，栄養不足の状態になるので，それを改善するのがリーバクトです．もし，飲みにくければ教えてください．
患　者：便秘でアンモニアがたまりやすくなるから，その予防のための薬が出ているんだ．わかりました．

薬物療法の検討

非代償性肝硬変になるとその回復は困難な場合が多く，原因疾患の治療よりも肝硬変に伴う合併症に対する治療が中心となります．沢田さんには軽度の腹水と浮腫があることから，利尿効果を期待して第1選択薬である抗アルドステロン薬（スピロノラクトン［アルダクトンA］）が処方されています．服用後は，高カリウム血症に注意していく必要があります．スピロノラクトンを十分に増量しても効果が不十分な場合には，ループ利尿薬を併用します．さらに，安静にすることで肝血流量および腎血流量を増やして，尿量を増加させる効果も期待します．また，肝性脳症の予防および軽度の低アルブミン

表3-4　非代償性肝硬変に伴う合併症とその治療

合併症	治　療
腹水・浮腫	安静，Na・飲水制限，抗アルドステロン薬，ループ利尿薬，アルブミン製剤，腹水穿刺
食道静脈瘤	SB(Sengstaken-Blakemore)チューブ，内視鏡的治療（結紮術，硬化療法），外科治療，バソプレシン，β遮断薬，硝酸薬など
肝性脳症	低蛋白食，便秘予防，難消化性二単糖類，非吸収性抗菌薬，特殊組成アミノ酸製剤，GI(グルコース・インスリン)療法，血漿交換療法
栄養障害	肝不全用経腸栄養剤，経口分岐鎖アミノ酸製剤
出血傾向	ビタミンK，止血薬，輸血
黄疸	ウルソデオキシコール酸

血症改善のために、分岐鎖アミノ酸（BCAA）製剤であるリーバクトが使用されています。BCAA製剤により低アルブミン血症が改善されると、腹水・浮腫にも効果があります。さらに、沢田さんは現在のところ、肝性脳症を発症していないと考えられますが、肝性脳症の誘因となる便秘があるため、便秘を改善し、アンモニアの上昇を抑えるために酸化マグネシウムとラクツロース［モニラック］が処方されています。食道静脈瘤に対しては、β遮断薬の使用により門脈圧を低下させ、静脈瘤の破裂を防ぐ治療も考慮されますが、沢田さんの場合には、静脈瘤造影下硬化療法が予定されているため、薬物療法が行われていないと考えられます。

服薬指導のポイント

代償性肝硬変の合併症としては、黄疸や腹水・浮腫、肝性脳症、食道胃静脈瘤、出血傾向などが挙げられ（**表3-4**）、それぞれの重症度を評価した上で治療が行われます。これらの治療の目標は合併症の予防またはコントロールを行うことでQOLを維持し、肝臓がんや消化管出血などの死因となる病態への進展を防ぐことであり、肝硬変そのものを治癒させることではありません。患者には、このような治療目標を正しく理解してもらった上で、治療に積極的に参加してもらう必要があります。また、複数の合併症治療が同時に行われる場合も多いので、各薬剤がどの合併症治療または予防に使用されているのかをわかりやすく説明することも重要です。さらに、薬物療法だけでなく栄養や食事にも配慮し、肝機能の低下を防ぎ、合併症をコントロールすることの重要性を認識してもらう必要があります。

沢田さんの場合は、酸化マグネシウムとモニラックが処方されており、便が軟らかくなり、便の回数が過多になる可能性があるので、排便状況を常に確認し、1日2～3回程度にコントロールする必要があります。また、BCAA製剤は飲みにくくアドヒアランスが低下しやすいため、何回かに分けて服用する、酸味のある物やヨーグルトとともに服用するなどの工夫をアドバイスするのも有効です。一方、水には溶けないため、水に溶かして服用しないように注意することも必要です。

◆合併症治療に用いられる薬剤の服薬指導ポイント

▶腹水・浮腫の治療薬
抗アルドステロン薬：①体内に貯まった水分を尿として体外に排出します。②効果発現には数日かかります。高カリウム血症に注意します（**エプレレノン[セララ]**）。

ループ系利尿薬：①体内に貯まった水分を尿として体外に排出します．②カナマイシンとの併用により腎毒性が増強される場合があります(フロセミド[ラシックス])．

▶食道静脈瘤の予防薬

β遮断薬＋硝酸薬：①血圧を下げて静脈瘤が破裂するのを防ぎます．②血圧の低下，徐脈，頭痛に注意します．

▶肝性脳症の治療・予防薬

肝不全治療薬：①腸内で発生するアンモニアの産生を抑えて，肝性脳症の予防や改善を行います．②投与量によって頻回に下痢が認められる場合があります(ラクツロース[モニラック])．

アミノグリコシド系薬：①腸内でアンモニアを発生させる原因菌を殺し，アンモニアの産生量を減らします．②連用により難聴や腎障害を生じることがあります(カナマイシン硫酸塩[カナマイシン])．

▶栄養障害の治療薬

肝不全用経腸栄養剤：①体内のアミノ酸バランスを整えて，肝性脳症を改善し，栄養補給も行います．②果物の生ジュースを混ぜるとゲル化するものもあります．量が多く，味やにおいがわるくアドヒアランスの低下が認められる例が多いですが，専用のフレーバーを使用できます．

経口分岐鎖アミノ酸製剤：①体内で不足しているアミノ酸を補い，栄養状態を改善します．②服用しづらいため，何回かに分けて服用するなどの工夫が必要な場合もあります．水に溶かさないで服用します．BUNや血中アンモニアの異常が認められる場合があります(分岐鎖アミノ酸製剤[リーバクト])．

指導記録（一部抜粋）

#1　合併症治療に対する理解不足に起因したアドヒアランス不良の可能性

S) だるくて熱が下がらないこと以外には，特につらいところはないよ．それなのに，こんなに薬を飲まないとだめなんだ…．

O) アルダクトン，リーバクト，モニラック，酸化マグネシウムによる合併症の治療開始．肝硬変の治療目標および治療の意義を説明した上で，アルダクトンは腹水・浮腫の改善のため，リーバクトは低アルブミン血症を治療し，栄養状態を改善するため，モニラックと酸化マグネシウムは便秘解消と肝性脳症予防のための薬であることを説明．便が軟らかすぎたり，回数が多すぎるときは知らせるように，また，リーバクトが飲みにくいときも知らせてもらうように伝えた．

A) 浮腫は自覚症状があるものの，便秘解消の意義や肝性脳症予防の必要性を理解していなかった．今回の説明でひとまずは納得してくれた様子であるが，アドヒアランスは確認していく必要あり．

P) Op：アドヒアランスの確認．便通および合併症症状，K値のモニタリング．

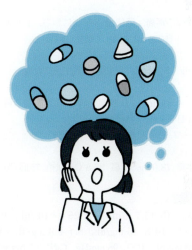

今回のような自覚症状の少ない疾患や予防治療が重要な疾患では，治療に対する患者の理解度が低い事例が多くみられます．治療薬の効果や副作用だけではなく，治療の目的・意義も含めて患者に理解してもらうように努める必要があるでしょう．

Case 11 膵炎

患者プロフィール

川野次郎，53歳，男性，会社員

午前2時まで飲酒した後，明け方に突然の心窩部痛により目が覚めました．様子をみていましたが，徐々に背中にも疼痛がおよび，発熱，吐き気も認められたため受診しました．上腹部の圧痛から急性膵炎が疑われ，レペタン0.3 mgを静注後，検査を行いました．

◆薬歴（抜粋）
▶主な患者情報

主訴 心窩部・背部の疼痛，既往歴 3年前に胆石，1年前から脂質異常症，嗜好 飲酒（ウイスキー1日250 mL程度），喫煙（なし）

▶入院前の服用薬

①リポバス錠5 mg　1回1錠（1日1錠）/1日1回夕食後

▶今回の処方

①ラクテック注　4,000 mL（1日目），2,500 mL（2日目以降）　点滴静注
②レペタン注　1日2.4 mg　持続静注
③注射用エフオーワイ　1日600 mg　点滴静注

◆身体所見

身長 176 cm，体重 78.0 kg，体温 37.8℃，脈拍 75回/分，呼吸数 16回/分，血圧 121/80 mmHg

◆入院中の検査値情報

WBC 13,000/μL，Hb 15.7 g/dL，Plt 26.9×10^4/μL，PT 95%，LDH 227 IU/L，Ca 9.3 mg/dL，BUN 15 mg/dL，Scr 0.8 mg/dL，AST 28 IU/L，ALT 31 IU/L，T-Bil 0.9 mg/dL，PaO_2 98 mmHg，CRP 5.7 mg/dL，AMY 557 IU/L，リパーゼ 215 IU/L，LDL-C 128 mg/dL，画像診断 胆石（－），膵腫大（＋），前腎傍腔脂肪織濃度上昇

◆診断と治療

精査の結果，アルコールが原因の急性膵炎（予後因子スコア1点，造影CT Grade1＝軽症）と診断され入院となり，薬物療法が開始となりました．治療開始3日目から経静脈栄養が開始され，輸液療法が変更（10％ブドウ糖輸液1,000 mL＋ソリタTG3 2,000 mL/日）となりました．

◆患者と薬剤師の会話

薬剤師：川野さん，現在の痛みはいかがですか？

患 者：はい，大丈夫です．
薬剤師：それはよかったです．痛みがあると体に大きなストレスがかかりますから，きちんと痛み止めを使って，痛みをとることがとても重要ですからね．これからも痛みがあるときは，遠慮せずに伝えてくださいね．
患 者：そうなんですか…．実は，先生には話していないのですが，まだ，痛みが続いているんです．痛み止めはあまり体によくないと聞いていたので，我慢したほうがよいと思ってました．
薬剤師：現在は10段階のうち，どのくらいの強さの痛みがありますか？
患 者：10段階で3くらいの痛みがあります．
薬剤師：わかりました．では，痛み止めの追加について医師と相談しますね．
患 者：お願いします．

薬物療法の検討

　急性膵炎では血管透過性の亢進や膠質浸透圧の低下により大量の血漿水が漏出し，失われます．そのため，膵炎の発症初期からリンゲル液などを用いた細胞外液を補充する輸液療法（通常必要量の2～4倍）を，軽症例においても行う必要があり，本症例でも4Lの輸液が処方されています．また，急性膵炎における疼痛は持続的かつきわめて強い場合が多いため，十分な鎮痛が必要となります．鎮痛薬としては，NSAIDsでは不十分な例が多く，除痛効果にすぐれている非麻薬性鎮痛薬，特にブプレノルフィン塩酸塩［レペタン］が使用されています．急性膵炎の重症例においては，膵臓および膵周囲の感染が致命的となるため，抗菌薬を用いた感染予防が非常に重要ですが，軽症例においてはその発生率や死亡率が低いことから，使用の必要はないとされています．川野さんは軽症であるため，今回抗菌薬の予防投与は行われていないと推察されます．さらに，膵炎で起きている膵酵素の活性化を抑制する蛋白分解酵素阻害薬の大量持続点滴静注がわが国では広く用いられており，合併症や死亡率を低下させる可能性があるとされています．ガベキサートメシル酸塩［エフオーワイ］は，これまでのRCTにおいて1日900 mgを超える量での治療報告が多いのですが，急性膵炎に対して保険適用上最大投与量の，1日600 mgが投与量されていると考えられます．急性膵炎において，栄養療法は非常に重要ですが，極期では膵臓の安静を保つために絶食が原則であり，安定期に入れば栄養療法が開始されます．一方，1週間程度の絶食期間で済む軽症例では，末梢静脈栄養でも問題ないとされているため，川野

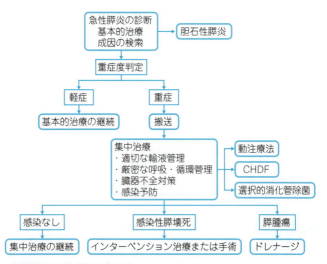

図3-2 急性膵炎の基本的診療方針
(急性膵炎診療ガイドライン2010改訂出版委員会(編):急性膵炎診療ガイドライン,p.42,第3版,金原出版,2010)

さんに対しても,糖質を中心とした末梢静脈栄養輸液の投与が行われることになりました.

服薬指導のポイント

　急性膵炎は激しい疼痛を伴うため,十分に疼痛コントロールを行う必要がありますが,疼痛の程度は患者本人にしかわからないことを念頭に置き,患者を信頼して十分な鎮痛が得られているかどうかを本人に確認することが重要です.また,鎮痛薬はあまり使用しないほうがよいと考えている患者も多く,疼痛を我慢する傾向があるため,適切に鎮痛薬を使用し,疼痛をコントロールするのが大切であることを説明するようにしましょう.悪心・嘔吐,めまい,多幸感などの副作用についてもあらかじめ説明し,現れた場合はすぐに伝えてもらうようにします.栄養療法については,軽症例であれば絶食期間は1週間程度で済みますので,それ以降は腹痛や血中膵酵素などの様子をみながら徐々に経口摂取を開始できることを説明しましょう.

　さらに,アルコール性急性膵炎は,飲酒を継続することで再発率が非常に高くなりますので,禁酒を勧めることも大切です.

表3-5 急性膵炎の基本的治療内容

治療		内容
輸液		軽症例でも細胞外液補充液を用いて十分量(通常必要量の2〜4倍)の初期輸液を行う
経鼻胃管		軽症例では不要.腸閉塞合併例や激しい嘔吐を伴う症例に対して行う
薬物療法	鎮痛薬	発症初期より十分な除痛が必要.軽症〜中等症に対してはブプレノルフィンが有効である.ペンタゾシンも効果がある
	抗菌薬	軽症例では不要(胆管炎合併例では考慮).重症例では感染膵合併症の低下や生命予後の改善が期待できる.イミペネム,オフロキサシン,シプロフロキサシンは膵臓への組織移行性がよい
	蛋白分解酵素阻害薬	重症例に対する大量持続点滴静注(保険適用外)は死亡率や合併症発生率を低下させる可能性がある.わが国では,ガベキサートメシル酸塩やナファモスタットメシル酸塩が広く使用されている
	H_2受容体拮抗薬	直接的な有効性は認められないが,急性胃粘膜病異変や消化管出血の合併例に対しては使用を考慮
栄養療法		軽症例において中心静脈栄養の必要性は低く,早期から経腸栄養が可能.重症例においても早期からの経腸栄養は感染性合併症の発生率を低下させる.腹痛や血中膵酵素などの状態をみて,経口摂取を開始する

(急性膵炎診療ガイドライン2010改訂出版委員会(編):急性膵炎診療ガイドライン,第3版,金原出版,2010より作成)

指導記録(一部抜粋)

♯1 鎮痛薬に関する知識不足に起因する疼痛コントロール不良

S)先生には話していないのですが,まだ痛みが続いています.痛み止めは体によくないと聞いたので,我慢したほうがよいと思っていました.

O)レペタン2.4 mg/日持続静注.疼痛レベル 3/10
鎮痛薬を適切に使用し,痛みを抑える意義について説明したところ,実は痛みを我慢していたことを話してくれた.

A)薬は極力使用しないようほうがよいと考えていた様子.鎮痛薬の投与量・膵炎の状況について医師と相談し,コントロールを行う必要がある.

P)Op:医師と相談.看護師に申し送り.疼痛モニタリング.

> 疼痛は客観的な指標が得られにくいため,患者の訴えを的確に受け止めて対処していくことが重要となるでしょう.また,痛みを我慢することは,病状にも影響を与える場合があることも理解してもらうようにしましょう.

Case 12　感染性腸炎

患者プロフィール

野田二郎，35歳，男性

入院4日前に飲食店にて，湯通しした鶏ササミを摂取しています．その2日後より感冒様症状（発熱，頭痛，悪寒）がみられ，入院1日前からは腹痛と下痢が出現しています．当初，1日10回程度の淡褐色か暗緑黄色の粘液便でしたが，入院日には，細かい新鮮血が便に混じっていました．

◆薬歴（抜粋）

▶主な患者情報

既往歴　14歳時てんかん（欠神発作）と診断．ここ数年は発作なし，アレルギーなし，副作用　なし，健康食品　なし

▶持参薬

①デパケンR錠200 mg　1回3錠（1日3錠）/1日1回朝食後

◆身体所見

身長 167 cm，体重 55 kg（普段より－2 kg），血圧 100/70 mmHg，脈拍 110回/分，呼吸数 17回/分，意識清明，尿量減少，口腔粘膜乾燥

◆入院中の検査値情報

WBC 9,200/μL，RBC 540万/μL，Hb 16.3 g/dL，Plt 28.5万/μL，AST 20 IU/L，ALT 17 IU/L，T-Bil 0.5 mg/dL，BUN 21.8 mg/dL，Scr 0.9 mg/dL，Na 147 mEq/L，K 4.8 mEq/L，CRP 10.2 mg/dL，最低血中バルプロ酸濃度 6.0 μg/mL，1日尿量 90 mL，尿比重 1.035，便培養 *Campylobacter jejuni*

◆診断と治療

カンピロバクター腸炎と診断され，抗菌薬と脱水症に対する輸液療法が開始されました．

◆入院時処方

①クラリシッド錠200 mg　1回1錠（1日2錠）/1日2回12時間ごと　3日分
②エンテロノン-R散　1回1 g（1日3 g）/1日3回8時間ごと　3日分
③ハルシオン錠0.25 mg　1回1錠　不眠時就寝前　3回分
④維持輸液（ソリタT3）　1回500 mL　3時間かけて点滴静脈内投与　1日4回
　（その都度穿刺投与）

◆患者と薬剤師との会話（抜粋）

薬剤師：何か変わったことはありませんか？

患　者：薬（クラリシッド錠，エンテロノン-R錠）を内服してから，下痢は少し

治まってきました．しかし，デパケンR錠が溶けずに便と一緒に排泄されているのが気になります．

薬剤師：デパケンR錠は薬が体に吸収されると，白色の残渣が糞便中に排泄されます．しかし，今回は下痢のため吸収されていない可能性もあります．血液中の薬の濃度を測定する必要があるか，主治医の先生に確認してみます．

薬剤師：そのほか，気になることはありませんか？

患　者：入院環境に慣れないせいか，なかなか眠りにつくことができません．また，夜中の2時頃に目が覚めます．主治医に睡眠薬の処方をお願いしました．

◆回診後の処方
① デパケンシロップ5％　1回200 mg（1日600 mg）/1日3回8時間ごと　3日分
② クラリシッド錠200 mg　1回1錠（1日2錠）/1日2回12時間ごと
③ エンテロノン-R散　1回1 g（1日3 g）/1日3回8時間ごと
④ エバミール錠1 mg　1回1錠/不眠時就寝前　3回分
⑤ 維持輸液（ソリタT3）　1回500 mL　3時間かけて点滴静脈内投与　1日4回
デパケンR錠とハルシオン錠は中止となりました．

薬物療法の検討

a. 急性感染性腸炎に対する治療

急性感染性腸炎初診時には患者背景・症状から治療方針が立てられます．急性感染性腸炎は自然治癒傾向が強いので輸液，食事療法，対症療法を優先しますが，ロペラミド塩酸塩［ロペミン］のような止痢剤は原因微生物の体外への排泄を遅らせるので使用しません．初期治療としては，サルモネラ，腸管出血性大腸菌，赤痢菌などを考慮してニューキノロン系薬かホスホマイシンカルシウム水和物［ホスミシン］の経口投与が行われます．カンピロバクター（C. jejuni）ではニューキノロン系薬の耐性菌が増加しているので，マクロライド系薬（クラリスロマイシン［クラリシッド］）を選択します．カンピロバクターを疑う根拠としては発症2～5日くらい前までの生あるいは加熱不十分な鶏肉，牛レバーなどの摂取が挙げられます．

b. 下痢による血中バルプロ酸濃度の低下発生リスク

バルプロ酸ナトリウム徐放剤［デパケン］は製剤学的にバルプロ酸の溶出を制御して徐放化させたものであり，服用後一定時間（約10時間以上）消化管内に滞留する必要があります．重篤な下痢に伴う，バルプロ酸の消化管から

の吸収不良による血中濃度の低下が報告されています.

服薬指導のポイント

◆クラリスロマイシンの服薬指導ポイント

クラリスロマイシン[クラリシッド]:①細菌リボソームの50Sサブユニットの構成成分である23SrRNAに結合し,ペプチド転移反応を阻害することで蛋白合成を阻害します.②禁忌:ピモジド,エルゴタミン含有製剤,タダラフィル投与中の患者.肝臓または腎臓に障害のある患者で,コルヒチンを投与中の患者.③副作用:QT延長,心室頻拍(Torsades de pointesを含む),心室細動,劇症肝炎,肝障害,黄疸,肝不全,血小板減少,汎血球減少,溶血性貧血,白血球減少,無顆粒球症などが起きることがあります.④本剤は,P糖蛋白に対する阻害作用を有することから,P糖蛋白を介して排出される薬剤と併用したとき,併用薬剤の排出が阻害され血中濃度が上昇する可能性があります.本剤は,CYP3A4阻害作用を有することから,CYP3A4で代謝される薬剤と併用したとき,併用薬剤の代謝が阻害され,血中濃度が上昇する可能性があります.一方,本剤はCYP3A4によって代謝されることから,CYP3A4を阻害する薬剤と併用したとき,本剤の代謝が阻害され未変化体の血中濃度が上昇する可能性があり,また,CYP3A4を誘導する薬剤と併用したとき,本剤の代謝が促進され未変化体の血中濃度が低下する可能性があります.

指導記録

#1 下痢に関連したデパケンR錠吸収不良

S)デパケンR錠が溶けずに便と一緒に排泄されている.

O)最低血中バルプロ酸濃度 6.0 μg/mL

A)下痢によりデパケンR錠が吸収されていない.

P)Cp:医師にデパケンシロップ5%1回200 mg(1日600 mg/1日3回8時間ごと)への変更を提案する.

#2 ハルシオンの血中濃度上昇(クラリシッドのCYP3A4代謝阻害による)に伴う作用増強のリスク

S)入院環境に慣れないせいか,なかなか眠りにつくことができません.また,夜中の2時頃に目が覚めます.主治医に睡眠薬の処方をお願いしました.

O)ハルシオン錠(トリアゾラム)0.25 mg 1回1錠/1日1回就寝前

A)ハルシオンとクラリシッドの相互作用によりトリアゾラムの血中濃度の

上昇，それに伴う作用の増強が考えられる．エバミールはグルクロン酸抱合のため併用可．

P) Cp：ハルシオン錠とクラリシッド錠との相互作用の問題もあることから，ハルシオン錠からエバミール錠への変更を，主治医に提案する．

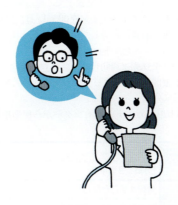

> カンピロバクターは繊細なラセン状グラム陰性桿菌です．マッコンキー培地上ではほかの腸内細菌叢がしばしば過剰増殖するので，カンピロバクター選択培地のCAT加カンピロバクター血液無添加選択寒天培地：CCDA寒天培地に便を接種し4～6日間微好気性培養観察を行います．2日目ごとに培地を観察し，集落が目視できたらグラム染色し形態確認します．

章末問題　消化器系の疾患

以下の患者プロフィールを読んで、続く問題を解いてみましょう．

患者プロフィール

高橋正勝（たかはしまさかつ），男性，56歳，会社役員

20日ほど前から，空腹時に嘔気，腹痛が生じていたので，内科を受診したところ，上部血管内視鏡検査（GIF）を受けることとなりました．検査の結果，A1ステージの胃潰瘍と指摘されました．同時に胃前庭部大弯および胃体部大弯の2ヵ所から生検組織標本が採取され，<u>迅速ウレアーゼ試験法[1]</u>にてピロリ菌感染診断も行われました．その結果，陽性だったので，検査，加療目的で入院となりました．また，胃がん検索のため病理組織検査に提出されました．

まず，胃潰瘍の治療のため，安静・絶食下で，<u>維持輸液をH_2受容体拮抗薬静脈注射（PPIに変更），およびアルサルミン液30 mL/日，マルファ液30 mL/日を開始[2]</u>しました．その後，順調に経過したため，入院4日目より食事が再開となりました．

胃潰瘍の治療が終了した入院2週間目から，<u>ピロリ菌除菌治療が開始されました[3]</u>．しかし，除菌治療開始2日目より下痢が発生したため，高橋さんは薬の服用を拒否しました．

主治医が外来診療中のため，ナースセンターから<u>服薬指導の依頼がありました[4]</u>．

主訴	胃痛
既往歴	50歳　B型肝炎
家族歴	特記することなし
嗜好	飲酒（1合/日），喫煙（20本/日）
身体所見および性格	身長 160 cm，体重 62.9 kg，頑固
入院前の服用薬	市販の太田胃酸
入院時検査所見	WBC 8,650/μL，RBC 435×10^4/μL，Hb 14.5 g/dL，Ht 41.8%，Plt 17.2×10^4/μL，Na 138 mEq/L，K 4.6 mEq/L，Cl 103 mEq/L，AST 30 U/L，ALT 42 U/L
ピロリ菌除菌治療処方薬	ランサップ（800）1シート/2×1　7日分

Question

No1. 下線部①について，迅速ウレアーゼ試験法とはどのような試験法ですか？ またどのような点に注意を払う必要がありますか？

No2. 下線部②について，適切な薬が処方されていますか？ あなたなら，どのような処方を医師に対して推奨しますか？

No3. 下線部③について，ピロリ菌除菌治療との関連以外に何かメリットはありますか？

No4. 下線部④について，あなたはどのような服薬指導をしますか？ 患者は，医師から下痢に関する説明を受けていないのでランサップは絶対に服用しないと言っており，看護師も困り果てています．

MEMO

第4章 泌尿器系の疾患

Case 13　慢性腎不全

患者プロフィール

田中和夫，63歳，男性，会社役員

52歳のときに慢性腎臓病（CKD）のステージG3aと診断され，降圧薬［ブロプレス］の投与および，禁煙，食事指導が行われました．その後，通院は続けていたものの，禁煙や食事指導は守られず，血圧コントロールも不良であったため，利尿薬［フルイトラン］が追加となりました．ここ数ヵ月，顔色がわるく，足のむくみやだるさが出現したため，精査および治療に関する教育目的で入院することになりました．

◆薬歴（抜粋）

▶主な患者情報

　主訴　足のむくみ，倦怠感，既往歴 45歳のとき，高血圧を指摘され，食事および運動療法を進められたが放置，嗜好　飲酒（ビール1日2本），喫煙（1日15本）

▶入院前の服用薬

　①フルイトラン錠2 mg　1回1錠（1日1錠）/1日1回朝食後
　②ブロプレス錠8 mg　1回1錠（1日1錠）/1日1回朝食後

▶入院後の処方

　①ブロプレス錠8 mg　1回1錠（1日1錠）/1日1回朝食後（継続）
　②ラシックス錠20 mg　1回1錠（1日1錠）/1日1回朝食後
　③アーガメイト20％ゼリー　1回25 g（1日50 g）/1日2回朝・夕食後
　④ミルセラ注　1回25 μg　2週に1回皮下投与

◆身体所見

　身長 178 cm，体重 87.0 kg，血圧 145/82 mmHg

◆入院中の検査値情報

　WBC 8,500/μL，Plt 25.2×10^4/μL，Hb 7.8 g/dL，MCV 83 fL，MCHC 33％，BUN 52 mg/dL，Scr 3.8 mg/dL，TP 6.1 g/dL，Alb 3.2 g/dL，Na 140 mEq/L，K 5.2 mEq/L，Cl 105 mEq/L，Ca 8.9 mg/dL，尿潜血（＋），尿蛋白（＋）→0.8 g

◆診断と治療

精査の結果，CKDがステージG4に進行しており，高カリウム血症，腎性貧血，浮腫の治療を新たに開始することになりました．

◆患者と薬剤師の会話

薬剤師：薬が飲みづらいとうかがいましたが，どの薬が飲みづらいですか？

患　者：あのゼリータイプの薬なんだけど，味があまり好きじゃなくて食べると吐き気がするんだよね．何とかならないの？

薬剤師：アーガメイトゼリーに含まれている薬は普通の薬に比べて飲む量が多いので，飲みにくいという患者さんが多いんです．ゼリーにすると飲みやすいという患者さんも多いので田中さんにも処方されていると思うのですが，味がお嫌いなんですね．

患　者：そう．ゼリーじゃない別のタイプの薬とかがあるなら変えてもらえないかな？

薬剤師：同じ成分の薬として，液体タイプのものと粉薬があります．液体タイプのものはオレンジ味もありますので，味がお嫌いでなければ飲みやすいかもしれません．粉薬のほうは，飲む量が多いので，飲みづらいという患者さんが多いです．

患　者：どちらにせよ，とにかくゼリーじゃないのがあるのなら試してみたいな．

薬剤師：わかりました．では，医師と相談してみますね．

薬物療法の検討

慢性腎不全では，腎機能の程度により，保存期腎不全の場合は腎機能の温存を目的とした食事や運動療法が治療の中心となり，またこの時期に出現する合併症に対する対症療法が行われます（**表4-1**）．一方，末期の場合は，透析や腎移植の適応となります．田中さんの場合はCKDのステージがG4であることから，透析の適応ではありませんが，合併症の症状が出現する時期と考えられます．この症例の腎不全の原因は高血圧の持続であると考えられますが，腎不全の進行抑制のためには，血圧を厳格にコントロールすることが非常に重要です．以前から処方されているカンデサルタンシレキセチル［ブロプレス］はレニン-アンジオテンシン系阻害薬であり，蛋白尿の減少効果が期待できるため，使用が継続されていると考えられます．また，利尿薬との併用で降圧効果が高くなるため2剤の併用は推奨されますが，サイアザイド系利尿薬はステージ4以上の患者には推奨されず，また田中さんには浮腫が現れていることから，より利尿効果の高いループ利尿薬（フロセミド［ラ

表4-1 慢性腎不全の対症療法

合併症の症状	治療内容
浮腫	利尿薬（ループ利尿薬）
代謝性アシドーシス	重炭酸ナトリウム
高カリウム血症	ポリスチレンスルホン酸Na，ポリスチレンスルホン酸Ca
高リン血症	セベラマー塩酸塩，炭酸ランタン，炭酸Ca
低カルシウム血症	酢酸Ca，炭酸Ca，活性型ビタミンD_3薬
高尿酸血症	尿酸生成抑制薬，尿酸排泄促進薬
腎性貧血	エリスロポエチン製剤
尿毒症（インドキシル硫酸）	吸着剤（クレメジン）

シックス］）へ変更されたといえます．さらに，田中さんにはさほど緊急性は高くないものの，高カリウム血症が現れているため，利尿薬によるKの排泄促進とあわせてK吸着剤であるポリスチレンスルホン酸カルシウム［アーガメイト］が処方されました．Kを吸着する薬剤は，Kを吸着して代わりにNaまたはCaを放出するものがありますが，田中さんは血清Caが低めであり，高血圧であることからCa型の薬剤が選択されたと考えられます．また，慢性腎不全では，腎障害によるエリスロポエチン産生低下が起こり，腎性貧血を起こすことがあり，田中さんにもエリスロポエチン製剤（エポエチンベータペゴル［ミルセラ］）が処方されています．

服薬指導のポイント

慢性腎不全では自覚症状が乏しく，服用する薬の種類も多いことからアドヒアランスが低下する傾向にあります．さらに，腎不全時の合併症治療薬には服用量や服用錠数が多いなどの特徴をもつ薬もあることから，服用の継続が困難な場合もあります．慢性腎不全の治療目標は，腎不全の進行を抑制し，合併症をコントロールしながら透析導入の時期を遅らせることであり，腎不全を治癒させることではないことを患者にしっかりと理解してもらうことが非常に重要です．また，服用が難しいと予想される薬剤についてはあらかじめ患者に情報を伝え，飲みにくければほかの薬剤に変更するなどの対応もできることも含めて説明するとよいでしょう（**表4-2**）．

治療薬の副作用として，ポリスチレンスルホン酸カルシウムでは便秘や腹

表4-2 製剤的な特性によりアドヒアランスの低下を招きやすい薬

製剤的特徴	例
錠剤が大きい	バルトレックス錠500mg, アザルフィジンEN錠500mg, コロネル錠500mg, トランサミン錠500mg など
服用数が多い	抗HIV薬, クレメジンカプセル など
服用量が多い	漢方薬, アーガメイト顆粒, カリメート散, クエストラン粉末 など
味がわるい	経腸栄養剤, ステロイド, アモバン錠 など

部膨満感の副作用が多いことをあらかじめ伝え、現れた場合にはすぐに伝えてもらえば適切に対処できることを説明する必要があります.

指導記録(一部抜粋)

#1 アーガメイトゼリーの味に起因するアドヒアランス低下の可能性

S) あのゼリータイプの薬なんだけど、味があまり好きじゃなくて、食べると吐き気がするんだよね. 何とかならないの? ゼリーじゃないタイプの薬があるなら変えてもらえない?

O) アーガメイト20%ゼリー 1回25g(1日50g)/1日2回朝・夕食後
ゼリータイプの薬剤が服用しやすいという患者が多いため、今回、田中さんにも処方されていることを説明した上で、粉薬や液剤のタイプもあることを伝えた. とにかくあのゼリー製剤はイヤだということで、ほかの剤形への変更を希望している.

A) アドヒアランスが低下する可能性が高い薬剤であるので、患者の希望に合わせた薬剤を選択する必要がある. カリメート経口液やカリメート散を考慮する.

P) Cp:医師にカリメート経口液やカリメート散を提案する.
Op:アドヒアランス, 便秘, 腹部膨満感, K値のモニタリングをする.

> 自覚症状が少なく、治癒ではなく進行抑制が目標となる腎不全の薬物療法は、使用される医薬品の特性も含め、アドヒアランスが低下しやすいため、剤形や服用方法など患者の服薬に対する負担を極力軽減するように努めることが重要です.

Case 14　慢性糸球体腎炎

患者プロフィール

須藤公恵 33歳，女性，主婦

3ヵ月前に健康診断を受けたところ，蛋白尿を指摘されたため受診しました．血液検査・尿検査値の異常を認め，腎生検目的で入院となりました．

◆薬歴（抜粋）
▶主な患者情報

主訴　とくになし，既往歴　21歳のときIgA腎症予後良好群の診断（ペルサンチンLカプセル）→数ヵ月後寛解状態となり治療中断，嗜好　飲酒（なし），喫煙（なし）

▶入院後の処方

①ソル・メドロール静注用500 mg＋生理食塩水100 mL　点滴静注　3日間
②プレドニゾロン錠5 mg　1回4錠（1日4錠）/1日1回朝食後（隔日）　2ヵ月間
　　　　　　　　　　　　　　　　　　　　　　　　①→②を3回繰り返す

パリエット錠10 mg　1回1錠（1日1錠）/1日1回朝食後
タナトリル錠5 mg　1回1錠（1日1錠）/1日1回朝食後

◆身体所見

身長 150 cm，体重 41.0 kg，血圧 140/80 mmHg

◆入院中の検査値情報

WBC 7,780/μL，Plt 30.1×10^4/μL，Hb 12.9 g/dL，BUN 43 mg/dL，Scr 1.2 mg/dL（eGFR 43.1），TP 6.0 g/dL，Alb 3.5 g/dL，Na 143 mEq/L，K 4.8 mEq/L，Cl 103 mEq/L，Ca 9.0 mg/dL，尿潜血（＋），尿蛋白（＋）→1.0 g

◆診断と治療

IgA腎症が高リスク群に移行していることがわかり，扁桃腺摘出術とステロイドパルス療法の併用が行われることとなりました．

◆患者と薬剤師との会話（抜粋）

薬剤師：これからステロイドを使った治療が始まりますので，薬の説明に参りました．

患　者：はい，先生からも脾臓をとる手術をして，ステロイドを使った治療をすると聞いています．

薬剤師：ステロイドには腎臓で起こっている炎症を鎮めて，今後の病気の悪化を抑える働きがあります．ステロイドは最初の3日間は点滴，その後は1日おきに飲み薬を2ヵ月間服用し，これを3回繰り返す予定になっています．

患　者：わかりました．ただ，ステロイドは怖い薬と聞いたことがあるのですが，危険なことはないのでしょうか？

薬剤師：確かに，ステロイドは副作用の多い薬ですが，適切に使用すれば副作用も極力出ないようにもできますし，非常に効果が高い薬です．万が一出てしまったときは適切に対処していきます．

患　者：そうなんですか．

薬剤師：はい，たとえば，ステロイドには消化管に炎症を起こす副作用がありますが，今回須藤さんに処方されているパリエットという薬は，その副作用を予防する効果があります．それ以外にも，骨がもろくなったり，血糖値が上がったり，感染しやすくなるなどの副作用があります．これらについては，定期的に検査を行って，副作用が出ていないかをしっかりチェックしています．

患　者：そうですか．副作用はあるけど，大事な薬なんですね．

薬剤師：はい．ですから，心配せずにしっかりと飲んでくださいね．また，途中で中断したりすると，頭痛や脱力感などの症状が現れることがあるので，気をつけてください．

薬物療法の検討

IgA腎症診療指針（第3版）によると，生活習慣に関しては慢性腎臓病（CKD）のステージ分類（表4-3）に応じた内容を患者に指導する．薬物療法に関しては高リスク群には，抗血小板薬や降圧薬，ステロイドを投与するとなっています（表4-4）．本症例はeGFRが43であり，CKDではステージG3bとかなり腎機能の低下が認められますが，臨床的寛解を期待して扁桃腺摘出術＋ステロイドパルス療法が選択されたと考えられます．ステロイドパルス療法では，免疫抑制効果や抗炎症効果のある糖質コルチコイド作用がより強く，血中半減期が短く副腎抑制効果の弱い**メチルプレドニゾロン**が用いられます．IgA腎症はまだ確立された治療法がありませんので，プロトコールが定まっているわけではありませんが，脾摘＋ステロイドパルス療法は，メチルプレドニゾロンコハク酸エステルナトリウム［ソル・メドロール］1回500～1,000 mgを3日間継続し，それを7日間隔または60日間隔で3クール行っている施設が多いようです．点滴静注後は，経口でプレドニゾロンを0.5 mg/kg程度投与し，6ヵ月で終了となります．

また，この治療法ではプレドニゾロンの投与期間が長くなり，副作用が懸念されることから，消化性潰瘍の予防目的でラベプラゾールナトリウム［パ

表4-3 慢性腎臓病(CKD)の病期分類と治療方針

CKD病期	GFR区分 (mL/min/1.73m^2)	治療方針(生活習慣および食事療法)
G1	≧90 正常または高値	禁煙，BMI<25，高血圧があれば減塩(6 g/日未満)
G2	60～89 正常または軽度低下	禁煙，BMI<25，高血圧があれば減塩(6 g/日未満)
G3a	45～59 軽度～中等度低下	禁煙，BMI<25，減塩(6 g/日未満)，蛋白制限(0.8～1.0 g/kg体重/日)
G3b	30～44 中等度～高度低下	禁煙，BMI<25，減塩(6 g/日未満)，蛋白制限(0.8～1.0 g/kg体重/日)
G4	15～29 高度低下	禁煙，BMI<25，減塩(6 g/日未満)，蛋白制限(0.6～0.8 g/kg体重/日)，高K血症あれば摂取制限
G5	<15 末期腎不全	禁煙，BMI<25，減塩(6 g/日未満)，蛋白制限(0.6～0.8 g/kg体重/日)，高K血症あれば摂取制限

(日本腎臓学会(編)：CKD診療ガイド2012，東京医学社，2012)

リエット]が処方されています．パリエット錠は腎排泄型ではないため，使用に問題はないと考えられます．さらに，須藤さんは血圧が上がりはじめているため，降圧治療も必要となりますが，**尿蛋白減少効果**および腎障害の進展抑制効果の示されている **ACE阻害剤**(イミダプリル塩酸塩[タナトリル])が使用されています．

服薬指導のポイント

ステロイドパルス療法では，ステロイドの長期使用により副作用の発現率が高くなります．患者にはどのような副作用があるのか，その初期症状も含めて適切に理解してもらい，日常生活に気をつけてもらう必要があります．消化性潰瘍については，予防目的でPPIを投与していますが，易感染性の患者に対してはマスク着用やうがい・手洗いの励行などを説明します．また，ステロイドは危ない薬であるという間違った情報に基づき，患者が自己判断で服薬をやめるなどの可能性もあることから，勝手な服用中止や減量は別の疾患を引き起こす可能性があることや服薬の重要性をしっかり認識してもらうことが重要です．

表4-4 IgA腎症の薬物療法指針

リスク群	薬物療法の指針
低リスク群	尿蛋白量,高血圧の有無や腎組織所見により抗小板薬や降圧薬を投与.糸球体に急性活動性病変を有する場合にはステロイドを考慮
中等リスク群	尿蛋白量,高血圧の有無や腎組織所見により抗小板薬や降圧薬,ステロイドを投与.糸球体に急性活動性病変を認め,尿蛋白量が0.5 g/日以上でeGFRが60 mL/分/1.73 m² 以上の場合は,ステロイド療法(パルス療法含む)の適応を積極的に考慮
高リスク群	腎機能,尿蛋白量,高血圧の有無や腎組織所見により抗小板薬や降圧薬,ステロイドを投与.糸球体に急性活動性病変を認め,eGFRが60 mL/分/1.73 m² 以上の場合は,ステロイド療法(パルス療法含む)の適応を考慮
超高リスク群	高リスク群に準じるが,病態によっては慢性腎不全の治療を行う.ただし,慢性病変が糸球体病変の主体をなす場合には,ステロイド療法の適応については慎重に考慮

(厚生労働科学研究費補助金難治性疾患克服研究事業 進行性腎障害に関する調査研究班報告:IgA腎症診療指針,第3版,2011)

指導記録(一部抜粋)

#1 ステロイドの副作用に対する不安に起因した服薬中断のリスク

S)脾臓をとる手術をして,ステロイドを使う治療をすると聞きました.ステロイドは怖い薬と聞いたことがあります.

O)ステロイドパルス療法に続く経口ステロイド療法.消化性潰瘍予防としてパリエット併用.

A)ステロイドの副作用に対する不安があるので,ステロイド療法の重要性と,副作用対策,および服薬中断した場合の危険性についても説明する必要がある.

P)Op:副作用およびアドヒアランスのモニタリング.手洗い,うがいなどの状況確認.

Ep:ステロイドの効果,副作用とその対応,自己判断で中止した場合の危険性を説明したところ,今日は理解していた.

> ステロイドは副作用が多く,誤った情報が患者に伝わっていることが多いため,アドヒアランスが低下しやすい薬剤の1つです.服薬の重要性とともに,副作用に対する正しい知識をもって患者に使用してもらうことが重要です.

Case 15　尿路感染症

患者プロフィール

青島瑠璃子 21歳，女性，会社員

1週間前から頻尿と排尿時に痛みを感じていましたが，受診していませんでした．4日前から左側腹部の痛みや腰痛が出現し，2日前から悪寒を伴う発熱があり，吐き気や嘔吐も認められたため受診し，精査のために入院となりました．

◆薬歴（抜粋）

▶主な患者情報

主訴 左側腹部の痛み，発熱，悪寒，吐き気，嘔吐，既往歴 過去3年間：反復性尿路感染症（急性単純性膀胱炎）：1年に2回程度抗菌薬治療［クラビット］，嗜好 飲酒（機会飲酒），喫煙（なし），妊娠 なし

◆身体所見

身長 162 cm，体重 58.0 kg，血圧 122/78 mmHg，体温 38.2℃

◆入院中の検査値情報

WBC 10,800/μL，CRP 3.2，BUN 12 mg/dL，Scr 0.6 mg/dL

尿：比重 1.010，pH 5.1，白血球 100/HPF，赤血球 0〜2/HPF，蛋白（−），糖（−），潜血（−），細菌 多数

◆診断と治療

検査の結果，急性単純性腎盂腎炎と診断され，モダシン静注1回1 g/1日2回朝・夕の点滴治療を3日間受けました．その後解熱し，炎症所見も改善してきたため，経口抗菌薬に変更になり，4日後（入院から1週間後）退院となりました．

◆退院時の検査値情報

尿培養：＞10^5の大腸菌（ニューキノロン耐性＋）

◆退院時の処方

フロモックス錠100 mg　1回1錠（1日3錠）/1日3回朝・昼・夕食後　7日分

◆薬剤師との会話（抜粋）

薬剤師：退院にあたって，フロモックスというお薬が出ていますので，退院後7日間，最後までしっかり飲んでくださいね．

患　者：いつももらっているクラビットではないんですね．

薬剤師：はい．今回の検査で，青島さんの膀胱炎の原因となっている菌にはクラビットが効かないことがわかったので，別の抗菌薬が処方されています．これまで，クラビットはどのように服用していましたか？

患　者：3日分を処方されていましたが，いつもは1日分しか飲んでいませんで

　　　　　した．残りは家にとっておいて，症状が出たときにすぐ飲むようにして
　　　　　いました．
薬剤師：抗菌薬は決められた量や期間を守って服用しないと，菌を完全に殺すこ
　　　　　とができず，抗菌薬の効かない強い菌が生き残って増殖するようになっ
　　　　　てしまいます．青島さんの場合もそうだったのかもしれません．ですか
　　　　　ら，抗菌薬は処方された量と期間をしっかり守るようにしてくださいね．
患　者：1日分しか飲まないのがダメだったんですね．知りませんでした．
薬剤師：薬をしっかり飲むのと同時に，おしっこを我慢しないことや水分をしっ
　　　　　かりとることも忘れないでくださいね．
患　者：わかりました．

薬物療法の検討

　青島さんはこれまで急性単純性膀胱炎を繰り返していましたが，今回膀胱炎から上行感染を起こし，急性単純性腎盂腎炎になったものと考えられます．単純性腎盂腎炎の場合，嘔吐などで経口投与ができない症例では，入院して抗菌薬の点滴治療が行われます．また，単純性腎盂腎炎は大腸菌の単数菌感染が50〜80％程度と大多数を占め，それに次いで，肺炎桿菌，ブドウ球菌などが原因となっています．そのため，薬剤としては，青島さんのように中等症〜重症例の場合は**第2または3世代のセフェム系，アミノグリコシド系**や**ニューキノロン系の抗菌薬**の点滴静注が行われます．また，解熱後はニューキノロン系薬や新経口セフェム系薬などの経口薬へ切り替え，点滴とあわせて計14日間程度の投与が適しているといわれています．青島さんの場合，入院時はエンピリックセラピーとして，注射用セフェム系薬であるセフタジジム水和物［モダシン］が投与されています．そして，尿培養の結果，ニューキノロン耐性の大腸菌が検出されたことから，経口薬としては，これまでも処方されていたニューキノロン系薬を使用せずに，新世代セフェムである**セフカペンピボキシル塩酸塩水和物［フロモックス］**が処方されたと考えられます．

服薬指導のポイント

　青島さんのように膀胱炎は非常に再発しやすく，清潔を保つ，水分を十分にとるなどの日常生活における留意も必要ですが，処方薬を適切に服用し，耐性菌の出現を防ぐことが非常に重要です．膀胱炎の再発を繰り返す患者に

表4-5 尿路感染症の主要病原微生物

グラム陽性球菌	黄色ブドウ球菌,表皮ブドウ球菌,腸球菌
グラム陰性桿菌	大腸菌,肺炎桿菌,プロテウス・ミラビリス,サイトロバクター,エンテロバクター,セラチア,緑膿菌
抗酸菌	結核菌
真菌	カンジダ

対しては,処方薬を適切に服用しているかどうかを確認した上で,必要な指導を行わなければなりません.この患者の場合,尿培養の結果からニューキノロン耐性菌が出たため,これまでに膀胱炎の際に服用していたレボフロキサシン水和物[クラビット]ではなく,セフェム系の抗菌薬が処方されています.処方薬を飲みきらなかったために耐性菌が出現してしまった可能性も含めて,今回から薬が変更になったこと,さらなる耐性菌の出現を防ぐために,以降は処方日数分飲みきるようにしっかりと指導し,理解を得ることが大切です.また,膀胱炎に引き続いて今回のように腎盂腎炎になってしまうこともありますので,症状を自覚した場合は早めに受診するように伝えましょう.

セフカペンピボキシル塩酸塩水和物には副作用として発疹や瘙痒,発熱,下痢,吐き気,倦怠感などが報告されており,重篤な疾患につながる可能性もあります.自己判断による服用中止を防ぐためには,このような副作用の可能性についてもあらかじめ説明し,出現したときにはすぐに医師や薬剤師に相談することで対応できることを理解してもらいましょう.

◆尿路感染症に使用される経口抗菌薬の服薬指導ポイント

ニューキノロン系:NSAIDsとの併用で痙攣誘発の可能性があり,またCaやMgを含有する製剤との併用で吸収が阻害されます.妊婦には禁忌.副作用として痙攣,アキレス腱炎,横紋筋融解症,QT延長,光線過敏症などがあります(レボフロキサシン水和物[クラビット],シタフロキサシン水和物[グレースビット],シプロフロキサシン[シプロキサン]など).

セフェム系(第3世代):腎機能低下時には投与間隔の調整が必要です.副作用として過敏症状,下痢,偽膜性大腸炎などがあります(セフォチアム ヘキセチル塩酸塩[パンスポリンT],セフジニル[セフゾン],セフカペン ピボキシル塩酸塩水和物[フロモックス]など).

ペニシリン系(β-ラクタマーゼ阻害薬配合):副作用として過敏症状があり,アレルギー反応による急性間質性腎炎に注意します.下痢や偽膜性大腸炎などの副作用もあります.食道に停留すると食道潰瘍を起こすおそれがあります.(アンピ

シリン＋スルバクタム［ユナシンS］，アモキシシリン＋クラブラン酸［オーグメンチン］など）．

指導記録（一部抜粋）

＃1　クラビットの不適切な服用に起因する耐性菌出現のリスク

S）これまで膀胱炎のときに出してもらっていたクラビットは，いつも1日分しか飲んでいなくて，家にとっておいて，症状が出たときにすぐに飲むようにしていました．それがダメだったんですか？　知りませんでした．

O）ここ3年間で6回程度，膀胱炎により受診．受診の度にクラビット　1回500 mg/1日1回　3日分処方．尿培養：＞10^5の大腸菌（ニューキノロン耐性＋）．
退院時処方：フロモックス錠100 mg　1回1錠（1日3錠）/1日3回朝・昼・夕食後

A）クラビットの不適切な使用により耐性獲得の可能性あり．注射用セフェムでも効果が認められており，経口セフェムの服用により効果があると考えられる．また，膀胱炎の再発も予防できる．

P）Ep：抗菌薬は用法・用量，処方日数などの投与方法を守らないと，耐性菌が出現しやすく，青島さんの場合はすでにクラビットが効かない耐性菌ができてしまっている．今回からは別のタイプの薬に変更するので，効果はあると思うが，また耐性菌ができないように適切に服用するように指導．生活に関する注意点も同時に指導した．

Op：アドヒアランスおよび再発回数のモニタリング．

　膀胱炎などは服薬することですぐに症状が消失するため，治療薬を最後まで用法・用量を守って飲みきることなく，服薬をやめてしまう患者も多くみられます．服薬継続の重要性だけでなく，服薬中断した場合の危険性もあわせて患者に理解してもらうように努めましょう．

Case 16　前立腺肥大症

患者プロフィール

今井勇二 69歳，男性，無職

2ヵ月ほど前から，夜間に3～4回トイレに起きるようになりました．最近，特に尿の出方が細く勢いが弱まってきたと感じ，残尿感もあったので，泌尿器科を受診したところ，前立腺肥大症と診断されました．

◆薬歴（抜粋）

▶主な患者情報

　他科受診　内科クリニック（高血圧のため1年前から受診），アレルギー　なし，副作用　なし，嗜好　飲酒（ビールをときどき），喫煙（なし）

▶併用薬

　①ノルバスク錠5 mg　1回1錠（1日1錠）/1日1回朝食後

▶今回の処方

　①ハルナールD錠0.2 mg　1回1錠（1日1錠）/1日1回朝食後　14日分

◆患者と薬剤師の会話（抜粋）

薬剤師：今回，泌尿器科から出ているハルナールD錠は，尿道の緊張を緩めて尿を出しやすくし，残尿感，頻尿などの症状をやわらげます．1日1回朝食後に飲んでください．効果が現れるまでに2～4週間かかります．

患　者：はい，わかりました．

薬剤師：この薬は口の中ですぐ溶けますが，噛み砕くことなく，唾液または水と一緒に飲みこんでください．

薬剤師：高血圧の治療として，ノルバスク錠5 mgを飲んでいますね．

患　者：はい，1年前から血圧を下げる薬を1錠朝食後に飲んでいます．

薬剤師：特に立ち上がったときなどに血圧が下がることがあり，めまいやふらつきが現れることがあるので注意してください．血圧の薬を飲んでいると起こりやすいです．

患　者：わかりました．気をつけます．

◆身体所見

　血圧　135/80 mmHg，国際前立腺症状スコア　18点

◆患者から得た検査値情報

　PSA　2.6 ng/mL

薬物療法の検討

前立腺肥大症は,前立腺が肥大することにより尿道が圧迫され,排尿困難などの症状がでます.第1選択薬として,前立腺平滑筋を弛緩する$α_1$遮断薬(タムスロシン塩酸塩[ハルナール])を用いて,排尿困難などの症状を改善します.また,抗男性ホルモン薬は前立腺肥大を寛解します.しかし,直接受容体部位でテストステロンと拮抗するので性欲減退,勃起障害などの副作用が強いので,第2選択薬とされています.前立腺がんではPSAが高値となるので,今回2.6 ng/mLでは前立腺がんの可能性は低いと考えられます.国際前立腺症状スコアが18点であることから中等症と判定されます(**表4-6**).

表4-6 国際前立腺症状スコア(I-PSS)

	まったくない	5回に1回未満	2回に1回未満	2回に1回くらい	2回に1回以上	ほとんどいつも
1.最近1ヵ月間,排尿後に尿がまだ残っている感じがありましたか	0	1	2	3	4	5
2.過去1ヵ月間,排尿後2時間以内にもう一度行きましたか	0	1	2	3	4	5
3.過去1ヵ月間,排尿途中に尿が途切れることがありましたか	0	1	2	3	4	5
4.過去1ヵ月間,排尿を我慢するのがつらいことがありましたか	0	1	2	3	4	5
5.過去1ヵ月間,尿の勢いが弱いことがありましたか	0	1	2	3	4	5
6.過去1ヵ月間,排尿時にいきむ必要がありましたか	0	1	2	3	4	5
7.過去1ヵ月間,寝てから起床まで平均何回排尿に行きましたか	0	1	2	3	4	5

0〜8点:軽症,9〜20点:中等症,20点以上:重症

表4-7 排尿症状のQOL評価の問診
現在の排尿の状態が今後一生続くとしたらどう感じますか

嬉しい	満足	だいたい満足	満足不満どちらでもない	不満気味	気が重い	つらい
0	1	2	3	4	5	6

0～1点：軽症，2～4点：中等症，5～6点：重症

服薬指導のポイント

$α_1$遮断薬(タムスロシン塩酸塩[ハルナール])は膀胱頸部および前立腺の平滑筋を弛緩させ，尿道抵抗を低下させ，排尿障害を改善します．血管平滑筋を弛緩させるので，血圧が一時的に低下することもあるため，服用開始初期には，立ちくらみなどに注意します．降圧薬との併用で増強します．ホスホジエステラーゼ5阻害作用を有するバルデナフィル塩酸塩水和物[レビトラ]との併用により症候性低血圧が発現するので，併用禁忌です．

抗男性ホルモン薬(クロルマジノン酢酸エステル[プロスタール])は前立腺の容積を縮小させ，下部尿路通過障害を改善し症状を改善します．

急性尿閉は，総合感冒薬，抗ヒスタミン薬，気管支拡張薬などを服用して発現することがあります．市販の一般用医薬品でも起こるので，確認してから購入するように指導します．また，他院・他科を受診する場合は前立腺肥大症で治療中であることを医師に申し出て，服用中の医薬品を持参するよう説明します．

国際前立腺症状スコアに含まれる，頻尿，夜尿，尿流減少などについての質問を話題にして服薬指導するとよいでしょう．

指導記録（抜粋）

#1　$α_1$遮断薬における血管平滑筋弛緩に起因した低血圧発現リスク

S）1年前から血圧を下げる薬を1錠朝食後に飲んでいます．

O）泌尿器科：ハルナールD錠0.2 mg　1回1錠(1日1錠)/1日1回朝食後　14日分

内科クリニック(高血圧のため1年前から受診)：ノルバスク錠(アムロジピンベシル酸塩)5 mg　1回1錠(1日1錠)/1日1回朝食後

アレルギー歴　なし，副作用歴　なし，血圧　135/80 mmHg，国際前立腺症状スコア　18点，PSA　2.6 ng/mL

A) 前立腺肥大症のため,排尿困難を改善する目的でα_1遮断薬[ハルナール]が処方された. 前立腺がんは否定的と思われる. 降圧薬[ノルバスク]を服用しているので,一時的に低下することもあるので,服用開始初期には,立ちくらみなどを注意する必要がある.

P) Ep:ハルナールD錠は,尿道の緊張を緩めて尿を出しやすくし,残尿感,頻尿などの症状をやわらげる薬で,1日1回朝食後に飲むこと,効果が現れるまでに2〜4週間かかることについて説明した. また,噛み砕かないで,唾液と一緒に飲みこむように説明した.

特に立ち上がったときなどに血圧が下がることがあり,めまいやふらつきか現れることがあるので注意するよう指導した.

Cp:次回,ふらつきなどの有無について確認する.

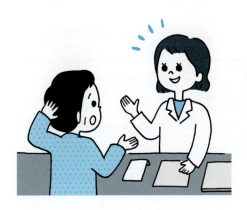

サプリメントのノコギリヤシ抽出物が,諸外国では医薬品とされていることもあり,前立腺肥大症に効果あると宣伝されています. わが国のノコギリヤシ抽出物では医薬品としての規格が決められていません. 医師,薬剤師に相談のうえ摂取し,治療している薬を中断しないように説明します.

章末問題　泌尿器系の疾患

以下の患者プロフィールを読んで，続く問題を解いてみましょう．

患者プロフィール

武田達也，39歳，男性，会社員

　2年前，会社の健康診断で蛋白尿を指摘されたものの，検査結果を聞くのが怖いという理由で半年間ほど放置していましたが，上眼瞼と下肢に浮腫が出現したため受診しました．精査のため入院し，血液・尿検査および腎生検を行った結果，微小変化型ネフローゼ症候群と診断①され，以下の薬物療法が開始されました．プレドニゾロン錠5 mg　朝5錠，昼3錠，夕2錠/1日3回朝・昼・夕食後，ラシックス錠20 mg　1回1錠/1日1回朝食後．治療の結果，半年で寛解状態となり，その後もプレドニゾロン5 mgの服用を続けていました②が，治療開始から1年後に中止となりました．ここ最近，また下肢の浮腫や倦怠感が強くなっており，定期受診日に検査を行ったところネフローゼ症候群の再発が認められました．そのため，ステロイド治療を再開し，開始4週間後の尿検査では尿蛋白が2.4 gであり，不完全寛解Ⅱ型と判定，ステロイド抵抗性ネフローゼ症候群とされました．そこで治療薬が変更される③こととなり，薬剤師が服薬指導を行うことになりました．

主訴	倦怠感，足の浮腫
既往歴	37歳：微小変化型ネフローゼ症候群
嗜好	飲酒(なし)，喫煙(1日20本)
身体所見	身長 174 cm，体重 60 kg，血圧 131/82 mmHg
入院前の服用薬	なし
再入院時検査所見	WBC 6,300/μL，Plt 19.7×10^4/μL，Hb 13.9 g/dL，RBC 488×10^4/μL，BUN 20 mg/dL，Scr 1.2 mg/dL，TP 5.7 g/dL，Alb 2.5 g/dL，Na 140 mEq/L，K 4.9 mEq/L，Cl 102 mEq/L，Ca 9.1 mg/dL，TC 254 mg/dL，LDL-C 160 mg/dL，TG 198 mg/dL，尿潜血(＋)，尿蛋白 3.9 g，尿比重 1.020
再入院時後の処方	プレドニゾロン錠5 mg　朝5錠，昼3錠，夕2錠(1日10錠)/1日3回朝・昼・夕食後 ラシックス錠20 mg　1回1錠(1日1錠)/1日1回朝食後

Question

No1. 下線部①について，成人ネフローゼ症候群の診断基準は何でしょうか？

No2. ステロイド療法の注意点は何でしょうか？ また，下線部②について，ステロイドはどのように減量していくのが適切ですか？

No3. ネフローゼ症候群の患者において，非薬物療法として重要なものは何でしょうか？

No4. 下線部③について，現時点でこの患者に対して投与すべき薬剤は何でしょうか？ また適切な用法・用量は？

No5. 変更後の治療薬について薬剤師が服薬指導する際のポイントは何でしょうか？

MEMO

第5章　呼吸器系の疾患

Case 17　気管支喘息

患者プロフィール

柴田 香織，34歳，女性，主婦

1週間前から夜間に咳き込むようになり，徐々に悪化し，呼吸するのが苦しくなったので，内科を受診したところ，気管支喘息と診断され内服薬と吸入薬が処方されました．

◆薬歴（抜粋）

▶主な患者情報

他科受診 なし，アレルギー なし，副作用 なし，嗜好 飲酒（なし），喫煙（なし），既往歴 なし

▶今回の処方

① テオドール錠200 mg　1回1錠（1日2錠）/1日2回朝食後・就寝前　14日分
② フルタイド100ディスカス　1本　1回1吸入（100 μg）/1日2回吸入
③ メプチンエアー10 μg 100回　1本　1回2吸入（20 μg）/頓用（発作時）　1日4回まで

◆患者と薬剤師の会話（抜粋）

薬剤師：このフルタイド100ディスカスは，気道の炎症を抑えて，発作が起こらないようにする薬で，ステロイドの吸入薬です．発作そのものを改善する薬ではないですね．

患　者：えっ！？　ステロイドですか？　ステロイドには，いろいろな副作用がありますよね．心配だなあ．

薬剤師：ステロイドですが，吸入すると気道の炎症を起こしているところだけに効果があり，全身作用はほとんどありませんので，心配はないです．

患　者：そうですか．少し安心しました．

薬剤師：喘息発作は，発作が起きないようにすることが大切です．喘息発作は慢性的な気道の炎症が原因で起こりますので，毎日きちんとフルタイド100ディスカスの吸入をすることで，その炎症を抑えることが大切です．

患　者：わかりました．毎日，フルタイド100ディスカスを吸入することで発作を起きないようにするのですね．

◆身体所見
体温 36.5℃
◆患者から得た検査値情報
CRP 0.3 mg/dL,血液検査 異常なし

薬物療法の検討

気管支喘息は慢性気道炎症性疾患なので,まず,この気道の炎症を改善します.その結果,気道過敏性が低下し発作が治まってきます.喘息発作を予防するコントローラー(長期管理薬)と,発作時の気道狭窄を解除するためのリリーバー(発作治療薬)が処方されます.

今回の症例では,コントローラーとして吸入ステロイドであるフルチカゾンプロピオン酸エステル[フルタイド]が処方されました.1日20 μgと低用量ですが,気管支拡張作用のある徐放性テオフィリンのテオドールも1日400 mg処方されました.リリーバーとしては,短時間作用性β_2刺激薬の吸入薬,プロカテロール塩酸塩水和物[メプチン]が処方されました.

好酸球の増多を認め,総血清IgEが基準値を超えると,Ⅰ型アレルギーが関与していると判断し,抗アレルギー薬が処方されます.今回の症例では血液検査に異常が認められなかったので,Ⅰ型アレルギーの関与は考えられません.

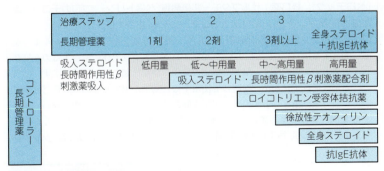

図5-1 長期管理薬の選択
(藤村昭夫,岡山雅信,安藤 仁(編):つまずき症例で学ぶ薬の処方徹底トレーニング―これだけは知っておきたい"つまずきポイント"と"処方のコツ",p.127,羊土社)

服薬指導のポイント

◆気管支喘息治療薬の服薬指導ポイント

吸入ステロイド：①気道内の炎症を抑えて、気道が狭くなるのを改善し、喘息発作の程度や頻度を減らし、喘息発作を予防します。②すぐに効果は現れませんが、継続して使用すると効果が出てくるので、自己判断で中止しないように指導します。また、口腔や気道に付着した薬剤によりカビが繁殖するので、吸入後はうがいをするよう指導します。(ベクロメタゾンプロピオン酸エステル[キュバール]、フルチカゾンプロピオン酸エステル[フルタイド]、ブデソニド[パルミコート])。

徐放性テオフィリン：①気管支を拡げる物質(サイクリックAMP)を分解する酵素の作用を抑えて、気管支平滑筋を拡げて呼吸を楽にします。吸入薬で効果不十分な場合に追加併用します。②定期的に服用することで血中濃度を一定に保ち(5～15 μg/mL)発作を予防します。血中濃度の上昇(20 μg/mL以上)により悪心・嘔吐、頭痛、振戦などの副作用が発現します。徐放製剤は噛み砕いたり、つぶさないで飲むよう指導します(テオフィリン[テオドール、テオロング、ユニフィル])。

β_2刺激薬：①気管支平滑筋のβ_2受容体を刺激して、気管支平滑筋の緊張を緩め、気管支を拡げて呼吸を楽にします。②使用を始めたころに手のふるえや心臓がどきどきすることがありますが、続けていくと治まることを説明します。吸入剤(短時間作用)を頻回に吸入使用したくなった場合受診するよう指導します(吸入薬(長時間作用)：サルメテロールキシナホ酸塩[セレベント]、吸入薬(短時間作用)：プロカテロール塩酸塩水和物[メプチンエアー]、フェノテロール臭化水素酸塩[ベロテック]、経口薬：サルブタモール硫酸塩[ベネトリン]、プロカテロール塩酸塩水和物[メプチン]、貼付剤：ツロブテロール[ホクナリン])。

ロイコトリエン受容体拮抗薬(抗アレルギー薬)：①気管支の収縮やアレルギー反応に関与する物質(ロイコトリエン)がロイコトリエン受容体に結合するのを抑制して、気道の炎症を抑え、気管支喘息の発作や症状を起こりにくくします。②すぐに効果は現れませんが、継続して使用すると効果が出てくるので、自己判断で中止しないよう指導します。チュアブル製剤は口中で溶かすか、噛み砕いて服用するよう指導します。光により分解するので、服用直前に開封することも指導します。(プランルカスト水和物[オノン]、モンテルカストナトリウム[シングレア])。

指導記録（抜粋）

♯1　吸入ステロイドにおける副作用の不安に関連したコンプライアンス不良のリスク

S）えっ!?　ステロイドですか?　ステロイドには，いろいろな副作用がありますよね．心配だなあ．

O）フルタイド100ディスカス　1本　1回1吸入（100 μg）/1日2回吸入

A）ステロイドによる副作用発現に対する不安がある．今後，この不安からアドヒアランスが不良となる可能性があるので，治療の目的と薬の効き目について理解してもらう．

P）Ep：気管支喘息の治療は発作が起きないように予防するために，この吸入ステロイドに効果があること，全身作用の副作用はほとんどないので心配がないことについて指導したところ理解された．

　　Cp：次回，毎日吸入することができたか確認する．

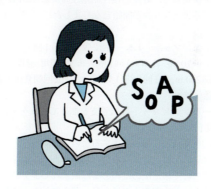

> フルタイドとメプチンエアーの両方を吸入する場合，短時間作用性β刺激薬を先に吸入し気道を拡張させたのち，ほかの吸入薬を使用すると効果的です．また，フルタイドは吸入後口腔内カンジダの防止のためうがいを必要とするので，あとがよいです．

Case 18 慢性閉塞性肺疾患（肺気腫・慢性気管支炎）

患者プロフィール

林　隆夫，70歳，男性，無職

2年前に肺がんで右肺中下葉切除術を受けました．最近，階段を昇ると息切れがあったため，近医に受診したところ，精査目的で大学病院に入院となりました．

◆薬歴（抜粋）
▶主な患者情報

他科受診　泌尿器科で前立腺肥大症で$α_1$遮断薬（タムスロシン塩酸塩［ハルナール］）で治療中・頻尿・排尿困難は軽快，アレルギー　なし，副作用　なし，嗜好飲酒（なし），喫煙（1日10本）．

◆身体所見

血圧　130/75 mmHg

◆入院中の検査値情報

%$FEV_{1.0}$　52%

◆診断と治療

呼吸機能などの検査より，II期の慢性閉塞性肺疾患（COPD）と診断され，薬物療法，呼吸リハビリテーションが開始となりました．

◆入院時処方

①スピリーバレスピマット　1本　1回2吸入/1日1回
②メプチンエアー10 µg　1本　1回2吸入まで/頓用（発作時）1日8吸入まで
③テオドール錠200 mg　1回1錠（1日2錠）/1日2回朝食後・就寝前　14日分

◆薬剤師との会話（抜粋）

薬剤師：スピリーバレスピマットは気管支を拡げて呼吸を楽にする薬です．1回2吸入/1日1回です．

患　者：この薬で早く息苦しさが改善するといいですね．

薬剤師：この薬は尿の出がわるくなることがあります．林さんは前立腺肥大症ですが，すでにその治療のための薬は飲まれてますので大丈夫です．

患　者：そうですか．前立腺肥大のほうは，薬を飲むようになってから調子がよいです．でも，また，尿の出がわるくなるとつらいなあ．

薬剤師：ご心配ですよね．今後調子がわるくなるようなことがあれば，すぐに主治医に診てもらってください．この吸入薬を中止してほかの薬に変更することになります．

患　者：わかりました．

*吸入薬の使用方法について，パンフレットに沿って，実際に使用してもらって説明した．

薬物療法の検討

COPDは完治することはないので，治療目標は病期に応じた長期的な管理です．気管支拡張薬が中心となり，患者の重症度に応じて段階的に治療薬を併用します．効果は，抗コリン薬<β刺激薬<テオフィリンの順に強くなり，最初に，長時間作用性吸入抗コリン薬の定期的な使用が推奨されており，1回の吸入で作用が24時間持続し，1秒量や努力肺活量の改善効果が翌朝まで認められます．長期的には，気流閉塞の進行や死亡率を抑制する可能性が報告されています．また，抗コリン薬のほうがよく効く場合はCOPD，β刺激薬がよく効く場合は気管支喘息の可能性が高いため，両者の鑑別法として使

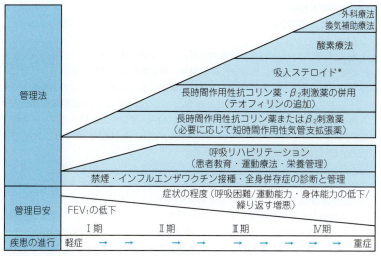

図5-2 COPD病期における薬物療法管理

重症度はFEV_1の低下だけではなく，症状の程度や増悪の頻度を加味し，重症度を総合的に判断したうえで治療法を選択する．

*増悪を繰り返す症例には，長時間作用性気管支拡張薬に加えて吸入ステロイドや喀痰調整薬の追加を加味する．

（日本呼吸器学会：COPD診断と治療のためのガイドライン，第4版より改変）

われます．吸入抗コリン薬は全身的な副作用は少ないため，安全に使用できます．前立腺肥大症などで排尿障害のある場合は禁忌ですが，治療により排尿障害がコントロールされていれば投与可能です．今回，COPD Ⅱ期から長時間作用性吸入抗コリン薬のチオトロピウム臭化物水和物［スピリーバ］と徐放性テオフィリンのテオドールが処方されました．

短時間作用性吸入β_2刺激薬は，抗コリン薬に比べて気管支拡張効果は劣りますが，速効性があるので，発作時使用の第1選択となります．今回は，プロカテロール塩酸塩水和物［メプチン］です．

服薬指導のポイント

◆COPD治療薬の服薬指導ポイント

抗コリン薬：①気管支を収縮させるアセチルコリンの働きを抑えて，気管支が収縮するのを防ぎ，気管支を拡げて呼吸を楽にします．②尿閉（前立腺肥大症がある場合），緑内障の悪化について説明します．（長時間作用性吸入薬：チオトロピウム臭化物水和物［スピリーバ］，グリコピロニウム臭化物［シーブリ］，短時間作用性吸入薬：イプラトロピウム臭化物水和物［アトロベント］，臭化オキシトロピウム［テルシガン］）．

β_2刺激薬（吸入）：①気管支平滑筋のアドレナリン受容体に作用して，気管支を拡げて呼吸を楽にします．②高血圧や心臓病，甲状腺機能亢進症，糖尿病は慎重に投与します．副作用で動悸（ドキドキ感），頻脈，血圧変動，指や手のふるえ，頭痛，吐き気，めまい感が生じることがあることを説明します．（長時間作用性吸入薬：サルメテロールキシナホ酸塩［セレベント］，インダカテロールマレイン酸塩［オンブレス］，短時間作用性吸入薬：サルブタモール硫酸塩［ベネトリン］，プロカテロール塩酸塩水和物［メプチン］）．

吸入ステロイド：①気道内の炎症を抑えて，気道が狭くなるのを改善し，呼吸を楽にする薬です．気管支拡張薬で効果不十分な場合に，併用が考慮されます．②急な悪化が少なくなり，症状の安定効果が期待できますが，肺炎のリスクが増えるとの報告があるので注意します．口腔や気道に付着した薬剤によりカビが繁殖するので，吸入後はうがいをするよう指導します．（プロピオン酸ベクロメタゾン［キュバール］，フルチカゾンプロピオン酸エステル［フルタイド］，ブデソニド［パルミコート］）．

β_2刺激薬・ステロイド配合剤（吸入）：①気道を拡げるβ_2刺激薬と，炎症をとるステロイドが配合された吸入薬です．症状が不安定で増悪をくり返す場合や，気道に炎症がみられ喘息様症状を伴うなどやや重い症例に効果があります．（サルメテロールキシナホ酸塩・フルチカゾンプロピオン酸エステル配合［アドエ

ア]，ブデソニド・ホルモテロールフマル酸塩水和物［シムビコート］）．
徐放性テオフィリン：☞気管支喘息治療薬の服薬指導ポイント参照（p.126）．

指導記録（抜粋）

#1 抗コリン吸入薬における副作用（尿閉）の不安に関連したアドヒアランス不良のリスク

S) 前立腺肥大症のほうは，薬を飲むようになってから調子はよいです．でも，吸入薬で，尿の出がわるくなるとつらいなあ．

O) 抗コリン吸入薬スピリーバレスピマットが処方．副作用に尿閉あり．

A) 前立腺肥大症があるため抗コリン薬吸入薬スピリーバレスピマットによる尿閉発現のリスクがある．しかし，前立腺肥大症はα_1遮断薬（ハルナール）で治療中のため，頻尿・排尿困難は軽快しているので，スピリーバによる治療は続行してよいと判断された．尿閉などをモニタリングし，異常があれば中止など対処する必要がある．また，不安からアドヒアランス不良となる可能性もあるので，しっかりと説明する必要もある．

P) Ep：COPDの治療は呼吸困難とならないようにするために，この吸入薬を続けていきます．全身作用の副作用は少ないので心配がないことについて指導したところ理解された．なお，調子がわるくなるようなことがあれば，すぐに受診するように説明した．

Cp：次回，毎日吸入することができたか確認し，尿閉など有無についても確認する．

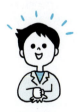

アドエア，パルミコート，シムビコートに含まれている乳糖の量が少ないため，吸入したかたどうかわからないと感じる患者が多いので，初回の指導では説明しておくとよいです．

Case 19　上気道炎（かぜ症候群）

患者プロフィール

田中祐介（たなかゆうすけ），41歳，男性，会社員

　昨日から悪寒があり，朝からくしゃみと鼻汁，頭の痛みがあり，内科を受診しました．診察後，かかりつけ薬局に処方せんを持参しました．

◆薬歴（抜粋）

▶主な患者情報

　他科受診 眼科，併用薬 ザラカム配合点眼液，アレルギー なし，副作用 なし，健康食品 なし

▶今回の処方

　PL配合顆粒（1 g/包）　1回1 g（1日4 g）/1日4回朝・昼・夕食後・就寝前　3日分

▶指導記録

　#1　アドヒアランス低下に起因した眼圧上昇のリスク

　S）水の出口みたいなのが狭いタイプの緑内障だそうです．このまま眼圧40が続くと目が見えなくなるかもって先生に言われました．

　O）閉塞隅角緑内障．40 mmHg．前回受診半年前．

　A）アドヒアランス・眼圧コントロール不良．高眼圧．
　　　処方変更チモプトール・レスキュラ→ザラカム

　P）Ep：いままで2種類で1日2回使用していたが，合剤で1日1回1種類になった．眼圧コントロールの必要性を説明．

　　　Op：受診間隔，薬剤使用状況の確認

◆患者と薬剤師の会話（抜粋）

薬剤師：寒いですか？　よかったらひざ掛けをどうぞ．

患　者：どうもありがとう．昨日から寒気がして．病院ではかぜでしょうって言われました．

薬剤師：そういえば，眼科も受診していること，先生にお伝えしましたか？

患　者：目薬使っているけど，かぜとは関係ないですよね？

　内科医への問合せ後，次の処方に変更となりました．

　①葛根湯　1回2.5 g（1日7.5 g）/1日3回朝・昼・夕食前　3日分

薬物療法の検討

かぜ症候群とは，**鼻腔から咽頭までの上気道粘膜の非特異的カタル性炎症**で，急性上気道炎の1つです．ウイルス感染によるものが全体の80〜90%を占め，主な症状は，くしゃみ，鼻閉，鼻汁，咽頭発赤，発熱などで，それに各ウイルスに特有な症状が加わります．

基本的には休養，睡眠，栄養・水分補給などの支持療法で，薬物療法は，対症療法として行われます．

この患者では，主訴である鼻汁，頭痛に対してPL配合顆粒が処方されました．PL配合顆粒に含まれているプロメタジンメチレンジサリチル酸塩は，強い抗コリン作用を有し，眼圧を上昇させるおそれがあるため，特に閉塞隅角緑内障の患者には禁忌です．添付文書では緑内障の患者は禁忌とされていますが，臨床現場では，開放隅角緑内障や正常眼圧の緑内障の場合と，高眼圧の閉塞隅角緑内障と区別されている場合もありますので，患者の病態を正しく把握しておくことが大切です．

葛根湯はこの患者のように，悪寒が強いかぜの初期に効果があります．発熱や咽頭痛の主訴や，長く続いているかぜの症状は適応となっていません．

通常，発熱は3日以内で，38℃以上の高熱を伴わない場合がほとんどです．発熱は生体防御に有利に働くため，安易な**NSAIDs**の投与は慎み，基本的には頓用での投与を考慮します．**小児**やインフルエンザが疑われる際には，**アセトアミノフェン[カロナール]**が選択されます．

上気道感染症に伴う咳嗽に対しては，鎮咳薬の使用はガイドラインでも推奨されていません．特に喀痰を伴う湿性咳嗽に対しては，咳自体を止めるよりも気道過分泌の抑制や痰の喀出を容易にする**去痰薬**(**カルボシステイン[ムコダイン]，ブロムヘキシン塩酸塩[ビソルボン]，アンブロキソール塩酸塩[ムコソルバン]**)を使用します．しかし，激しい咳嗽で，不眠や体力消耗につながると思われる場合には，鎮咳薬が使用されます．**中枢性鎮咳薬**は，気道の異物などを排出する生体防御機構に必要な咳も抑制してしまうため，特に高齢者では**誤嚥のリスク**に注意が必要です．

鼻汁・鼻閉，くしゃみに対しては，抗ヒスタミン薬，小青竜湯などが使用されます．抗ヒスタミン薬は抗コリン作用から，眠気や口渇・便秘などが現れやすく，緑内障や前立腺肥大の患者に使用できないことがあります．患者のライフスタイルや症状から，第1世代と第2世代の抗ヒスタミン薬を使い

分ける必要があります．鼻閉に速効性がある点鼻血管収縮薬は，連用により2次充血による薬剤性鼻炎を引き起こしやすいので，短期間，回数を限って使用します．

咽頭発赤，咽頭痛に対しては，症状緩和のために含嗽薬を用いたうがいやトローチ，抗炎症薬などが使用されます．

かぜ症候群に対する不適切な抗菌薬の投与は，耐性菌の増加の原因となりうるので控えることが重要です．しかし，ウイルスの上気道粘膜への先行感染によって，細菌感染を続発させることもあり，①3日以上の発熱や，②膿性の喀痰・鼻汁，③扁桃腫大，④中耳炎や副鼻腔炎の合併，⑤WBCやCRP上昇など，細菌感染と疑われる所見がある場合や，⑥ハイリスクの患者には，抗菌薬が適応となります．

服薬指導のポイント

かぜに対する薬は，症状を緩和することを目的として用いる対症療法で，かぜそのものを根本的に治療するものではありません．基本的に安静と睡眠，栄養・水分補給が大切です．冬期に流行するウイルスは高温多湿に弱いので，保温・加湿（室温20℃以上，湿度50％以上）を心がけるよう指導します．

葛根湯や小青龍湯，麦門冬湯などの漢方は，吸収を高めるために空腹時（食前や食間）に服用します．本来，漢方薬は煎じ薬で温かい状態で服用しますので，顆粒を白湯で溶かして飲むことができます．

NSAIDsに対しては，副作用として消化管障害があるので，極力空腹時を避けるように指導し，必要に応じて胃粘膜保護剤の追加投与などを考慮します．

鎮咳薬のチペピジンヒベンズ酸塩［アスベリン］は，服用後，尿が赤茶味を帯びることがありますが，役目の終わった薬が出ているものなので心配ないということを伝えます．

ほとんどの抗ヒスタミン薬では，中枢性副作用があるので，眠気やインペアード・パフォーマンスの低下，自動車の運転などを控えるなどについての指導を行います．

小児の発熱で，熱性痙攣の予防に水溶性基材のジアゼパム［ダイアップ］を使用する際には，まず先にジアゼパムを使用し，30分以上あけてから，脂溶性基材のアセトアミノフェン［アンヒバ］を使用します．

指導記録（一部抜粋）

#2 PL配合顆粒（抗コリン作用）に起因した眼圧上昇のリスク

S）昨日から寒気がして，病院ではかぜでしょうって言われました．
目薬使っているけど，かぜとは関係ないですよね？

O）昨日から悪寒．朝からくしゃみ，鼻汁，頭痛あり．発汗なし．処方：PL配合顆粒．

A）かぜ症候群の初期．閉塞隅角緑内障の既往を医師には伝えていない様子．

P）Ep：今後，病院や薬局で，閉塞隅角緑内障の治療中であることを伝えるよう指導する．

　Cp：医師へ閉塞隅角緑内障患者であることを伝え，PL配合顆粒は禁忌なので，葛根湯の処方を提案したところ，葛根湯に変更となった．

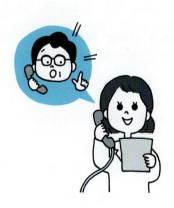

> 症状が4日以上持続，または悪化がみられた場合には，かぜから気管支炎や副鼻腔炎，中耳炎などの合併症を起こしている可能性があるので，医療機関を受診するように指導します．

Case 20　間質性肺炎

患者プロフィール

青山正雄、58歳、男性

1年前から空咳が続き、階段を昇る際に息切れを感じていました．最近、着替えや散歩の際にも息切れをするようになり、手足の指先が丸く肥厚してきたため、心配になって近医を受診しました．聴診で、胸部背面下部の両側肺野に、吸気時の捻髪音（fine crackles）が聴取され、呼吸機能の低下、胸部単純X線写真で両側びまん状の影が認められたため、大学病院の呼吸器内科へ紹介入院することになりました．

◆薬歴（抜粋）

▶主な患者情報

主訴 乾性咳嗽、労作時呼吸困難、既往歴 なし、家族歴 なし、アレルギー なし、併用薬 なし、副作用 なし、嗜好 飲酒（なし）、喫煙（1日12本）、健康食品 なし

◆身体所見

身長 176 cm、体重 68.5 kg、乾性ラ音（捻髪音）、ばち指、脈拍 119回/分

◆入院中の検査値情報

胸部高分解能CT（HRCT）蜂巣肺、わずかなすりガラス陰影、安静時 PaO_2 67 Torr、SpO_2 92%、血清マーカー：KL-6 1,820 U/mL、SP-D 450 ng/mL、SP-A 142.3 ng/mL

◆診断と治療

検査の結果、特発性肺線維症（IPF）と診断されました．

◆入院時処方

①ピレスパ錠200 mg　1回1錠（1日3錠）
　フスタゾール糖衣錠10 mg　1回1錠（1日3錠）/1日3回朝・昼・夕食後

◆薬剤師との会話（抜粋）

患　者：咳が治まってきたから、ちょっと外でタバコ吸っちゃだめかな．
薬剤師：咳止めが効いているようですね．残念ですが、喫煙は症状の悪化につながるだけでなく、線維化予防のお薬も効きにくくしてしまいます．
患　者：そうなんだ…．そういえば、首のあたりが赤くなってかゆくてね．
薬剤師：外に出るときの紫外線対策はいかがですか？
患　者：長袖と帽子は気をつけているよ．手袋は邪魔でね．
薬剤師：手や顔、首や耳の後ろにも忘れずに日焼け止めクリームを2〜3時間お

きにぬり直しましょう．サングラスやマスク，日傘も有効ですよ．
患　者：晴れてなくてもそこまで必要なんだね．

薬物療法の検討

　間質性肺炎は，肺の間質（主に肺胞隔壁）に炎症が起こり，線維化して，ガス交換機能が低下する疾患です．膠原病や薬剤起因性，環境曝露，職業性などの原因が明らかな場合と，原因が特定できない「特発性間質性肺炎（IIPs）」の場合があります．IIPsは，臨床所見や病理組織パターンから，7つに分類されています（**表5-1**）．特発性肺線維症（IPF）が約半数をしめており，続いて非特異性間質性肺炎（NSIP），特発性器質化肺炎（COP）の順に頻度が高くなっています．IPF以外の間質性肺炎では診断当初からステロイドや免疫抑制薬を用いた積極的な治療を行いますが，難治性で進行性の肺線維症であるIPFに対しては対症療法と進行の抑制が治療目的となります．一般的に，IPFは予後不良，NSIPは比較的予後良好，COPはステロイドが奏功します．

表5-1　特発性間質性肺炎（IIPs）の分類

臨床診断名
●特発性肺線維症（IPF）　　●剥離性間質性肺炎（DIP） ●非特異性間質性肺炎（NSIP）　●リンパ球性間質性肺炎（LIP） ●特発性器質化肺炎（COP）　　●急性間質性肺炎（AIP） ●呼吸細気管支炎関連性間質性肺疾患（RB-ILD）

◆IPFの標準薬物療法例
・慢性安定期
　①ピルフェニドン［ピレスパ］錠200 mg　1日1錠（1日3錠）/1日3回から開始．2週間ごとに漸増させて，1回3錠（1日9錠）/1日3回で維持．
　②アセチルシステイン［ムコフィリン］吸入液（20%）1回2 mL/1日2回ネブライザー吸入（保険適用外）
・不安定進行期
　上記に加えて，ステロイド＋免疫抑制薬の併用療法を行います．
　①プレドニゾロン［プレドニン］錠5 mg　1回0.5 mg/kg/1日1回朝食後
　②シクロスポリン［ネオーラル］カプセル25 mg　1回2～3 Cap（1日4～6 Cap）/1日2回分2朝・夕食後（保険適用外）

②の代わりに，シクロホスファミド水和物［エンドキサン］錠1〜2 mg/kg/日またはアザチオプリン［イムラン］錠2〜3 mg/kg/日が使用される場合もあります．50 mg/日から開始して，1〜2週間ごとに25 mgずつ増量．最大150 mg/日まで．（いずれも保険適用外）

・急性増悪期

ステロイドパルス療法を実施し，必要に応じて②を追加します．

① メチルプレドニゾロンコハク酸エステルナトリウム［ソル・メドロール］静注用　1,000 mg/日を3日間　点滴静注
② シベレスタット水和物［エラスポール］注　0.2 mg/kg/時　14日間　持続点滴静注

服薬指導のポイント

上気道感染がIPF急性増悪のきっかけとなりやすいので，感冒予防や予防接種を勧奨します．肺炎球菌ワクチンは免疫抑制薬の治療を開始する14日以上前までに接種します．免疫抑制薬使用中のインフルエンザワクチンは2回接種を行うなどを考慮します．

また，薬物療法の効果判定には，血清マーカーが有用です．KL-6などの値は，間質性肺炎の活動性を反映するため，ステロイドパルス療法前後の治療効果や，病状を判断する指標になります（**表5-2**）．

表5-2　血清マーカーの指標

表記名	項目	基準範囲
KL-6	シアル化糖鎖抗原KL-6	500 U/mL 未満
SP-D	肺サーファクタント蛋白-D	110 ng/mL 未満
SP-A	肺サーファクタント蛋白-A	43.8 ng/mL 未満

◆間質性肺炎治療薬の服薬指導ポイント

ピルフェニドン［ピレスパ］：副作用として光線過敏症を起こしやすく，紫外線による皮膚がんを促す可能性があるため，十分な説明と紫外線対策指導が必要です．空腹時投与で血中濃度が高値となるため，食後の服用を確認します．主にCYP1A2で代謝されます．

アザチオプリン［イムラン，アザニン］：代謝酵素を介した薬物相互作用に注意します．

シクロスポリン［サンディミュン，ネオーラル］：TDMでトラフレベルを100 ng/mL程度に保つように投与量を調節します．CYP3A4およびP糖蛋白を介した相互作用に注意します．食事の影響を受けやすいため，食後投与で不安定の際には食前30分の投与も考慮します．

プレドニゾロン［プレドニゾロン，プレドニン］：長期投与や大量投与により，満月様顔貌，易感染症，骨粗鬆症，消化性潰瘍，糖尿病，高血圧などに注意し，適宜予防薬や支持療法を提案します．

シベレスタットナトリウム水和物［エラスポール］：カルシウムを含む輸液使用時は沈殿防止のため，濃度を1 mg/mL以下にします．分解するため，アミノ酸輸液との混注は避けます．

指導記録（抜粋）

#1　ピルフェニドンのIPF薬物療法管理

S）咳が治まってきたから，ちょっと外でタバコ吸っちゃだめかな．
O）咳が治まっているので喫煙を希望．
A）IPFの病状について理解が低いので，ピルフェニドンの作用などとともに詳細に指導する必要がある．
P）Ep：ピルフェニドンのIPF治療と禁煙の重要性について指導する．
　　Op：KL-6，SP-Dなどを参考に病状をモニタリング．

#2　ピルフェニドンに起因する光線過敏症のリスク

S）首の辺りが赤くなってかゆくてね．
O）特発性肺線維症，ピルフェニドン服用，発赤（＋），瘙痒（＋）
A）光線過敏症の可能性．
P）Ep：光線過敏症と皮膚がんのリスクを説明．具体的な紫外線対策を指導．
　　Op：光線過敏症の有無の確認．

> 重大な副作用として間質性肺炎を有する薬剤は多数あります．自覚症状や，聴診（胸部背面下部の吸気時捻髪音），SpO_2の低下から薬剤性間質性肺炎の早期発見に至ることもあります．

Case 21 マイコプラズマ肺炎

患者プロフィール

畑野　楓，22歳，女性，学生

1週間ほど前から就寝時に咳嗽が現れるようになりました．数日前から日中も咳が激しくなり，胸部痛を伴うようになりました．発熱が38.8℃前後となり，近医を受診しました．セフェム系薬と鎮咳去痰薬，気管支拡張薬が処方され，4日間服用しましたが，咳嗽，発熱とも改善せず，全身状態も芳しくないため，総合病院の内科へ紹介されました．

◆薬歴（抜粋）
▶主な患者情報

併用薬　なし，アレルギー　なし，副作用　なし，健康食品　なし，食欲不振，空咳，全身倦怠感，脱水（＋），胸部痛（＋）

◆身体所見

身長　160 cm，体重　47.0 kg，体温　40.2℃

◆入院中の検査値情報

SpO₂ 89%，WBC 19,200/μL，CRP 12.2 mg/dL，胸部聴診　両下肺に湿性ラ音，胸部X線検査　両側中下肺に浸潤影，肺炎マイコプラズマ核酸同定検査（LAMP法）（＋），マイコプラズマ特異IgM抗体検査（＋）

◆診断と治療

マイコプラズマ肺炎と診断され，入院治療を行うこととなりました．

◆入院時処方

①エリスロシン点滴静注用500 mg　1回1バイアル/1日3回8時間ごと　1回2時間以上かけて点滴静脈注射投与
②5％ブドウ糖注射液　500 mL　1回1本/1日3回8時間ごと

◆患者と薬剤師の会話（抜粋）

患　者：先ほどからお腹が痛くて．
薬剤師：お通じはどうですか？
患　者：水のような下痢です．

◆追加処方

①セレキノン錠100 mg　1回1錠（1日3錠）/1日3回朝・昼・夕食後

薬物療法の検討

マイコプラズマは，細胞壁をもたないため，細胞壁合成阻害作用で抗菌作用を有するペニシリン系やセフェム系などの抗菌薬は無効です．そのため，細菌の蛋白合成阻害作用を有するマクロライド系薬やテトラサイクリン系薬が用いられます．近年増加しているマクロライド系耐性菌が考えられる場合，感受性を示すニューキノロン系薬も使用されます．

細菌性肺炎は乳幼児および65歳以上の高齢者に多発するのに対し，マイコプラズマ肺炎は幼児，学童および青年期年齢に多い疾患です．以前は数年周期で流行する傾向がみられていましたが，近年は肺炎のなかの患者比率が増加しています．比較的一般状態が良好な肺炎で，外来にて治療されることが多いですが，基礎疾患を有する場合や，栄養失調や脱水，呼吸不全（SpO_2 90％以下）など全身状態がわるい場合は入院治療も考慮されます．

◆外来での処方例(成人)：いずれかを選択
- アジスロマイシン水和物［ジスロマックSR］　1ボトル単回投与　空腹時
- クラリスロマイシン［クラリス］　1回1錠(1日2錠)/1日2回朝・夕食後
- レボフロキサシン水和物［クラビット］　1回1錠(1日1錠)/1日1回朝食後
- ミノサイクリン塩酸塩［ミノマイシン］　1回1錠(1日2錠)/1日2回朝・夕食後

小児の場合，第1選択薬はマクロライド系薬になりますが，投与後48時間以上解熱しないなど，耐性が考えられる場合には，テトラサイクリン系薬のミノサイクリン塩酸塩が選択されます．しかし，ミノサイクリン塩酸塩は，歯牙質の着色・エナメル質形成不全，また，一過性の骨発育不全を起こすことがあるので基本的に8歳未満の小児には使用しません．また，レボフロキサシン水和物など多くのニューキノロン系薬は関節障害や骨成長障害のため15歳未満に禁忌です．8歳未満のマクロライド耐性菌に対しては，マイコプラズマ肺炎は適応外となりますが，小児の肺炎球菌に適応を有するトスフロキサシントシル酸塩［オゼックス］が推奨されます（小児呼吸器感染症診療ガイドライン2011）．

服薬指導のポイント

　エリスロマイシン[エリスロシン]点滴静注用は，生理食塩水や無機塩類を含む溶液で直接溶解すると，塩析により沈殿を生じて溶解しません．調整する際には，まず注射用水で溶解し，その後に希釈を行うといった，2段階希釈が必要な薬剤です．処方時には，注射用水が忘れずに処方されているか確認が必要です．血管痛が強いので，点滴静注時は2時間以上かけて投与します．エリスロマイシンは，CYP3A4阻害作用とP糖蛋白阻害作用を有するので，併用薬との薬物相互作用を確認します．また，エリスロマイシン自体もCYP3A4で代謝されることから，酵素誘導や阻害作用を有する薬物との併用は注意が必要です．経口薬では，天然ケイ酸アルミニウム[アドソルビン]との併用で吸収が阻害されます．ドライシロップは酸味を有するジュースやスポーツ飲料，ヨーグルトなどとの併用で苦味が強く現れるため，水で飲みにくい場合は，アイスや練乳，ココアパウダーなどに混ぜると飲みやすくなります．

　アジスロマイシン水和物は，懸濁用徐放性製剤で半減期が長く，単回投与で1週間の効果が続きます．食後は血中濃度の上昇により下痢・軟便などの副作用が発現しやすくなるため，空腹時に服用し，服用の前後2時間以上は食事を避けるよう指導します．

　一般的に抗菌薬は，腸内細菌叢のバランスを崩しやすく，下痢などの消化器症状に対しては，整腸剤の服用で対処することが多いです．しかし，マクロライド系薬は，小腸で分泌される消化管蠕動ホルモン「モチリン」と構造が類似しており，モチリン受容体刺激作用を有します．上部消化管の蠕動運動を亢進させることで，服用後早期に下痢を起こしやすくなります．対処法としては，消化管運動調整剤（トリメブチンマレイン酸塩[セレキノン]）や止痢剤（ロペラミド塩酸塩[ロペミン]）が有効です．

◆マイコプラズマ肺炎治療薬の服薬指導ポイント

マクロライド系薬：細菌の70Sリボソームの50Sサブユニットと結合し，蛋白合成を阻害します．抗菌作用は静菌的であり，菌株によっては殺菌的作用を示します．（アジスロマイシン水和物[ジスロマックSR成人用]，クラリスロマイシン[クラリス]）

テトラサイクリン系薬：細菌のリボゾームの30Sサブユニットに特異的に作用し，蛋白合成を阻害することにより，静菌的な抗菌作用を発揮します．（ミノサイ

クリン塩酸塩[ミノマイシン]).
ニューキノロン系薬：細菌のDNAジャイレース（トポイソメラーゼⅡ）Aサブユニットの阻害およびトポイソメラーゼⅣの活性を阻害し，DNA複製を阻害します．DNAジャイレース活性とトポイソメラーゼⅣ活性のどちらを強く阻害するかは細菌によって異なります．抗菌作用は殺菌的であり，濃度依存的に作用します．（レボフロキサシン水和物[クラビット]).

指導記録（一部抜粋）

♯1　マクロライド系薬のモチリン様作用に起因する蠕動運動亢進のリスク
S）先ほどからお腹が痛くて．水のような下痢です．
O）腹痛，水様状の便．エリスロシン点滴開始後3時間．
A）蠕動亢進による腹痛・下痢の可能性有．
P）Ep：今回は薬の作用による一時的な下痢と考えられ，予防の薬を処方．
　　Cp：医師へセレキノンの追加処方を提案．
　　Op：継続時には，整腸剤の処方提案を考慮．

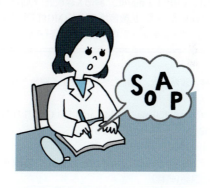

　マイコプラズマ肺炎は，潜伏期間が2～3週間と比較的長く，潜伏期間と発症期間では他人に感染させる可能性があります．感染力は弱いですが，学校や家庭など閉鎖的環境における接触感染や咳による飛沫感染で感染します．マスクの着用や手洗いが予防に有効です．咳は，熱が下がった後（回復期）も長期にわたって（3～4週間）続くのが特徴です．

Case 22　肺結核

患者プロフィール

やまもとまさゆき
山本昌幸，57歳，男性，会社員

37.7℃前後の微熱と咳が続き，薬局で購入した薬を服用していましたが，1ヵ月近く症状が改善しないため，近医を受診しました．マクロライド系抗菌薬と鎮咳・去痰薬が処方され5日間服用しましたが，依然として改善されないため，市民病院に紹介となりました．

◆薬歴（抜粋）
▶主な患者情報

嗜好　飲酒（日本酒　1日2合，ビール350 mL　1日2本），食欲（−），血痰を伴う咳（＋）

▶服用薬

①アマリール錠0.5 mg　1回1錠（1日2錠）/1日2回朝・夕食後

◆身体所見

身長　173 cm，体重　60 kg，体温　37.8℃

◆入院中の検査値情報

WBC　10,300/μL，CRP　1.4 mg/dL，胸部X線検査　上肺野に散布巣を伴う空洞影，喀痰抗酸菌塗抹検査（＋），抗酸菌培養検査（MGIT（ミジット）培地）（＋），薬剤感受性検査（＋），クォンティフェロン（QFT）検査（＋）

◆診断と治療

活動性の肺結核と診断され，入院にて化学療法が開始となりました．

◆入院時処方

① リファジンカプセル150 mg　1回4 Cap（1日4 Cap）/1日1回　朝食前
② イスコチン錠100 mg　1回3錠（1日3錠）
　 ピラマイド末　1回1.5 g（1日1.5 g）
　 エブトール錠250 mg　1回4錠（1日4錠）/1日1回　朝食後

◆患者と薬剤師の会話（抜粋）

患　者：入院して食後の血糖値が上がっちゃってね．指先がしびれた感じがするのは糖尿病が悪化しているのかな？

薬剤師：糖尿病の薬の量を調整する必要があるかもしれませんね．指先のしびれは，お薬で予防できるかもしれませんので，先生と相談してみます．

◆追加処方

① ビタミンB_6錠30 mg「F」　1回1錠（1日1錠）/1日1回朝食後

②アマリール錠1mg　1回1錠（1日2錠）/1日2回朝・夕食後

薬物療法の検討

結核治療として，通常（A）法が行われます．80歳以上の高齢者や肝障害，痛風がある場合，副作用などでピラジナミドが使用できない場合に（B）法を行います（図5-3）．

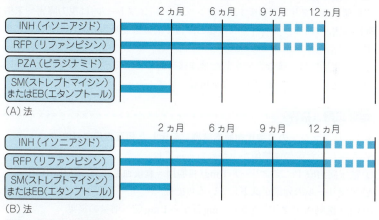

図5-3　結核の薬物療法

服薬指導のポイント

多くの場合，長期間（約6〜9ヵ月間）の多剤併用化学療法を行います．途中で中断すると，耐性菌の出現や再発のおそれがあるので，必ず決められた期間の服用を指導します．治療開始2〜3ヵ月後での喀痰培養陽性例や，糖尿病，免疫低下疾患合併例ではイソニアジド＋リファンピシンによる維持期治療を，3ヵ月ずつ延長することを考慮します．1日1回投与が原則ですが，消化器症状があれば分割投与を推奨します．

リファンピシン［リファジン］は，シトクロムP450（CYP）などの薬物代謝酵素誘導や，P糖蛋白誘導作用があるため，多くの薬剤と相互作用があるので確認が必要です．また，尿や便，唾液，汗，涙液が橙赤色に着色します．ソフトコンタクトレンズが変色することもあるので注意が必要です．イソニ

アジド[イスコチン]は，ヒスタミン代謝酵素阻害作用を有するため，マグロやカツオなどのヒスチジンを多く含む魚の摂取で，吐き気や頭痛，瘙痒などのヒスタミン中毒を起こしたという報告があります．チーズ，赤ワイン，ビール，レバーなどのチラミンを多く含む食品でも血圧上昇や動悸を起こすおそれがありますので，多量摂取を控えるよう指導します．

リファンピシンやピラジナミド[ピラマイド]，イソニアジドの併用により，服用開始後2ヵ月は特に肝障害を起こしやすいので，ASTやALTなどの肝機能を注意深くモニタリングします．エタンブトール[エブトール]は視力障害や末梢神経障害，ストレプトマイシンは聴力障害や前庭機能障害の副作用に注意します．

日常生活では，咳などで生じた飛沫核を通じて空気感染する可能性が高いので，必ずマスクを着用するよう指導します．

指導記録（抜粋）

#1 リファジンの薬物代謝酵素誘導に起因した相互作用のリスク
S）入院して食後の血糖値が上がっちゃってね．
O）糖尿病治療中．アマリール1 mg/日服用．食後血糖上昇．結核治療中．
A）アマリールの効果が低下している可能性．
P）Cp：医師へアマリールを0.5 mg錠から1 mg錠へ増量の提案．
　Op：イスコチンによる耐糖能異常などの可能性も考慮し，血糖コントロールに注意が必要．

#2 イスコチンに起因した末梢神経炎のリスク
S）指先がしびれた感じがするのは糖尿病が悪化しているのかな？
O）手指のしびれ，結核，糖尿病治療中
A）イスコチンの副作用による神経炎の可能性，糖尿病性神経障害の可能性
P）Cp：医師へビタミンB₆製剤の投与の提案．
　Op：視神経への影響もモニタリング

> 症状がなくなっても複数の薬を長期間服薬することは，患者にとって難しいことです．外来でのサポート体制として，保健所を中心としたDOTS（ドッツ）があり，病院や薬局などの医療機関と連携して定期的な服用確認，服用支援を実施しています．また，結核は感染症法の2類感染症に規定されており，公費負担が認められる場合があります．

章末問題　呼吸器系の疾患

以下の患者プロフィールを読んで，続く問題を解いてみましょう．

患者プロフィール

鈴木　悟，34歳，男性，会社員

　8年ほど前に，近医にて気管支喘息と診断され，定期的に受診をしています．これまでフルタイド100 μgエアゾール60吸入用（1回1吸入/1日2回）で治療していましたが，夜間の喘息症状が週に2～3回起こり，メプチンエアーを使用するようになったため，今回から処方が変更になりました．以前，解熱鎮痛薬服用時に発作が出現したことがあり，アスピリン喘息の可能性が考えられます．

◆今回の処方
- ①シムビコートタービュヘイラー60吸入　2本　1回2吸入（1日4吸入）/1日2回朝・夕
- ②メプチンエアー10 μg吸入100回　1本　頓用　発作時　1回2吸入

◆薬剤師との会話（抜粋）

患　者：今回，薬が変わっているよ．しばらく同じ薬だったのにな．
薬剤師：そうですね，症状に変化がありましたか？
患　者：先月からときどき夜に発作が起こるようになって．仕事変わったせいかな．
薬剤師：以前はIT関係の開発をなさっていましたよね．
患　者：営業に転職して，外回りが増えて，食事も睡眠もまだ不規則で．
薬剤師：喘息症状がでたときはどうなさいましたか？
患　者：緑の吸入薬を使ったら治まったよ．使うと手がふるえるけど，仕方がないのかな．

Question

No1. 鈴木さんの喘息治療について，重症度や治療ステップを考えてみましょう．

No2. あなたが投薬する薬剤師だった場合，どのような服薬指導を行いますか？

No3. 今回の投薬について，指導記録を作成してみましょう．

No4. 鈴木さんが急性増悪（発作）により，緊急受診し，全身ステロイドを投与することになりました．薬剤の選択において，注意すべき点を考えましょう．

第6章 内分泌系の疾患

Case 23 甲状腺機能亢進症

患者プロフィール

高田真理,29歳,女性,主婦

ここ数ヵ月ほど,非常に疲れやすく,動悸を感じ,指がふるえることが多くありました.また,食事は通常どおりとっているものの,体重が5kg減ったため,受診しました.

◆薬歴(抜粋)

▶主な患者情報

主訴 易疲労感,動悸,振戦,体重減少,不眠,神経質,既往歴 17歳:バセドウ病 初発(2年間メルカゾール内服治療後,寛解状態となり服薬中止),嗜好 飲酒(1日ワイン2杯),喫煙(なし),妊娠 なし

▶入院前の服用薬

(OTC薬)ガスター10 胃が痛いときに服用

◆身体所見

身長 155 cm,体重 40.0 kg(数ヵ月前45 kg),血圧 155/81 mmHg,脈拍 93回/分,体温 37.4℃

◆入院中の検査値情報

WBC 7,300/μL, Hb 12.9 g/dL, BUN 10 mg/dL, Scr 0.6 mg/dL, Na 141 mEq/L, K 4.2 mEq/L, TC 118 mg/dL, CK 288 IU/L, FBS 98 mg/dL, FT_4 8.2 ng/dL, FT_3 30.1 ng/dL, TSH 0.1 μU/mL以下,抗TSH抗体陽性,尿検査 正常,眼球突出なし,びまん性甲状腺腫大(+),洞性頻脈

◆診断と治療

バセドウ病の再発であると診断され,入院治療となりました.

◆退院時の処方

①チウラジール錠50 mg 1回2錠(1日6錠)/1日3回朝・昼・夕食後
②インデラル錠10 mg 1回1錠(1日3錠)/1日3回朝・昼・夕食後
③マイスリー錠5 mg 眠れないとき1錠

◆薬剤師との会話(抜粋)

薬剤師:今日からチウラジールとインデラルの2種類のお薬が処方されています.

患　者：以前，治療したときは薬が1種類でしたが，今回は2種類も飲まないとダメなんでしょうか？ できれば薬は飲みたくないのですが．

薬剤師：薬をあまりお飲みになりたくない事情が何かおありなのですね？

患　者：はい．子供がほしいもので．

薬剤師：妊娠を希望されているので，あまり薬は飲みたくないのですね．

患　者：はい．近頃とても神経質で，3歳になる息子を怒ってばかりいる自分にストレスを感じています．だから，息子に弟か妹でもできれば遊び相手になって，私のストレスも少しは減るのではないかと思うんです．

薬剤師：いま気になっている神経質な部分は，バセドウ病の症状の1つだと思います．また，元気なお子さんを産むためにも，まずはバセドウ病自体をしっかり治療して，症状を落ち着かせることが大切ですよ．

患　者：そうなんですか．

薬剤師：チウラジールは，甲状腺ホルモンを抑える薬ですが，妊婦でも安全に服用できる薬なので心配ありませんよ．インデラルは，妊婦にはお勧めできない薬ですが，動悸やふるえに対して出されている薬ですので，症状が落ち着いてくれば，服用をやめることもできます．まずは，薬でしっかり治療して，症状が落ち着くのを待ってみましょう．

患　者：わかりました．まずはしっかり治療を受けてみようと思います．

薬物療法の検討

通常バセドウ病に対して**チアマゾール**[**メルカゾール**]は効果発現が早いため，第1選択薬として用いられ，高田さんにも以前に投与されていました．しかし，チアマゾールは**妊娠8週までは奇形**が認められるとの報告もあり，使用を避けることが推奨されています．高田さんは，現在は妊娠していませんが，妊娠を強く希望していることから妊婦や授乳婦でも内服を続けることが可能な**プロピルチオウラシル**[**チウラジール**]が処方されたと考えられます．なお，バセドウ病は未治療の状態では妊娠高血圧や流産などの合併症が増加するので，適切に治療を行った上で妊娠することが望ましいとされています．また，甲状腺機能亢進に伴う洞性頻脈があることから，これを改善するためにβ遮断薬であるプロプラノール塩酸塩[インデラル]が処方されています．現在，高田さんはバセドウ病の急性症状により神経質になっており，また動悸が著しいため不眠状態であることがわかります．これらの急性症状が改善するまでは，睡眠薬を服用しつつ，睡眠を十分にとることがバセドウ病の改善にも重要と考えられるため，ゾルピデム酒石酸塩[マイスリー]が使

表6-1 バセドウ病の治療法

治療法	適応	メリット	デメリット
抗甲状腺薬	第1選択	治療が簡単 通院治療が可能	長期的な治療が必要 服用開始数ヵ月のあいだ,副作用の可能性がある 再発が多い
アイソトープ療法	薬物療法で効果がない,または副作用に耐えられない例 手術療法で再発した例	薬物療法よりも治療期間が短い 再発はまれ	禁忌:妊娠中,18歳未満 甲状腺機能低下症 効果に個人差がある
外科療法	薬物療法で効果がない,または副作用に耐えられない例 甲状腺腫が大きい例	治療効果が短期間で得られる 再発が少ない	甲状腺機能低下症 入院治療を要する

用されていると考えられます.

服薬指導のポイント

　高田さんは妊娠を強く希望しているので,まずはバセドウ病のコントロールを十分に行う必要があること,そのためには正しく服薬を続けるのが重要であることを理解してもらいましょう.その上で,以前服用していたチアマゾールは奇形のおそれがあるので妊娠を希望しているいまは使用できないこと,今回処方されたプロピルチオウラシルは妊婦や授乳婦でも使用が可能な薬剤であることを説明し,安心して治療に努めるように勧めることが重要です.また,プロピルチオウラシルには無顆粒球症という重大な副作用があるため,初期症状である高熱,喉の痛み,倦怠感などが現れたらすぐに受診すること,および退院後2ヵ月は2週間に1回,それ以降も定期的に検査を受けるよう伝えます.また,勝手に服用を中止すると,症状が悪化する可能性もあるので,自己判断で薬を中止しないように指導する必要があります.

　プロプラノール塩酸塩は,バセドウ病の急性期に伴う症状を抑えるための薬剤であり,バセドウ病を直接治す薬ではないこと,症状が軽減すれば服用を中止できることも伝える必要があります.また,睡眠薬はなるべく服用しないほうがよいと考えて,眠れないのを我慢する患者がいますが,睡眠をしっかりとることも原疾患の治療には重要であるので,一時的には無理せず服用してかまわないことを理解してもらいます.ただし,OTC薬とゾルピデム塩酸塩の併用は避けるように注意する必要があります.

表6-2 抗甲状腺薬の副作用と初期症状

副作用	初期症状
無顆粒球症,白血球減少	高熱,喉の痛み
抗好中球細胞質抗体(ANCA)関連血管炎症候群	血尿,かぜ症状,関節痛
劇症肝炎,黄疸,肝機能低下	倦怠感,白目が黄色い
間質性肺炎	発熱,咳
蕁麻疹,皮疹	瘙痒,皮膚の赤み
悪心・嘔吐,下痢,食欲低下	―

指導記録(一部抜粋)

#1 妊娠希望に起因したアドヒアランス不良の可能性

S)子供がほしいので,できれば薬は飲みたくないんです.以前,バセドウ病になったときは,薬が1種類でしたが,今回は2種類飲まないとダメなんですか?

O)チウラジール錠50 mg 1回2錠(1日6錠)/1日3回朝・昼・夕食後
インデラル錠10 mg 1回1錠(1日3錠)/1日3回朝・昼・夕食後

A)妊娠を希望しておりアドヒアランス不良となる可能性がある.バセドウ病治療薬(抗甲状腺薬)およびインデラルの効果や使用法について説明する必要がある.

P)Ep:チウラジール,インデラルの薬効,用法・用量説明.チウラジールは妊娠中でも服用可能であること,この薬でバセドウ病をコントロールすることが妊娠のために重要であることを伝えた.インデラルは頻脈および動悸に対する処方なので,症状が治まれば服用を中止できるが,服用中は妊娠を避けるよう指導した.

Op:アドヒアランスのモニタリング.

甲状腺機能亢進症(バセドウ病)の急性期には疲労感,動悸などを訴えることが多いので,症状を聞き出して抗甲状腺薬により症状が治まることを伝えるとともに,初期症状が治まった後はプロプラノロールが中止できることを伝えることも大切です.

章末問題　内分泌系の疾患

以下の患者プロフィールを読んで，続く問題を解いてみましょう．

患者プロフィール

川口優子，42歳，女性，無職

2年前，スーパーのレジ係として働いていましたが，倦怠感と疲れやすさを感じるようになりました．仕事が忙しいためかと思っていましたが，疲れが抜けなくなり，早起きが苦手なほうではなかったにもかかわらず，朝起きるのもつらくなっていきました．数ヵ月後，立っているのもつらくなったため，仕事をやめて自宅でしばらく療養しました．その間，近医を受診し，検査を受けたところ，肥満であり，コレステロールが高いので運動療法を行うようにと言われましたが，体調がわるく，運動どころではありませんでした．3ヵ月間休養した後，少し体調がよくなったので，仕事に復帰しましたが，また体調がわるくなり半年でやめてしまいました．その後は，自宅にいても，ほとんど動くことができず，寝て過ごす日々でした．そんなある日，母親が勤めている会社に同じような症状の同僚がおり，甲状腺の病気だったということを知らされ，甲状腺の専門病院を受診することにしました．検査の結果，びまん性甲状腺腫大，TSH（甲状腺刺激ホルモン）高値およびFT$_4$（遊離サイロキシン）低値のため入院となり，後日，抗サイログロブリン抗体陽性，甲状腺超音波検査で不均一が認められ，橋本病による甲状腺機能低下症①と確定診断されました．

その後，薬物療法②を開始し，症状も落ち着いたので，退院し，外来治療することとなりました．

主　訴	倦怠感，易疲労感，体重増加，嗜眠
既往歴	なし
嗜　好	飲酒（なし），喫煙（なし）
身体所見	身長 150 cm，体重 60 kg，妊娠（−），血圧 105/70 mmHg，脈拍 50回/分．
入院前の服用薬	（OTC薬）ドリエル　不眠時に使用
入院時検査所見	WBC 6,800/μL，Hb 11.9 g/dL，BUN 15 mg/dL，Scr 0.6 mg/dL，CK 340 IU/L，TC 310 mg/dL，LDL-C 230 mg/dL，FT$_4$ 0.07 ng/dL，FT$_3$ 1.36 ng/dL，TSH 15 μU/mL，抗サイログロブリン抗体陽性，びまん性甲状腺腫大（+）
退院時処方	チラーヂンS錠（25 μg）　1回1錠（1日1錠）/1日1回朝食後

Question

No1. 下線部①について，橋本病による甲状腺機能低下症は原発性にあたりますが，この原発性甲状腺機能低下症の診断基準のうち，本患者にあてはまるものはどれでしょうか？

No2. 下線部②について，薬物療法はどのように決定されますか？ また，どのような内容の薬物療法が適しているでしょうか？

No3. 甲状腺機能低下症患者に対する日常生活の注意点として重要なものは何でしょうか？

No4. 下線部②について，薬物療法はどのように進められるでしょうか？

No5. 治療薬について薬剤師が服薬指導する際のポイントは何でしょうか？

MEMO

第7章 代謝性疾患

Case 24　1型糖尿病

患者プロフィール

新垣 正，32歳，男性，会社員

3年前に1型糖尿病と診断され糖尿病内科に受診していましたが，血糖値の変動が激しく安定しないことから，血糖コントロール目的で入院となりました．

◆薬歴（抜粋）

▶主な患者情報

他科受診 なし，併用薬 なし，アレルギー歴 なし，副作用歴 なし，健康食品 なし

▶前回処方

① ノボラピッド注フレックスペン 12-10-12（単位）
② レベミル注フレックスペン 16単位（寝る前）

▶指導記録

#1　強化インスリン療法に起因した治療効果の不良

S）血糖値は1日4回測っています．日によって違いますが日中だけでなく朝食前も変動が大きいです．

O）血糖値（空腹時）：247 mg/dL，血糖値（寝る前）：226 mg/dL，HbA1c（NGSP）：8.1%

A）ノボラピッド注とレベミル注で血糖コントロール中．不規則な日常生活ではなく自己注射も定期的に打っているため，血糖変動の原因としてインスリン注射以外の要因についても考慮する．

P）Op：ノボラピッド注とレベミル注の注射手技について確認する．

◆身体所見

身長 170 cm，体重 58.0 kg，BMI 20.1，血圧 133/82 mmHg

◆入院中の検査値情報

血糖日内変動：214（7時）・231（10時）・182（11時30分）・189（14時）・191（17時）・208（20時）・87（24時）mg/dL，HbA1c（NGSP）7.9%，AST 13 IU/L，ALT 11 IU/L，BUN 16.3 mg/dL，Scr 0.58 mg/dL，インスリン抗体結合率 2.6%

◆入院後処方
① ノボラピッド注フレックスペン　12-10-12（単位）
② レベミル注フレックスペン　12単位（寝る前）

◆患者と薬剤師の会話（抜粋）
薬剤師：インスリン注射の打ち忘れなどはありませんでしたか？

患　者：打ち忘れはありませんが，血糖値が安定しません．夕食後に間食はほとんどしないのですが，朝の血糖値が高いこともよくあります．

薬剤師：注射部位は毎回変えていますか？　注射時間が極端にずれたりすることはありませんか？

患　者：注射の打ち方はしっかりやっていますし，時間もほぼ変わりません．朝の血糖値が異常に高いときは気分がすぐれないことがあります．

薬剤師：入院中に1日7回の血糖測定があるので，1日の血糖値の変動をみてみましょう．

薬物療法の検討

糖尿病治療のために，超速効型インスリン（インスリンアスパルト［ノボラピッド］）と持効型溶解インスリン（インスリンデテミル［レベミル］）による強化インスリン療法が行われていました．患者の早朝空腹時高血糖の訴えと，インスリン注射の使用についての会話から，インスリン投与量の再設定と自己注射の手技を確認する必要があります．さらにターゲス（1日をとおした血糖値変動の測定）で真夜中の血糖値についても確認する必要があります．

表7-1　インスリン作用時間による分類

分類名	発現時間	最大作用時間	持続時間
超速効型	10〜20分	30分〜3時間	3〜5時間
速効型	30分〜1時間	1〜3時間	5〜8時間
中間型	30分〜3時間	2〜12時間	18〜24時間
持効型溶解	1〜2時間	3〜14時間，ランタス注，トレシーバ注はピークなし	24時間

（日本糖尿病学会（編・著）：糖尿病治療ガイド2014-2015，p.56-59，文光堂，2014より作成）

服薬指導のポイント

1型糖尿病患者のインスリン分泌能は枯渇していることが多いため，治療は追加インスリンと基礎インスリンをおのおの補充する強化インスリン療法が治療の基本となります．強化インスリン療法により，合併症の進行が抑制されるという報告があります．追加インスリンには速効型・超速効型インスリン注射を，基礎インスリンには中間型・持効型溶解インスリン注射を用いますが，現在は作用時間が長い持効型溶解インスリン注射が主流となっています．しかし，血糖値変動の原因がインスリン製剤だけでなく，自己注射の手技，注射部位のリポジストロフィーの有無，インスリン抗体の有無，感染症の有無，糖尿病性胃症などの消化・吸収障害の存在が原因となることがあります．さらに早朝空腹時の高血糖原因について，寝る前に投与したインスリン量不足のために起きる暁現象（dawn phenomenon）とインスリン量過剰のため夜間・早朝に低血糖の反跳により起きるソモジー効果（somogyi effect）についても考慮しなければなりません．また低血糖対応についての指導はとても重要であり，頻回に低血糖を繰り返す場合は無自覚性低血糖について，家族などにグルカゴン注射の指導もあわせて行う必要があります．

指導記録

#2 基礎インスリン注射に起因した夜間低血糖のリスク

S）夕食後に間食はほとんどしないのですが朝の血糖値が高いこともあります．

朝の血糖値が異常に高いときに気分がすぐれないことがあります．

O）BS日内変動：214（7時）・231（10時）・182（11時30分）・189（14時）・191（17時）・208（20時）・87（24時）mg/dL，HbA1c（NGSP）7.9％，インスリン抗体結合率 2.6％

A）夜間低血糖の反跳により早朝高血糖になっている可能性がある．

P）Op：早朝に低血糖症状が発現していないか確認する．

#3 インスリン自己注射に起因した血糖変動のリスク

S）インスリン注射はしっかり打っています．

O）ノボラピッド注フレックスペン12-10-12（単位），レベミル注フレックスペン16単位（寝る前）

A）頻回注射では，注射部位に脂肪の萎縮や肥厚などのリポジストロフィー

が起きやすくなりインスリンの吸収を不安定にする可能性がある．
P）Cp：レベミル注より作用時間の長いインスリングラルギン［ランタス注］やインスリンデグルデク［トレシーバ注］への変更について検討する．
Op：インスリン自己注射手技と注射部位の確認をする．
血糖値の変動とインスリン製剤の投与量変更の有無について確認する．

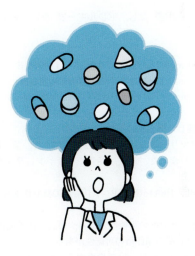

緩徐進行1型糖尿病（SPIDDM）の治療

抗GAD抗体が陽性でインスリン分泌能が残存し糖尿病発症後の進行が緩やかな緩徐進行1型糖尿病は，経口血糖降下薬が効果的であってもβ細胞を保護するために発症早期からのインスリン治療が推奨されています．

Case 25 2型糖尿病 ① 内服

患者プロフィール

中島美栄子, 55歳, 女性, 主婦

4年前に2型糖尿病と診断され, 近医に毎月受診し経口血糖降下薬を服用しています. 6ヵ月前より血糖値が上昇傾向を示し, アマリール錠が増量されていました. 本日薬局を訪れた際に, 最近食欲が旺盛で体重が増えてしまったと訴えがありました.

◆薬歴(抜粋)

▶主な患者情報

他科受診 なし, 併用薬 なし, アレルギー歴 なし, 副作用歴 なし, 健康食品 なし

▶前回処方

①アマリール錠1mg　1回3錠(1日3錠)/1日1回朝食後
②アクトス錠15mg　1回1錠(1日1錠)/1日1回朝食後
③セイブル錠50mg　1回1錠(1日3錠)/1日3回朝・昼・夕食直前　28日分

▶指導記録

#1　SU薬に関連した低血糖のリスク

S) 半年前からアマリール錠が1錠から2錠に増えて, 前々回の診察でさらに3錠に増量となりました. 最近, 昼食や夕食が少し遅れるとたまに異常な空腹感があります.

O) FBS 91 mg/dL, HbA1c(NGSP) 7.1%, HOMA-R 2.9, 体重 57 kg(6ヵ月前)

A) 異常な空腹感は低血糖の可能性がある. 最近の体重増加は低血糖に伴う食欲亢進によるSU薬の副作用の可能性がある.

P) Ep:低血糖の対処方法について指導する. 食事療法の必要性について指導する.

Op:次回, 体重増加について確認.

◆身体所見

身長 154 cm, 体重 61.0 kg, BMI 25.7, 血圧 136/84 mmHg

◆患者と薬剤師の会話(抜粋)

薬剤師:最近糖尿病の状態はどうですか?

患　者:血糖値とHbA1cはよくなっていますが, 少し体重が増えてしまって先生に注意されてしまいました. 薬はほぼ飲めていますよ.

薬剤師：食事療法はうまくいっていますか？

患　者：この数ヵ月間，ついつい食べ過ぎてしまっているかもしれません．でも自分としては注意しているつもりなんですけどね．特に今年の夏は暑くて汗をたくさんかきましたから水分を多くとったり，塩分の多い食事になっていたのかもしれません．

薬剤師：体重が増えているのは，塩分のとりすぎによって起きたアクトス錠の副作用のせいかもしれませんね．先生に連絡しておきますが，次回受診したときも再度先生にお話しくださいね．

糖尿病内科受診後，次の処方に変更となりました．

①アマリール錠1 mg　1回1錠（1日1錠）/1日1回朝食後
②ネシーナ錠25 mg　1回1錠（1日1錠）/1日1回朝食後
③セイブル錠50 mg　1回1錠（1日3錠）/1日3回朝・昼・夕食直前

◆患者から得た検査値情報

BS 144 mg/dL, HbA1c (NGSP) 7.0%, AST 27 IU/L, ALT 21 IU/L, BUN 18.4 mg/dL, Scr 0.75 mg/dL, TG 157 mg/dL, HDL-C 49 mg/dL, LDL-C 125 mg/dL

薬物療法の検討

インスリン抵抗性が高いのでピオグリタゾン塩酸塩［アクトス］を含む経口血糖降下薬により治療されていました．血糖値が上昇傾向にあったのでグリ

表7-2　血糖コントロール目標

目　標	コントロール目標値[4]		
	血糖正常化を目指す際の目標[1]	合併症予防のための目標[2]	治療強化が困難な際の目標[3]
HbA1c(%)	6.0未満	7.0未満	8.0未満

治療目標は年齢，罹病期間，臓器障害，低血糖の危険性，サポート体制などを考慮して個別に設定する．

[1] 適切な食事療法や運動療法だけで達成可能な場合，または薬物療法中でも低血糖などの副作用なく達成可能な場合の目標とする．

[2] 合併症予防の観点からHbA1cの目標値を7%未満とする．対応する血糖値としては，空腹時血糖値130 mg/dL未満，食後2時間血糖値180 mg/dL未満をおよその目安とする．

[3] 低血糖などの副作用，そのほかの理由で治療の強化が難しい場合の目標とする．

[4] いずれも成人に対しての目標値であり，また妊娠例は除くものとする．

（日本糖尿病学会（編・著）：糖尿病治療ガイド2014-2015，p.25，文光堂，2014）

メピリド［アマリール］が増量され血糖値の改善がみられましたが，食欲が亢進した結果体重が増加した可能性があります．一方，ピオグリタゾン塩酸塩は女性・高齢者への投与や血中インスリン量増加や塩分摂取量増加により，腎集合管でナトリウム再吸収が亢進され循環血漿量増加に伴う浮腫・体重増加の副作用があり，併用により副作用が増加する可能性があります．今回の体重増加の原因がSU（スルホニル尿素）薬［アマリール］とチアゾリジン薬［アクトス］による可能性が否定できないため，体重が増加しにくいDPP-4阻害薬（アログリプチン安息香酸塩［ネシーナ］）に変更となりました．

服薬指導のポイント

現在使用可能な経口血糖降下薬はいずれも第1選択薬となりえますが，第1選択薬の決定に際しては，肥満の有無，インスリン分泌能の有無，インスリン抵抗性の有無，腎・肝機能の状態など患者の病態を評価し各薬剤の特性や副作用を十分理解した上で薬剤を選択しなければなりません．

DPP-4阻害薬とSGLT2阻害薬は高用量のSU薬と併用する際には低血糖リスクが増加するとの報告があるため，併用時には必ずSU薬を減量して投与することが必要となります．またDPP-4阻害薬をα-グルコシダーゼ阻害薬（ミグリトール［セイブル］）と併用すると小腸下部からのGLP-1分泌量がさらに亢進すると報告されています．一方，α-グルコシダーゼ阻害薬は投与初期に起きやすい消化管障害と用法の複雑さからアドヒアランス不良になりやすいといわれていますが，食事開始より30分以内の服用であれば効果が期待できると報告されているため多剤併用療法ではほかの薬と服薬のタイミングをあわせることも可能です．

指導記録

#2　SU薬に起因した体重増加の発現リスク

S）血糖値とHbA1cはよくなっていますが，少し体重が増えてしまって先生に注意されてしまいました．

O）アマリール錠の増量（1錠→3錠）
　　体重57 kg（6ヵ月前）→61 kg
　　食事時間の遅れに伴う異常な空腹感の出現

A）体重増加と異常な空腹感は低血糖に伴うSU薬の副作用の可能性がある．

P）Cp：体重増加と異常な空腹感は低血糖症状に伴うSU薬の副作用の可能性

があるので，主治医へSU薬減量について提案する（アマリール錠 3錠→1錠）．

#3 チアゾリジン薬に起因した浮腫・体重増加の発現リスク

S）特に今年の夏は暑くて汗をたくさんかきましたから水分を多くとったり，塩分の多い食事になっていたのかもしれません．

O）体重57 kg（6ヵ月前）→61 kg

A）体重増加は水分や塩分摂取量増加に伴うチアゾリジン薬の副作用の可能性がある．

P）Cp：主治医へチアゾリジン薬変更について提案する（アクトス錠は中止となり，ネシーナ錠25 mg 1回1錠（1日1錠）/1日1回朝食後に変更）．

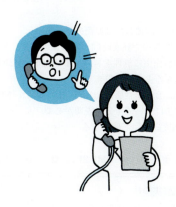

体重増加を促進しない糖尿病治療薬

糖尿病治療薬の服用により体重が増加するとインスリン抵抗性が高まり合併症抑制効果が減弱します．体重増加を促進しない薬剤にはビグアナイド薬，DPP-4阻害薬，GLP-1受容体作動薬，α-グルコシダーゼ阻害薬，SGLT2阻害薬があります．

Case 26　2型糖尿病 ② インスリン併用

患者プロフィール

中浜尚樹,47歳,男性,自営業

　3年前に2型糖尿病と診断され近医の糖尿病専門医に受診していますが,1年前から経口血糖降下薬とインスリン注射による併用治療が開始となりました.本日薬局を訪れた際に,昼頃に動悸や手のふるえがよく起きるようになったと相談がありました.

◆薬歴(抜粋)

▶主な患者情報

　他科受診　なし,併用薬　なし,アレルギー　なし,健康食品　なし

▶前回処方

　① ベイスンOD錠0.3 mg　1回1錠(1日3錠)/1日3回朝・昼・夕食直前
　② ノボラピッド30ミックス注フレックスペン　12-0-6(単位)

▶指導記録

#1　インスリン注射に関連した低血糖のリスク

S) 飲食店をやっているので昼食時間がまちまちです.昼に注射できないことがよくあったから先生に無理を言って1日3回から2回にしてもらったけど低血糖がよく起きるようになりました.

O) FBS　128 mg/dL,BS(夕食前)　131 mg/dL,HbA1c(NGSP)　7.4%

A) 低血糖の対処方法について十分な説明が必要.

P) Op:低血糖の頻度について確認する.

◆身体所見

　身長　168.0 cm,体重　60.0 kg,BMI　21.3,血圧　141/84 mmHg

◆患者と薬剤師の会話(抜粋)

薬剤師:低血糖はどれくらいの頻度でおきますか?

患　者:週に1〜3回は起きます.

薬剤師:何時頃に起きることが多いですか?

患　者:昼食が遅くなるときによく起きるから13〜14時頃です.以前は低血糖が起きそうなときは何かつまんでいたけど,体重が増えてしまったのでいまは我慢することが多いです.

薬剤師:低血糖が頻繁に起きることも低血糖を我慢することもよくないですね.

患　者:そうですか.朝のインスリンの量を減らしたらだめですかね.

薬剤師:自己判断による調節はいけませんので,主治医の先生に朝のインスリン

量について問い合わせしてみますね.

近医に受診後,次の処方に変更になりました
① ジャヌビア錠50 mg　1回1錠(1日1錠)/1日1回朝食後
② ベイスンOD錠0.3 mg　1回1錠(1日3錠)/1日3回朝・昼・夕食直前
③ ランタス注ソロスター　寝る前10単位

◆患者から得た検査値情報
　FBS 121 mg/dL,空腹時血中CPR 1.37 ng/mL, HbA1c(NGSP) 7.3%, AST 21 IU/L, ALT 17 IU/L, BUN 16.4 mg/dL, Scr 0.78 mg/dL, TG 122 mg/dL, HDL-C 41 mg/dL, LDL-C 135 mg/dL

薬物療法の検討

　混合型インスリン注射[ノボラピッド30ミックス]による1日2回投与方法は,頻回注射と比較して1日の注射回数は少なくなりますが1回に投与する基礎インスリン量が多くなるため低血糖のリスクが高まります.一方,1回に投与する追加インスリン量が少なくなるため食後高血糖が十分低下しません.今回患者の訴えから低血糖のリスクを回避するために注射回数をさらに1日1回としたため,食後高血糖の対応としてα-グルコシダーゼ阻害薬(ボグリボース[ベイスン])とDPP-4阻害薬(シタグリプチンリン酸塩[ジャヌビア])の併用投与が開始となりました.

服薬指導のポイント

　内服薬に基礎インスリンである中間型インスリン注射や持効型溶解インスリン注射(インスリングラルギン[ランタス])を1日1回併用する治療法をbasal supported oral therapy(BOT)と呼びます.BOTの注射回数は1日1回ですみますが,内因性インスリン分泌能の状態によっては追加インスリン注射を補充しないため食後血糖値を低下させる内服薬の併用投与が必要となります.食後高血糖改善薬には,グリニド薬,α-グルコシダーゼ阻害薬,DPP-4阻害薬がありますが,ほかの系統薬と併用されることも多いため他剤併用時は,投与後の血糖値の推移に注意が必要です.またα-グルコシダーゼ阻害薬とDPP-4阻害薬の併用により血糖の変動を平坦化させることも期待できます.

指導記録

#2　インスリン製剤と経口血糖降下薬の多剤併用に起因した血糖降下作用の増強

S）低血糖が週に1～3回起きます．

O）FBS 121 mg/dL，HbA1c（NGSP）7.3%，空腹時血中CPR 1.37 ng/mL
ノボラピッド30ミックス注フレックスペン12-0-6（単位）の中止．ランタス注ソロスター寝る前10単位へ変更．ジャヌビア錠50 mgの追加．ベイスンOD錠0.3 mg継続．

A）内因性インスリン分泌能が保たれているため治療薬変更後の血糖変動に注意が必要．

P）Op：血糖値の推移を確認し，特に各食前の血糖値に注意する．

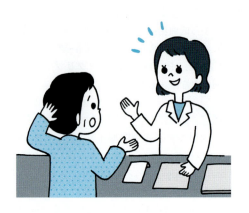

DPP-4阻害薬と食事の関係

　DPP-4阻害薬服用中に飽和脂肪酸（脂肪）を多く含む食品を多く摂取した場合，血糖低下作用が減弱する可能性があります．一方，多価不飽和脂肪酸の摂取量が多いとHbA1c改善効果が高まると報告されています．

Case 27　2型糖尿病 ③ 低血糖

患者プロフィール

村上　保，54歳，男性，自営業

10年前に心筋梗塞を発症し，2年前に2型糖尿病と診断され糖尿病内科に受診しています．肥満・高血圧症・脂質異常症を合併しており，血糖コントロールと糖尿病教育の目的で入院しましたが，外来からの経口血糖降下薬と入院後の食事療法だけで低血糖になることがありました．

◆薬歴（抜粋）
▶主な患者情報

　他科受診　循環器科，アレルギー　なし，副作用　なし，健康食品　なし

▶併用薬

　①バイアスピリン100 mg　1回1錠（1日1錠）/1日1回朝食後
　②アジルバ錠20 mg　1回1錠（1日1錠）
　　ノルバスク錠5 mg　1回1錠（1日1錠）
　　フルイトラン錠1 mg　1回1錠（1日1錠）
　　メインテート錠5 mg　1回1錠（1日1錠）/1日1回朝食後
　③ベザトールSR錠200 mg　1回1錠（1日2錠）/1日2回朝・夕食後　42日分

▶前回処方

　①アマリール錠1 mg　1回2錠（1日4錠）/1日2回朝・夕食後
　②メトグルコ250 mg　1回1錠（1日3錠）/1日3回朝・昼・夕食後
　③ベイスンOD錠0.3 mg　1回1錠（1日3錠）/1日3回朝・昼・夕食直前　42日分

▶指導記録

　#1　経口血糖降下薬の多剤併用に起因したアドヒアランス不良

　S）薬の飲み忘れがよくあるので血糖値が下がりませんし体重も減りません．
　O）BS（随時）238 mg/dL，HbA1c 8.4%，血圧 153/92 mgHg
　A）内服薬の飲み忘れによるアドヒアランス不良状況にあり，経口血糖降下薬服用時にはインスリンの感受性が高まることが予想されるため，特にSU薬服用時の低血糖に注意する．
　P）Ep：治療薬を定期的に服薬することの必要性について説明する．低血糖症状と対処方法について説明する．

◆身体所見

　身長 172 cm，体重 85 kg，BMI 28.7，血圧 149/87 mmHg

◆入院中の検査値情報

　FBS 56 mg/dL，AST 47 IU/L，ALT 59 IU/L，BUN 14.2 mg/dL，Scr 0.85

mg/dL，TG 246 mg/dL，HDL-C 43 mg/dL，LDL-C 158 mg/dL，24時間尿中CPR 92 μg/日

◆患者と薬剤師の会話（抜粋）
患　者：病院の食事は家よりかなり少ないです．薬は入院してからはしっかり飲んでいます．
薬剤師：今朝の血糖値が少し低かったようですが，低血糖症状として何か症状はありましたか？
患　者：看護師さんからも「血糖値が低いのですが症状はありませんか？」と今回の入院で何度も聞かれましたが，何も症状がないです．2年前にはじめて血糖値を下げる薬を飲んだときに2回くらい冷や汗の症状がありましたがそれ以来低血糖の症状はありません．
薬剤師：血圧の薬はしっかり飲んでいますか？
患　者：4種類もあるけど，朝だけだから飲み忘れることはありません．
薬剤師：低血糖の症状が出ないのは血圧の薬が関係しているかもしれません．

◆入院後処方
① ネシーナ錠25 mg　1回1錠（1日1錠）/1日1回朝食後
② メトグルコ錠250 mg　1回1錠（1日3錠）/1日3回朝・昼・夕食後
③ ベイスンOD錠0.3 mg　1回1錠（1日3錠）/1日3回朝・昼・夕食直前
④ アジルバ錠20 mg　1回1錠（1日1錠）
　 ノルバスク錠5 mg　1回1錠（1日1錠）
　 フルイトラン錠1 mg　1回1錠（1日1錠）
　 カルデナリン錠1 mg　1回2錠（1日2錠）/1日1回朝食後
⑤ ベザトールSR錠200 mg　1回1錠（1日2錠）/1日2回朝・夕食後

薬物療法の検討

　糖尿病治療のためにSU薬［アマリール］，ビグアナイド薬（メトホルミン塩酸塩［メトグルコ］），α-グルコシダーゼ阻害薬［ベイスン］による治療が行われていました．SU薬は血糖低下作用が強く低血糖を起こしやすいので，比較的低血糖が起こりにくいDPP-4阻害薬［ネシーナ］に変更となりました．ビグアナイド薬は体重増加の抑制や糖新生の抑制作用があり低血糖を起こしにくい薬剤であるため継続されました．今回，糖尿病治療薬と併用して高血圧治療薬であるβ遮断薬（ビソプロロールフマル酸塩［メインテート］）を服用していましたが，β遮断薬は低血糖の交感神経症状を抑える作用があり低血

表7-3　血糖降下作用を増強する主な薬剤

クマリン系薬，β遮断薬，モノアミン酸化酵素(MAO)阻害薬，テトラサイクリン系薬，シプロフロキサシン，レボフロキサシン，フィブラート系薬，アゾール系抗真菌薬，シベンゾリン，ジソピラミド，ピルメノール，3環系抗うつ薬，サリチル酸誘導体

糖症状を遷延化する可能性があったので，$α_1$遮断薬(ドキサゾシンメシル酸塩[カルデナリン])に変更となりました．また相互作用から血糖下作用を増強する併用薬(ベザフィブラート[ベザトールSR])についても注意が必要です(**表7-3**).

服薬指導のポイント

服薬アドヒアランスが不良であった患者が，病識・薬識の理解度向上や，複雑な用法から服用しやすい用法へ変更になったなどの理由によりアドヒアランスが急に良好となった結果，低血糖が起きることは臨床でよく経験するため，患者が治療に取り組む姿勢や意識の変化について確認することも重要です．

インスリン注射やインスリン分泌促進作用のあるSU薬とグリニド薬は少量から投与を開始し低血糖の対処について十分指導する必要があります．DPP-4阻害薬はインスリン分泌を促進しますが単独投与においては低血糖が起きにくい薬剤です．α-グルコシダーゼ阻害薬と併用時に起こした低血糖は砂糖(二糖類)ではなくブドウ糖やブドウ糖を含むジュースなどの摂取が必要となります．またその他の併用薬や相互作用として血糖降下作用を増強する薬剤についても確認しておく必要があります．無自覚性低血糖は，自律神経障害のある患者，頻回に低血糖を繰り返す患者，β遮断薬内服中の患者に起きやすいため注意が必要です．

指導記録

#2　経口血糖降下薬とβ遮断薬との相互作用に起因する低血糖のリスク

S) 2年前にはじめて血糖値を下げる薬を飲んだときに2回くらい冷や汗の症状がありましたがそれ以来低血糖の症状はありません．

O) FBS 56 mg/dL，24時間尿中CPR 92 μg/日
血糖はアマリール錠とベイスンOD錠とメトグルコ錠によりコントロール中．

血圧はARB[アジルバ],Ca拮抗薬[ノルバスク],利尿薬[フルイトラン],β遮断薬[メインテート]によりコントロール中.

A)経口血糖降下薬多剤併用による低血糖が疑われる.しかし,血糖値が低値にもかかわらず低血糖症状が起きないのはメインテート錠が交感神経症状を抑制することによる無自覚性低血糖が出現している可能性が疑われる.

P)Cp:主治医へ経口血糖降下薬の減量または薬剤の変更について提案する(アマリール→ネシーナに変更).また循環器主治医にβ遮断薬の変更について提案する(メインテート→カルデナリンに変更).

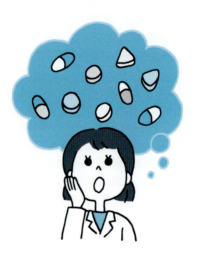

2型糖尿病とがんリスク

2型糖尿病と肝臓がん・膵臓がん・大腸がんのリスク増加の関連性について提言と報告がされています.ビグアナイド薬であるメトホルミンの服用によりがん発症およびがん死亡の減少との関連性が近年注目されています.

Case 28　2型糖尿病 ④ 糖尿病性腎症

患者プロフィール

西垣美菜子，64歳，女性，主婦

　18年前に2型糖尿病と診断され糖尿病内科で経口血糖降下薬の治療を受けていますが，5年前に糖尿病性腎症を指摘されました．夫婦で買い物に行き，いつもより遅い夕食を準備していたところ，本人の言動がおかしいことに気づいた夫がすぐにブドウ糖20 gを服用させ症状は回復しました．翌日，低血糖が怖くなり主治医と相談して入院することになりました．

◆薬歴（抜粋）

▶主な患者情報

　他科受診　なし，併用薬　なし，アレルギー　なし，副作用　なし，健康食品　なし

▶前回処方

① アマリール錠1 mg　1回3錠（1日3錠）/1日1回朝食後
② メトグルコ錠250 mg　1回1錠（1日3錠）/1日3回朝・昼・夕食後
③ ミカルディス錠40 mg　1回1錠（1日1錠）/1日1回朝食後
④ ノルバスク錠5 mg　1回1錠（1日1錠）/1日1回朝食後
⑤ フルイトラン錠1 mg　1回1錠（1日1錠）/1日1回朝食後　42日分

▶指導記録

#1　腎障害時における薬物療法管理

S）最近高血糖もなく血糖値がいい状態です．薬もしっかり飲んでいます．

O）BS 88 mg/dL，HbA1c（NGSP）7.3％，BUN 21.4 mg/dL，Scr 1.18 mg/dL，血圧 133/85 mmHg

A）アマリール錠とメトグルコ錠は重篤な腎障害では投与禁忌．

P）Op：糖尿病性腎症があるのでアマリール錠服用による重症低血糖とメトグルコ錠の乳酸アシドーシスをモニタリングする．

◆身体所見

　身長 152 cm，体重 56 kg，BMI 24.2，血圧 138/82 mmHg

◆入院中の検査値情報

　FBS 102 mg/dL，HbA1c（NGSP）7.2％，AST 16 IU/L，ALT 12 IU/L，BUN 23.7 mg/dL，Scr 1.48 mg/dL，Hb 9.2 g/dL，蓄尿蛋白定量 1,267 mg/日，Ccr 34 mL/分，眼底　単純網膜症

◆患者と薬剤師の会話（抜粋）

患　者：低血糖には十分気をつけていたのですが，前回のようなひどい低血糖は

はじめてです．
薬剤師：通常より運動量が多かった場合や食事時間が遅れたときに低血糖が起きやすくなります．それと今後腎臓の機能が悪化した場合アマリールを続けると重篤な低血糖が起きやすくなりますし，メトグルコは副作用が出やすくなるので別の薬に変更となります．
患　者：インスリンを使うと先生から説明がありましたが低血糖は大丈夫ですか？
薬剤師：腎臓の機能がわるくなるほど，飲み薬よりインスリン注射のほうが重篤な低血糖が起きにくいので安全です．早く打ち方を覚えましょうね．

◆入院後処方
①ノボラピッド注フレックスペン 4-4-4（単位）
②トラゼンタ錠　1回1錠（1日1錠）/1日1回朝食後

薬物療法の検討

糖尿病性腎症が進行し重篤な低血糖が出現したため，SU薬（グリメピリド［アマリール］）とビグアナイド薬（メトホルミン塩酸塩［メトグルコ］）が中止となり胆汁排泄型のDPP-4阻害薬（リナグリプチン［トラゼンタ］）に変更となりました．またインスリン調節が容易で作用時間が短い超速効型インスリン（インスリンアスパルト［ノボラピッド］）の導入となりました．血圧コントロールでは腎保護効果が期待できるACE阻害薬かARBが第1選択薬となり，効果不十分の際は長時間作用性Ca拮抗薬や利尿薬などとの多剤併用が推奨されています．

服薬指導のポイント

糖尿病性腎症のある患者に経口血糖降下薬を投与する際は，腎排泄が主の薬剤や代謝物が血糖低下作用を有する薬剤は排泄の遅延により低血糖が遷延しやすく注意が必要です．インスリン注射は腎障害の進行に伴い分解能が低下し，必要量が低下するため投与量を減らす必要があります．特に混合型インスリン注射は半減期が延長するため注意が必要です．インスリン導入の際は自己注射手技だけでなく低血糖の対処方法やsick day ruleについて，通常よりも詳しく指導を行わなければなりません．また糖尿病性腎症の治療では，血糖管理だけでなく血圧管理も重要であり降圧目標は130/80 mmHg未満（蛋白尿1 g/日以上では125/75 mmHg未満）となります．今回の症例の糖

表7-4 腎機能低下時の薬剤投与量

薬剤名(一般名)	Ccr(mL/分) >50	Ccr(mL/分) 10～50	Ccr(mL/分) <10	HD(透析)
グリクラジド	20～160 mg分1～2	重篤な腎障害患者は禁忌(SU薬は腎機能が低下すると一定の臨床効果が得らえれない上、低血糖などの副作用を起こしやすいため、重篤な腎障害患者はインスリン治療に切り替える)		
グリベンクラミド	1.25～10 mg分1～2			
グリメピリド	維持量1～4 mg 最大投与量6 mg分1～2			
メトホルミン	500～2,250 mg分2～3	Ccr<45 慎重投与 Ccr<30 禁忌		
アカルボース	150～300 mg分3	腎機能正常者と同量を慎重投与		
ボグリボース	0.6～0.9 mg分3			
ミグリトール	150～225 mg分3			
アログリプチン	25 mg分1	Ccr≧30：12.5 mg分1 Ccr<30：6.25 mg分1	6.25 mg分1	
シタグリプチン	50～100 mg分1	30≦Ccr<50：25～50 mg分1 Ccr<30：12.5～25 mg分1		
ビルダグリプチン	50～100 mg分1～2	腎機能正常者と同じか50 mg分1を慎重投与		
リナグリプチン	5 mg分1	AUCがやや上昇するが腎機能正常者と同じ		
ピオグリタゾン	15～45 mg分1	慎重投与	わが国では禁忌(海外では常用量で使用可能)	
ナテグリニド	270～360 mg分3, 食直前	減量の必要ないが慎重投与	低血糖が起こりやすいため禁忌	
ミチグリニド	15～30 mg分3, 食直前	半減期が延長し低血糖を起こしやすいため慎重投与であるが血糖値をモニターしながら投与可能		
レパグリニド	0.75～3 mg分3, 食直前	腎機能正常者と同じだが重度の腎障害では慎重投与		

(日本腎臓学会(編)：CKD診療ガイド2012, 東京医学社, 2012より改変)

尿病網膜症は単純網膜症でしたが、増殖前網膜症以上の進行した網膜症では低血糖などの血糖値の急激な変動により網膜症が悪化しやすく、運動療法を含めて注意が必要となります.

指導記録

#1 腎障害時における薬物療法管理

S) 低血糖には十分気をつけていたのですが,前回のようなひどい低血糖ははじめてです.

O) FBS 102 mg/dL,HbA1c(NGSP)7.1%,BUN 23.3 mg/dL,Scr 1.48 mg/dL,Hb 9.2 g/dL,蓄尿蛋白定量 1,267 mg/日,Ccr 34 mL/分,眼底 単純網膜症

アマリール,メトグルコは中止.ノボラピッド注フレックスペン 4-4-4(単位),トラゼンタ錠 1回1錠(1日1錠)/1日1回朝食後に変更.

A) トラゼンタ錠は腎機能低下時においても投与可能な胆汁排泄型の薬剤であるが,インスリン注射との併用では低血糖に注意が必要.

P) Ep:アマリール,メトグルコが中止になり,ノボラピッドとトラゼンタに変更になったことを説明.インスリン自己注射についても指導する.
低血糖の対処方法と sick day rule について指導する.

Cp:治療薬変更後の血糖値の推移に確認する.

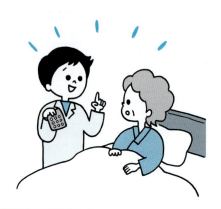

ビグアナイド薬とヨード造影剤

ビグアナイド薬服用中の患者にヨード造影剤を使用する場合は,緊急時を除いて造影剤使用前後の2日間はビグアナイド薬の使用は中止します.一方,海外では腎機能正常な場合,使用前の休薬はほとんど推奨されていません.

Case 29　脂質異常症

患者プロフィール

中山智子，51歳，女性，会社員

　会社の健康診断でコレステロール値が高かったので，近医に受診し，6ヵ月間食事療法と運動療法の指導を受けました．その後，コレステロール値の改善がなかったので，内服治療が開始となりました．今回，2回目の来局です．

◆薬歴（抜粋）

▶主な患者情報

　他科受診 なし，アレルギー なし，副作用 なし，嗜好 飲酒（週末にワインをグラス1杯），喫煙（なし），既往歴 特になし，家族歴 子供2人（男），夫 55歳健康，父 78歳心筋梗塞，母 76歳脂質異常症

▶前回来局時に患者から得た検査値情報

　TC 240 mg/dL，LDL-C 159 mg/dL，HDL-C 40 mg/dL，TG 250 mg/dL，BUN 16 mg/dL，Scr 0.9 mg/dL

▶前回の処方

　①リピトール錠10 mg　1回1錠（1日1錠）/1日1回朝食後　30日分

▶指導記録

#1　HMG-CoA還元酵素阻害薬に関連した横紋筋融解症発生リスク

S）コレステロール下げる薬はこれから飲み続けることになると言われた．副作用が心配です．

O）リピトール錠10 mg（HMG-CoA還元酵素阻害薬）処方．

A）HMG-CoA還元酵素阻害薬の横紋筋融解症について説明する必要がある．

P）Ep：リピトール錠には，まれに，横紋筋融解症が起こることがあることについて，初期症状などについて説明した．

　Cp：次回，横紋筋融解症の初期症状：筋肉痛，脱離感などについて確認する．

▶今回の処方

　①前回の処方と同じ　30日分

◆患者と薬剤師の会話（抜粋）

薬剤師：前回と同じ薬ですね．何か気になることはございませんか？

患　者：この薬を飲むと横紋筋融解症の副作用があると思うと心配です．2〜3日前から足のふとももあたりが痛いです．この副作用じゃないかしら．

薬剤師：最近，運動をしましたか？

患　者：先週の日曜日，町内会でウォーキングがあり参加しましたよ．

薬剤師：ふとももの痛みはその運動による筋肉痛だと思います．また，検査値の CPK 値は正常ですので横紋筋融解症の心配はないと思います．続けて薬を飲んでください．
患　者：わかりました．先生からもそう言われましたけど，心配でね．これで安心しました．きちんと薬は飲みます．

◆患者から得た検査値情報

TC 235 mg/dL, LDL-C 154 mg/dL, HDL-C 40 mg/dL, TG 250 mg/dL, BUN 15 mg/dL, Scr 0.9 mg/dL, CPK 35 IU/L, 血液検査 異常なし

薬物療法の検討

脂質異常症の診断基準は，空腹時の高 LDL-C 血症（LDL-C ≧ 140 mg/dL），低 HDL-C 血症（HDL-C ＜ 40 mg/dL），高 TG 血症（TG ≧ 150 mg/dL）のいずれかです．脂質異常症の治療は，栄養士による食事指導，運動療法，生活習慣について約 6 ヵ月実施後，検査値に改善がない場合，薬物療法が開始となります．治療目標は**表7-5**に示すように，ほかの危険因子も考慮し，脂質管理目標値を設定します．本症例は，高 LDL-C 血症以外の危険因子が 2 個（加齢，冠動脈疾患の家族歴）あるので，1 次予防では，中リスク群に分

表7-5 リスク別脂質管理目標値

治療方針の原則	カテゴリー	LDL-C以外の主要危険因子*	脂質管理目標値(mg/dL) LDL-C	HDL-C	TG
1次予防 まず生活習慣の改善を行った後，薬物療法の適応を考慮する	Ⅰ（低リスク群）	0	＜160	≧40	＜150
	Ⅱ（中リスク群）	1〜2	＜140		
	Ⅲ（高リスク群）	3以上	＜120		
2次予防 生活習慣の改善とともに薬物療法を考慮する	冠動脈疾患の既往		＜100		

脂質管理と同時にほかの危険因子（喫煙，高血圧や糖尿病の治療など）を是正する必要がある．
*LDL-C 以外の主要危険因子：加齢（男性 ≧ 45 歳，女性 ≧ 55 歳），高血圧，糖尿病（耐糖能異常を含む），喫煙，冠動脈疾患の家族歴，低 LDL-C 血症（＜ 40 mg/dL）
・糖尿病，脳梗塞，閉塞性動脈硬化症の合併はカテゴリーⅢとする．

（日本動脈硬化学会（編）：動脈硬化性疾患予防ガイドライン 2012 年版より改変）

類され，LDL-Cは140 mg/dL未満，TGは150 mg/dL未満となる．今回，LDL-CとTGが高値のためHMG-CoA還元酵素阻害薬で，ストロングスタチンであるアトルバスタチンカルシウム水和物［リピトール］が処方されたと考えられます．

服薬指導のポイント

脂質異常症は，血液中のコレステロールなどの脂質が，基準値以外の状態が長く続くと，血管内にコレステロールがたまり，動脈が狭く，弾力がなくなり，動脈硬化症になる可能性があります．主な治療薬を以下に示します．

◆脂質異常症治療薬の服薬指導ポイント

HMG-CoA還元酵素阻害薬：①肝臓のコレステロール合成に必要なHMG-CoA還元酵素を阻害して，コレステロールの合成を抑制し，血清コレステロール値を低下させます．②副作用は横紋筋融解症，肝障害，ミオパシーなど．フィブラート系薬剤は原則併用禁忌．アトルバスタチンカルシウム水和物はグレープフルーツジュースとの併用で作用が増強します．効果の強さによってスタンダードスタチンとストロングスタチンに分類されます．（スタンダードスタチン：プラバスタチンナトリウム［メバロチン］，シンバスタチン［リポバス］，フルバスタチンナトリウム［ローコール］，ストロングスタチン：アトルバスタチンカルシウム水和物［リピトール］，ピタバスタチンカルシウム［リバロ］，ロスバスタチンカルシウム［クレストール］）．

フィブラート系薬：①脂肪酸のβ酸化を促進して，肝臓のトリグリセリド（TG，中性脂肪）の生合成を抑制する薬です．②横紋筋融解症，肝障害などの副作用に注意が必要です．透析患者や腎不全などの重篤な腎障害患者には禁忌，HMG-CoA還元酵素阻害薬は原則併用禁忌です．食後に服用します．（ベザフィブラート［ベザトールSR］，クリノフィブラート［リポクリン，トライコア，リピディル］）．

陰イオン交換樹脂：①小腸でのコレステロールの再吸収を抑制し排泄を促して，コレステロール値を下げる薬です．②十分量200 mLの常温または水で飲みます．（コレスチミド［コレバイン］）．

その他：プロブコール［ロレルコ］，エゼチミブ［ゼチーア］，トコフェロールニコチン酸エステル［ユベラN］，イコサペント酸エチル［エパデール］．

指導記録(抜粋)

#1 HMG-CoA還元酵素阻害薬に関連した横紋筋融解症発生リスク

S) 最近, 足のふとももが痛いです. 横紋筋融解症ではないかと心配です.

O) リピトール錠10 mg(HMG-CoA還元酵素阻害薬)do処方, CPK 35 IU/L (30〜200 IU/L)

A) CPKが35 IU/Lと基準値内であること, 最近, 運動をしていることから, リピトールによる横紋筋融解症とは考えにくい. 不安からアドヒアランス不良となることも考えられるので, 継続服用についても指導する.

P) Ep:筋肉痛は運動によるものであり, 検査値からも横紋筋融解症ではないことを説明し, きちんと服用することを指導したところ理解された.

Cp:次回, 横紋筋融解症の初期症状の確認と, アドヒアランスを確認する.

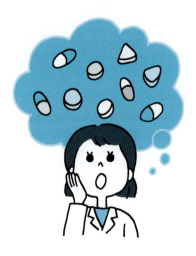

> アルコールは適量では, HDL-Cを上昇させる効果があります. 過量に摂取すると, VLDL-C合成が促進されTGが上昇し, HDL-Cが低下するので, 注意が必要です. ポルフェノール含有の赤ワインも適量がポイントです.

Case 30　高尿酸血症

患者プロフィール

山本賢一,　48歳,　男性,　会社員

　会社の健康診断で高尿酸血症と高血圧症を指摘されましたが放置していました．半年前に左側第1中足趾節関節（足親指のつけ根の関節）の痛みと腫れが生じ歩行が困難となり，整形外科を受診し，高尿酸血症と診断されました．今回，2回目の来局です．

◆薬歴（抜粋）

▶主な患者情報

　他科受診　なし，アレルギー　なし，副作用　なし，嗜好　飲酒（仕事が忙しくなるとビールを飲むことが多い），喫煙（なし），既往歴　なし

▶前回の処方

①ナイキサン錠100 mg　1回2錠（1日6錠）/1日3回朝・昼・夕食後　7日分

▶指導記録

#1　急性痛風発作の痛み軽減に関連した多量服用リスク

S）急性痛風発作の痛みをとって，治まってから，尿酸値を下げる薬がでると言われた．仕事も忙しいので早く痛みをとりたいから，1日に3回と言われていますが，もっと飲んでもよいですか？

O）ナイキサン錠100 mg　1回2錠（1日6錠）/1日3回朝・昼・夕食後　7日分処方

A）早く痛みを軽減したいと思っているので，決められた用量を超えて服用する危険も考えられる．用法・用量について説明する必要がある．

P）Ep：1回2錠（1日6錠）を1日3回朝・昼・夕食後に飲むこと，痛いところを冷やすこと，ビールは飲まないようにすることを指導した．また，しばらくしたら痛みが治まってくることを説明した．

　Cp：次回，痛みの程度，アドヒアランス確認する．

▶今回の処方

①ベネシット錠　1回1錠（1日2錠）/1日2回朝・夕食後　30日分
②ウラリットU　1回2錠（1日6錠）/1日3回朝・昼・夕食後　30日分
③ニューロタン錠25 mg　1回1錠（1日1錠）/1日1回朝食後　30日分

◆患者と薬剤師の会話（抜粋）

患　者：先日は，足の関節がひどく痛みつらかったですが，痛み止めの薬を飲んで，ほとんど痛みもなく楽になりました．治ったように思います．

薬剤師：痛みは和らぎましたが尿酸値は高いので，下げる薬ベネシット錠がでました．この薬をきちんと飲んで痛風発作が起きないようにしましょう．また，この薬で尿路結石が起こるので予防の薬ウラリットUも出ています．

患　者：こんなに飲まなくてはいけないんですか？　続けて飲めるかな？　仕事が忙しいので．

薬剤師：尿酸値が10.2 mg/dLと高いので，目標は6 mg/dLです．しっかり飲んで，痛みが起こらないようにしましょう．

患　者：わかりました．飲むようにします．

◆身体所見
　身長　176 cm，体重　70 kg，血圧　138/87 mmHg

◆患者から得た検査値情報
　血清尿酸値　10.2 mg/dL，Scr　0.8 mg/dL

薬物療法の検討

今回の症例は，痛風発作沈静化したため，尿酸排泄促進薬（プロベネシド[ベネシッド]）が開始となり，尿路結石予防のためクエン酸カリウム・クエン酸ナトリウム配合薬[ウラリットU]，降圧薬（ロサルタンカリウム[ニューロタン]）も追加となりました．

高尿酸血症は，図に示すように「高尿酸血症・痛風の治療ガイドライン（第2版）」で治療指針が打ち出されています．

今回の症例は，尿酸値が10.2 mg/dLと高い，激しい関節炎があったので，短期間のみの比較的大量の非ステロイド性抗炎症薬（NSAIDs，ナプロキセン[ナイキサン]）が投与されました．痛みが治まったので，急性腎障害はないことから，プロベネシドが開始となりました．尿酸排泄促進薬により尿中の尿酸排泄量が増加すると，尿路結石ができやすくなるので，クエン酸カリウム・クエン酸ナトリウム配合薬が併用されました．高血圧は，高尿酸血症・痛風を有する患者に高頻度に合併し，長期予後に関係するので薬による治療が望まれます．ロサルタンカリウムやカプトプリル，エナラプリルマレイン酸塩[レニベース]は降圧効果と尿酸排泄促進効果をあわせもつので，推奨されています．適正なエネルギー摂取，プリン体．果糖の摂取制限などの生活指導も大切です．

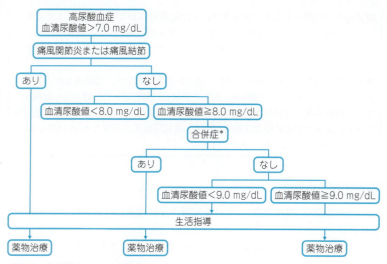

図7-1 高尿酸血症の治療指針
*腎障害,尿路結石,高血圧,虚血性心疾患,糖尿病,メタボリックシンドロームなど
(日本痛風・核酸代謝学会ガイドライン改訂委員会(編):高尿酸血症・痛風の治療ガイドライン,第2版,メディカルレビュー社,2010)

服薬指導のポイント

◆高尿酸血症治療薬の服薬指導ポイント

尿酸排泄促進薬:①尿酸が尿細管で再吸収されるのを抑制し,尿中へ排泄されるのを促進し,高尿酸血症を改善する薬です.②服用開始時に一時的に痛みが強くなることがあります.この薬を飲んでいて痛風発作が起きても,自己判断で用量の変更や中止はしないよう指導します.尿中への尿酸排泄が増加するため,尿路結石ができやすくなるので,心臓や腎臓がわるくなければ1日2L程度の水分を十分にとること,尿アルカリ化薬を併用することを説明します.③副作用:劇症肝炎などの重篤な肝障害,黄疸(プロベネシド[ベネシッド],ベンズブロマロン[ユリノーム]).

尿酸合成阻害薬:①体の中で尿酸がつくられるのを抑制し,高尿酸血症を改善する薬です.②服用開始時に一時的に痛みが強くなることがあります.この薬を飲んでいて痛風発作が起きても,自己判断で用量の変更や中止はしないよう指導します.腎排泄のため,腎機能が低下した患者には用法・用量の調節をします.③副作用:発疹などの皮膚症状または過敏症状など(アロプリノール[ザイロリック]).

尿アルカリ化薬：①尿をアルカリ性にして尿酸結石ができないようにする薬です．②定期的に尿のpHを測定します．マンデル酸ヘキサミンとは併用禁忌．③副作用：高カリウム血症(**クエン酸カリウム・クエン酸ナトリウム配合薬[ウラリットU]**)．

痛風発作治療薬：①痛風発作の激しい痛みを抑える薬です．②痛風を治す薬ではありません．コルヒチン(副作用：再生不良貧血，顆粒球・白血球・血小板減少，禁忌：妊娠中または妊娠の可能性のある人)．コルヒチンは予感のみ有効で，激しい関節痛が生じると効果は著減します．痛風関節炎の治療の主体はNSAIDsです(**コルヒチン，NSAIDs，ステロイド**)．

指導記録（抜粋）

#2 高尿酸血症(痛風発作)における知識不足に関連したアドヒアランス不良リスク

S) 痛み止めを飲んで，痛みがなく，治ったようだ．こんなにたくさん飲めないかもしれない．

O) ベネシット錠 1回1錠/1日2回朝・夕食後，ウラリットU 1回2錠/1日3回朝・昼・夕食後，ニューロタン錠25 mg 1回1錠/1日1回朝食後 以上30日分

現在，関節痛 なし，尿酸値 10.2 mg/dL

A) 痛みが治まったこと，仕事が忙しいことなど内服薬アドヒアランスの不良が推測されるので，服薬することの意義などについて指導する必要がある．

P) Ep：尿酸値が高いので，6 mg/dLを目標とし，尿酸値を下げるベネシット錠，また，この薬で尿路結石が起こるので予防の薬ウラリットUについて説明した．きちんと飲んで痛風発作が起きないようすることについて説明した．

　Cp：次回，痛みの程度，アドヒアランスを確認する．

プリン体を多く含む食品，レバー，魚干し物，イサキ白子，カツオ，大正エビは避け，糖質・蛋白質は多すぎないようにします．酒類は1日酒1合，ビール1本，ウイスキー1/3合のいずれかとします．

章末問題　代謝性疾患

以下の患者プロフィールを読んで，続く問題を解いてみましょう．

患者プロフィール

中村英二，50歳，男性，会社員

6年前にメタボリックシンドローム①と診断され3年前から糖尿病治療のため経口血糖降下薬を服用しています．昨晩，普段よりも大量に飲酒をしましたが，いつもの習慣で朝食前に散歩をしたところ，手と足にふるえを感じたため，すぐに近くにあった自動販売機のジュースを摂取し低血糖症状②は回復しました．急いで家に帰り自己血糖測定器で測定したところ測定値は58 mg/dLでした．

家族歴	母親が糖尿病
嗜好	アルコール（2合/日，週3～4日）
身体所見	身長 174 cm，体重 80 kg，BMI 26.4，血圧 144/87 mmHg
治療薬	①アマリール錠1 mg　1回2錠（1日2錠）/1日1回朝食後 ②エクア錠50 mg　1回1錠（1日2錠）/1日2回朝・夕食後 ③メトグルコ錠250 mg　1回2錠（1日4錠）/1日2回朝・夕食後 ④リピディル錠80 mg　1回1錠（1日1錠）/1日1回朝食後 ⑤オルメテック錠20 mg　1回1錠（1日1錠）/1日1回朝食後
検査所見	BS 167 mg/dL，HbA1c(NGSP) 7.5%，AST 43 IU/L，ALT 48 IU/L，BUN 15.9 mg/dL，Scr 0.53 mg/dL，TG 204 mg/dL，HDL-C 57 mg/dL，LDL-C 149 mg/dL

Question

No1. 下線部①について，メタボリックシンドロームの診断基準には必須条件（ウエスト周囲長）以外に何がありますか？

No2. 糖尿病患者の脂質管理目標値について，TG（早朝空腹時）が400 mg/dL未満である場合，冠動脈疾患ありとなしで分類するとLDL-C，HDL-C，TGはおのおのいくつでしょうか？

No3. 下線部②について，低血糖症状には交感神経症状と中枢神経症状がありますが，おのおのどのような症状がありますか？

No4. 低血糖に関して，この患者にどのように服薬指導をしますか？

No5. 処方薬とアルコールとの相互作用で注意することは何ですか？

第8章 神経・筋の疾患

Case 31 脳梗塞

患者プロフィール

加藤　武, 65歳, 男性, 会社員

　半年前より, 右片方の手足のしびれや, 力が入らない感じが数回ほどみられましたが, 年齢からくるものと思い, 放置していました. ある日, 帰宅直後の玄関先で突然, 右片方の手足にまったく力が入らず座り込んでしまい, 右顔面からの流涎がみられました. 迎えに出てきた妻が発見し, 救急車にて総合病院に搬送され, 入院となりました.

◆薬歴（抜粋）

▶主な患者情報

　既往歴　高血圧, 脂質異常症, 糖尿病(55歳時会社の健康診断にて指摘), アレルギー　なし, 嗜好　飲酒(缶ビール1日1本), 喫煙(1日10本程度)

▶服用薬

　①イミダプリル塩酸塩錠5 mg　1回1錠(1日1錠)/1日1回朝食後　30日分
　②メバロチン錠5 mg　1回1錠(1日1錠)/1日1回夕食後　30日分
　③グルコバイ錠100 mg　1回1錠(1日3錠)/1日3回朝・昼・夕食直前　30日分

◆入院中の検査値情報

　HbA1c　13.5 g/dL

◆診断と治療

　脳梗塞と診断され, 薬物療法が開始されました.

◆患者と薬剤師の会話（抜粋）

薬剤師：麻痺はいかがですか？
患　者：(ゆっくりした話し方)発見が早かったおかげで, 早期の治療が可能で, 軽度の麻痺で済みました.
薬剤師：お薬はちゃんと飲めていましたか？
患　者：(ゆっくりした話し方)言われたとおり飲んでいましたよ.
薬剤師：食事や運動はいかがでしたか？
患　者：(ゆっくりした話し方)先生から血圧やコレステロールの値や血糖値はだいたいコントロールできていると聞いていましたので安心していまし

た.食事や運動は,あまり気にかけていませんでした.

◆入院後の処方(慢性期の処方)
　①ニューロタン錠25 mg　1回1錠(1日1錠)
　　アマリール錠1 mg　1回1錠(1日1錠)
　　バイアスピリン錠100 mg　1回1錠(1日1錠)/1日1回朝食後　7日分
　②リポバス錠5 mg　1回1錠(1日1錠)/1日1回夕食後　7日分

◆患者と薬剤師の会話(抜粋)
薬剤師:今回お薬が変更となりましたよ.調子はどうですか? めまいはありますか? 黒い便ではありませんか?
患　者:めまいもありませんし,お通じも問題ありません.
薬剤師:それはよかったですね.バイアスピリン錠100 mgは血液が脳の血管内で固まらないように予防します.
患　者:今回のようにならないようにきちんと飲むようにします.

薬物療法の検討

　再発予防への指導が重要となります.まず,脳卒中は,脳の血管が詰まる「脳梗塞」,脳の細い血管が裂けて脳の組織の中に血腫(出血の固まり)をつくる「脳出血」,さらに脳の太い血管にできた脳動脈瘤が裂けて脳の表面に出血する「くも膜下出血」に分類できます.脳梗塞が起こる危険因子としては,年齢,男性,高血圧,糖尿病,脂質異常,喫煙,心房細動,大量飲酒が挙げられます.したがって,患者の生活改善が重要であり,患者の協力なしには治療継続が行えません.服薬指導としては,アドヒアランス向上の指導だけでなく,生活改善に関する指導も重要と考えます.治療に関しては,患者自身が疾患を深く理解し,積極的に参加することが不可欠なため,しっかりとした信頼関係を築く必要があるでしょう.

　治療は急性期と慢性期に分けられます.薬剤師として関与することが多いのは,慢性期です.慢性期の治療としては,基礎疾患治療と脳梗塞の再発予防のための治療(抗血小板薬,抗凝固薬)が行われます.

　本症例の場合,ロサルタンカリウム[ニューロタン](ARB),グリメピリド[アマリール](SU薬),シンバスタチン[リポバス](HMG-CoA還元酵素阻害薬)は基礎疾患の治療として処方されています.また,脳梗塞の再発予防として,アスピリン[バイアスピリン](抗血小板薬)が投与されています.

服薬指導のポイント

ARBはアルドステロン分泌抑制作用により血清カリウム値が上昇します．症状として，四肢のしびれ，不整脈，頻脈，吐き気などの症状があります．腎機能が低下した場合は，そのリスクが高まりますので注意が必要です．また，血管性浮腫の副作用も報告されていますので注意が必要です．SU薬は膵β細胞に働き，インスリンの分泌を促すため，低血糖の症状を起こすことがあるので注意が必要です．HMG-CoA還元酵素阻害薬は，重篤な副作用として横紋筋融解症の副作用が報告されており，腎機能の低下時はそのリスクが高くなるので注意が必要です．抗血小板薬としてのアスピリンは鎮痛薬としての用量よりは少ないですが，長期の服薬により，消化管出血の副作用も報告されているので注意が必要です．

指導記録

#1 長期服用に起因したアドヒアランス不良のハイリスク

S) 服用は厳守していたよ．
O) 残薬確認．問題なし．
A) このままアドヒアランスモニタリングを行う
P) Ep：アドヒアランスの推進．具体的には，服薬遵守，食事療法，運動療法などの指導を行う．
　 Op：指導項目のモニタリング．

#2 アスピリン（バイアスピリン）に起因した副作用（消化管出血）のハイリスク

S) めまいもありませんし，お通じも問題ありません．
O) HbA1c 13.5 g/dL，黒色便なし．
A) 現在のところ，バイアスピリン錠による副作用はみられていない．
P) Ep：脳梗塞の危険因子についての説明を行い，患者の疾患に関する意識を高めてもらう．
　 Op：引き続き，バイアスピリン錠の副作用，特に消化管出血に関するモニタリングを行う．

> 脳梗塞を起こした患者は，今後長期の服薬が必要となります．投薬による副作用，さらに合併症も起こることが考えられるため，薬剤師は気軽にコミュニケーションがとれるような信頼関係を築くことが重要です．

Case 32 てんかん

患者プロフィール

久保田耕一，20歳，男性，学生

夜中に，本人の運転で友人たちとドライブ中に，電柱に激突し，救急車にて搬送．幸い命には別状はなく，右肩の骨折で入院となりました．医師からの情報によると，事故前後の記憶がない状態だったとのことです．高校1年生のときに数回ほど意識がなくなることがありました．意識がない状態のときは，友人の話によると小刻みな痙攣を起こしているらしいとのことでした．その後，受診をし，脳波検査により部分発作の2次性全般発作と診断され，テグレトールが処方され，服用していました．3年ほど薬を服用していましたが，意識がなくなることや痙攣発作もみられず，自己判断で服用を中止．そして，今回の事故となりました．

◆薬歴(抜粋)

▶主な患者情報

既往歴 17歳のときに部分発作の2次性全般発作と診断，副作用 なし，健康食品 なし，OTC薬 なし

▶服用薬

①テグレトール錠100 mg　1回1錠(1日3錠)/1日3回朝・昼・夕食後　30日分

▶指導記録(抜粋)

#1　抗てんかん薬の知識不足に関連したアドヒアランス不良

S)まじめに薬を飲んでいたが発作が起きなかったので，治ったと思い，飲むのをやめました．

O)半年以上前から中止．今回発作が起き，事故を起こした．

A)抗てんかん薬の長期服用の必要性を理解していなかった．

P)Ep：服用遵守の重要性について説明する．

　Op：次回アドヒアランスの確認．

入院後は以下の処方が追加となりました．

①デパケンR錠200 mg　1回1錠(1日2錠)/1日2回朝・夕食後　7日分

◆薬剤師との会話(抜粋)

薬剤師：昨日よりお薬が追加になりました．

患　者：前にもらっていたお薬に追加で朝と夜に飲む薬ですよね．

薬剤師：そうですね．これからは，自己判断で飲むのをやめるのではなく，正しく継続して服用してくださいね．

患　者：はい，肝に命じます．

薬剤師：以前はお薬が1種類で，副作用もみられていないようですが，お薬が2種類になったので，副作用の発現に注意していかなくてはなりませんね．いままでと何か違うと感じるような症状があれば速やかに報告してくださいね．
患　者：わかりました．

薬物療法の検討

てんかんの部分発作の予防には，カルバマゼピン［テグレトール］が第1選択薬として推奨されます．最初の処方は，ガイドラインに従った処方であると考えられます．第2選択薬はフェニトイン［アレビアチン，ヒダントール］，ゾニサミド［エクセグラン］，バルプロ酸ナトリウム徐放剤［デパケンR，セレニカR］が推奨されます．入院後の処方は，アドヒアランス不良にも原因がありますが，再発防止のために，バルプロ酸ナトリウム徐放剤を追加したものと考えます．新規の抗てんかん薬を用いる場合は，第1選択薬としてラモトリギン［ラミクタール］，次いでレベチラセタム［イーケプラ］，次いでトピラマート［トピナ］が推奨されます．後発品への切り替えに関し，発作が抑制されている患者では，服薬中の薬剤切り替えは推奨されません．切り替えに関しては，医療者および患者の同意が不可欠です．

服薬指導のポイント

カルバマゼピンはNaチャネルを阻害して興奮性神経伝達系を抑制し，部分発作に用いられる薬です．副作用としては，眠気，ふらつき，めまい，複視など多くの副作用があります．さらに，この薬剤はCYP3A4を主とする代謝酵素の器質となり阻害および誘導により多くの薬物との相互作用があるので，併用薬には注意が必要です．

バルプロ酸ナトリウム徐放剤も，Naチャネルを阻害して興奮性神経伝達系を抑制し，さらにGABA$_A$受容体を介し抑制系神経の作用を増強し，すべての型の全般発作に用いられます．副作用として，重篤な肝障害，黄疸，脂肪肝，高アンモニア血症に伴う意識障害などがみられます．まれに，両薬剤ともスティーブンス・ジョンソン症候群のような重篤な副作用が現れることがあるので，初期症状に対する情報提供を行い，速やかな服薬の中止，医師・薬剤師への連絡をさせることが重要です．

指導記録

#1 抗てんかん薬の知識不足に関連したアドヒアランス不良

S) 入院してからは指示を守って, 薬を飲んでいます.
O) 残薬の確認.
A) 現在, 抗てんかん薬の服用は良好である.
P) Ep: てんかん発作に関する服薬遵守の理解を高めるために, 長期にわたる服薬の必要性, てんかん疾患について説明する(アドヒアランス向上に向けた指導).

#2 抗てんかん薬の長期服用に起因した副作用発現

S) 体調の違和感は感じてないです.
O) 視診, 触診による変化はみられない.
A) 継続的な副作用モニタリングの必要性.
P) Cp: 退院後のモニタリング計画を立てる.
　 Ep: 重篤な副作用を早期発見するための, 指導および対応方法の指導を行う.

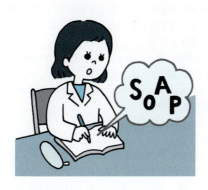

　てんかんの薬物療法は長期にわたるため, アドヒアランスが重要です. 患者教育は大変重要となるため, 医師・病院薬剤師・薬局薬剤師の連携も重要です. また, 家族の方にも, この病気に対する認識をもってもらう必要があります.

Case 33　パーキンソン病

患者プロフィール

佐々木哲也，45歳，男性，公務員

　5年前より右手の振戦に気づき，総合病院神経内科にてパーキンソン病と診断．ネオドパストン配合錠Lにて薬物療法が開始され，指示どおりの服用で効果がみられ，通常の生活が可能となりました．最近，ネオドパストン配合錠Lを服用後，身体がくねくねと動いてしまう症状に気づき来院したところ，検査目的で入院となりました．

◆薬歴（抜粋）

▶主な患者情報

　既往歴　パーキンソン病，アレルギー　なし，副作用　なし，健康食品　なし，OTC薬　なし

▶服用薬

　①ネオドパストン配合錠L 100 mg　1回3錠（1日6錠）/1日2回朝・夕食後　30日分

▶指導記録（抜粋）

　#1　レボドパ長期投与に起因したジスキネジア発現

　S）お薬は指示を守って服用している．身体がくねくねと動いてしまう．

　O）残薬確認し，正しく服用していることを確認した．

　A）副作用発現と考えられる．

　P）Cp：副作用の問題も考えられるため，服薬した時間，くねくね症状が起きる時間などを記録してほしいと説明．

◆患者と薬剤師の会話（抜粋）

薬剤師：身体のくねくね症状はいかがですか？

患　者：はい，続いていますね．

薬剤師：先日お話しさせていただいたように，お薬を飲んだ時間，くねくね症状に気づかれた時間など記録していただけましたか？

患　者：朝夕の食後30〜60分ぐらいでくねくね症状が現れるように思います．

薬剤師：お昼どきはいかがですか？

患　者：お昼どきはないです．

◆入院中の処方

　①ネオドパストン配合錠L 100 mg　1回1.5錠（1日6錠）/1日4回朝・昼・夕食後・就寝前　7日分

◆患者と薬剤師の会話(抜粋)

薬剤師:お薬の服用回数が変わり,1日4回になり,1回に服用する量も変わりましたよね.
患　者:はい.以前より飲む回数が増えましたが,毎食後と寝る前ですので,きっかけがありますから,飲めますよ.
薬剤師:以前と比べてくねくね症状はいかがですか？
患　者:そういえば,あまり気にならなくなりました.
薬剤師:それはよかったですね.ほかに,以前と比べて何か新しい症状や変わったことはなかったですか？
患　者:いまのところはないです.

薬物療法の検討

　レボドパ(L-dopa)誘発によるジスキネジアには,peak-doseジスキネジアとdiphasicジスキネジアとがあります.peak-doseジスキネジアはパーキンソン症状がコントロールされているとき(on時)に現れ,レボドパの血中濃度の高い時期に一致します.diphasicジスキネジアはレボドパの血中濃度の上昇期と下降期に2相性に出現し,on時の間はジスキネジアは消失しています.ジスキネジアの症状は,顔面,舌,頸部,四肢,体幹に舞踏病として現れます.軽症の場合は日常生活レベルを低下させないので治療は不要です.日常生活に支障をきたすようなジスキネジアについては治療を行う必要があります.peak-doseジスキネジアの場合は,レボドパの1回量を減らして投与回数を増やすことにより,血中濃度,脳内濃度のピークを下げます.1回量を50〜80％に減らして服用回数を4〜8回/日,あるいはそれを2時間ごとに増やします.これでも不十分な場合は,さらにレボドパを減量し不足をドパミンアゴニストの追加・増量で補います.ジスキネジアを抑制しながらon時間を維持するためにレボドパを減量していくと,補充するドパミンアゴニストが比較的大量に必要となることがあり,精神症状などの副作用が発現しやすくなるので常用量の範囲を超える場合は注意が必要です.

服薬指導のポイント

　レボドパの服薬初期には,悪心・嘔吐を生じることがありますが,継続によって症状は軽減します.鉄剤との併用により,キレートを形成し吸収が減少するとの報告があります.やむをえず服用する場合は投与間隔を空けるよ

表8-1　パーキンソン病治療薬の種類

レボドパ製剤および配合剤	脳内へのドパミンの補充
MAO-B阻害剤	ドパミンの分解抑制
COMT阻害剤	レボドパの半減期をのばし，効果持続時間を延長する
ドパミンアゴニスト	ドパミン受容体刺激作用がある
抗コリン薬	パーキンソン病で亢進しているアセチルコリン作動性神経の活動抑制
ドパミン遊離促進薬	ドパミン
ノルアドレナリン前駆物質	すくみ足，起立性低血圧に有効
レボドパ賦活薬	パーキンソン症状の改善

うに指導します．H_2受容体拮抗薬やPPIを服用している患者や，胃酸分泌の低下を起こしている患者は，レボドパの消化管からの吸収が低下し，十分な効果が得られない可能性があるため注意が必要です．このような患者が服用する場合は，レモン汁などによる酸の補充により血中濃度の改善が認められるとの報告があります．また，レボドパやその代謝物は酸化されて，それが汗などから排泄され，黒く着色することがあります．

指導記録

#１　レボドパ長期投与に起因したジスキネジア発現

S) 身体のくねくね感は幾分よくなったように感じます．
O) みた目にも改善傾向がみられる．
A) ネオドパストン配合錠L（レボドパ・カルビドパ配合）が2回から4回に変更され血中濃度↓となり，ジスキネジア改善．
P) Op：ジスキネジア症状の確認．
　Ep：パーキンソン病に対する理解の向上を行う．

#2　レボドパ配合剤の服用回数増加に関連したアドヒアランス不良

S) 服用回数が増えたので大変だ．
O) 1回1.5錠/1日4回朝・昼・夕・寝る前
A) アドヒアランスの確認をする必要がある．
P) Op：服用後の空シートの確認．
　Ep：1日4回服用の必要性について説明する．

#3 服用回数変更後の症状改善不良の場合,代替法の検討
A) レボドパ4回服用でもジスキネジア症状の改善がみられない場合に,ドパミンアゴニストである,ブロモクリプチンやカベルゴリン,タリペキソールについて検討を行う必要あり.
P) 各薬剤の常用量,副作用を添付文書から調査.

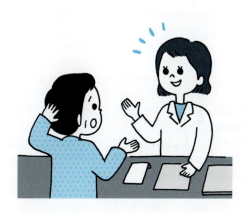

> **On-off現象**
> パーキンソン病治療薬の服薬時間や血中濃度に関係なく,症状がコントロールされている状態(on時)と,症状が悪化している状態(off時)が急激に繰り返される現象.

Case 34　アルツハイマー病

患者プロフィール

斎藤展子，65歳，女性，無職．

　ご主人と2人暮らし．63歳頃から物忘れが観察されるようになり，失見当識が激しくなり，自発性の低下や，妄想が激しくなり，夫が不安に思い，妻とともに来院したところ，検査および加療目的で入院となりました．

◆薬歴（抜粋）
▶主な患者情報
　他科受診　なし，併用薬　なし，アレルギー　なし，健康食品　なし．
▶指導記録（抜粋）
　#1　剤形に起因したアドヒアランス不良
　S（夫）)食べ物中に何か違和感があると出すような感じ．
　O)服薬時に観察したところ，口から出した．
　A)薬を服用してもらうことを考えなければならない．錠剤の服用は困難なため貼付剤への変更を考慮する．
　P)Cp：医師に貼付剤［リバスタッチパッチ］の提案をする．
▶入院後処方
　①アリセプト錠3 mg　1回1錠（1日1錠）/1日1回朝食後　7日分
▶医師に提案後の処方
　①リバスタッチパッチ4.5 mg　1回1枚（1日1枚）/1日1回　7日分

◆患者家族と薬剤師の会話（抜粋）
薬 剤 師：以前の飲み薬は正しく服用できていなかったので，先生と相談して同じような効果のある貼り薬に変更してもらいました．
患者の夫：飲んだり飲まなかったりでしたので，貼り薬に変わって安心しています．
薬 剤 師：自分で剝がすようなことはないですか？
患者の夫：ありません．
薬 剤 師：薬の効果判定は難しいですが，何か変わった症状はみられませんか？貼り薬は皮膚のかぶれなどもありますがいかがですか？
患者の夫：いまのところはないと思います．

薬物療法の検討

　認知症の診断基準(DSM-Ⅳ-TR)により認知症を確定し，アルツハイマー型認知症の鑑別を行い，ドネペジル塩酸塩［アリセプト］が開始されたと考えられます．ドネペジル塩酸塩の投与は病状の進行遅延が目的で，1日1回3 mgから開始し，1～2週間後に5 mgに増量し，経口投与します．高度のアルツハイマー型認知症患者には，5 mgで4週間以上経過後，10 mgに増量します．なお，症状により適宜減量します．先発医薬品として，口腔内崩壊錠，ドライシロップ1％，錠剤，内服用ゼリー製剤があります．後発医薬品には，口腔内崩壊フィルム製剤，口腔内崩壊錠，細粒0.5％，錠剤，内服用ゼリー，内服用液剤があります．患者の状況を観察しながら，適切な剤形を選択します．この患者では錠剤の服用が困難であると判断し，貼付剤であるリバスタッチパッチ(リバスチグミン)への変更を提案しました．

服薬指導のポイント

　薬物療法の目的は，病状の進行遅延が目的で，症状が変わらないことが効いているということである点を家族に伝える必要があります．また，増量が症状の悪化を示すわけでないことも説明します．

　アリセプト錠は最初3 mgから投与を開始し，消化器系副作用発現を抑える目的で設定されているため，指示どおり，1～2週間後には軽度・中等度認知症治療のための5 mgへの増量が必要です．さらに，高度認知症と認められれば10 mgの増量が可能ですが，寝たきりの患者，摂取困難な患者，意思の疎通がとれない患者は服用中止を考慮しなければなりません．製薬企業より「生活のご様子確認票」のようなツールが提供されているので，そのようなツールを患者の状態や薬の評価に利用するのもいいでしょう．副作用として，食欲不振，悪心・嘔吐，下痢がよく観察され，嘔吐により誤嚥性肺炎を起こしたり，それによる死亡例も報告されています．意思疎通が図れない患者は，副作用を訴えることができないため特に注意が必要です．

指導記録

#1　剤形に起因したアドヒアランス不良
S(夫))リバスタッチパッチは毎回貼っています．
O)残薬を確認し服薬状況を評価．

A) 貼付剤への変更によりアドヒアランス良好.
P) Ep：介護者に服薬意義などについて説明する.
　Op：次回も毎日貼付しているか確認.

#2　**貼付剤に関連した副作用発現リスク**

O) 貼付場所の確認.
A) 貼付によるかぶれなどの副作用発現の可能性がある.
P) Ep：介護者にかぶれ予防のために貼付場所について指導する.

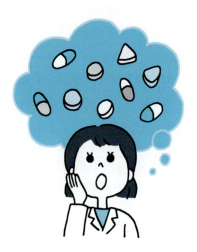

> 介護者には，認知症の薬物療法を行う目的を理解してもらう必要があります．1つは認知機能をよくしたり，認知機能の低下のスピードを遅らせること，もう1つは周辺症状を改善することです．薬剤師は，わかりやすい言葉でお薬の説明を丁寧に行い，不安を取り除いてあげましょう．

Case 35　多発性硬化症

患者プロフィール

竹下　昇，35歳，男性，会社員

　突然，眼球運動に伴う痛み，さらに急激な視力低下がみられました．また，首を前に曲げたときに背中から下肢にかけて電撃のような痛みが放散したので，近くの総合病院を受診．原因解明に向け，検査および治療目的で入院となり，多発性硬化症の診断を受けました．

　診断後，急性期の治療としてステロイドパルス療法を受け，症状は改善したため，通院治療となりました．今回，進行抑制・再発予防の目的で短期間の入院となりました．

◆薬歴（抜粋）

▶主な患者情報

　既往歴　なし，服用薬　なし，アレルギー　なし，嗜好　飲酒（なし），喫煙（なし），健康食品　なし，サプリメント　なし．

▶指導記録（抜粋）

#1　多発性硬化症の進行抑制・再発予防のための薬物療法管理

S）視力の低下，四肢のしびれ症状がある．

O）そのほかに排尿が少し弱い．

A）再発・進行抑制に対する薬物療法を考慮し，その場合の用法・用量，副作用を調査．

P）ガイドラインに沿った治療［イムセラ，バップフォー］を医師に提案する．

▶再発予防と諸症状に対応した処方

　イムセラははじめて投与を行う場合は，緊急時に十分に対応できることが条件となっているため，1週間程度の入院を行い開始しました．

①イムセラカプセル0.5 mg　1回1 Cap（1日1 Cap）/1日1回朝食後　7日分
②バップフォー20 mg　1回1錠（1日1錠）/1日1回朝食後　7日分

◆患者と薬剤師の会話（抜粋）

薬剤師：イムセラというお薬を服用していただいていますが，症状についてはいかがですか

患　者：わるくなっている感じはありません．

薬剤師：心臓の動きに関して気にかかることはありませんか？

患　者：違和感を感じるようなことはありません．

薬剤師：副作用に関してはこれからも注意していきましょうね．何か感じたら，

医師や薬剤師に報告してくださいね.

薬物療法の検討

急性増悪期には，急性期短期療法として（メチルプレドニゾロンの大量点滴パルス療法：ステロイドパルス療法）や血漿交換療法を行います．急性期を過ぎるとリハビリテーションを行い，各諸症状への対症療法としては，有痛性強直性痙攣に対しカルバマゼピン［テグレトール］を，手足の突っ張り（痙縮）に対してはバクロフェン［リオレサール，ギャバロン］などの抗痙縮薬，排尿障害に対してはプロピベリン塩酸塩［バップフォー］などが用いられます．長期的な再発予防・進行抑制のための治療として，インターフェロンβ-1b［ベタフェロン］，インターフェロンβ-1a［アボネックス］，フィンゴリモド塩酸塩［イムセラ，ジレニア］の内服薬の保険適用があります．これらの薬剤に効果が認められない場合や使用が不可能な場合は，適応外使用として，アザチオプリン［イムラン，アザニン］，シクロホスファミド水和物［エンドキサン］，ミトキサントロン塩酸塩［ノバントロン］，メトトレキサート［メソトレキセート］などを考慮する必要があります．

服薬指導のポイント

会社員ということで，通院の必要性があるインターフェロンの注射による予防は避けたいと考えます．保険適用となったフィンゴリモド塩酸塩の内服治療を選択していますが，この薬剤は投与初期に，心拍低下や房室伝導の遅延などの徐脈が起きることがあるので，患者に対し何か不都合な症状を感じたらすぐに医師・看護師・薬剤師などに報告するように指導しました．また，国内における臨床試験数が少ないため，添付文書に記載されていない副作用も起きる可能性があることから，些細なことでも医師・薬剤師へ報告するようお願いします．

また，服薬後十分な効果が認められなければ，他剤への変更も考えられることなど，今後の治療に対する情報も提供する必要性があると考えます．

この疾患の多くは，再発・寛解を繰り返しながら慢性に経過をたどります．この疾患に対する患者の理解や患者との信頼関係が重要となります．

指導記録

#1　多発性硬化症の進行抑制・再発予防の薬物療法管理

S) 今回開始となった薬はきちんと飲んでいます．排尿は改善されました．
O) イムセラカプセル 0.5 mg　1回1 Cap
　バップフォー 20 mg　1回1錠/1日1回朝食後
A) イムセラカプセルとバップフォーの服用意義について指導する必要がある．
P) Ep：各薬剤について指導する．バップフォーにより排尿改善．

#2　イムセラカプセルに起因した副作用発現リスク

S) イムセラカプセルを飲んでから特に変わったことはありません．
O) 患者の報告によれば，副作用は発現していない．
A) 今後も継続的な副作用モニタリングが必要．
P) Cp：製薬企業などから出される情報にも注意する．

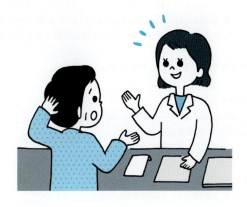

　市販後まもない薬は，特に，副作用や相互作用に関する情報が少ないため，薬剤師として，考えうる限りの情報を収集し，また目の前の症例から得られた情報を報告する必要があります．目の前の患者への対応だけでなく，全国の薬剤師へも情報を発信しましょう．

Case 36 脳血管性認知症

患者プロフィール

高橋秀樹,63歳,男性,無職.

8年前に妻をがんで亡くし,その後は1人で生活.50歳ぐらいのときに,会社の健康診断にて高血圧,糖尿病,脂質異常症を指摘され,薬物療法を開始しました.元来,飲酒が好きで,各疾患はよくもわるくもない状態でした.62歳のときに脳出血を起こし,右の手足の麻痺および言葉の麻痺がありました.数ヵ月のリハビリ後不自由が残るものの,ある程度自分で身の回りのことはできる状態になりました.その後も,少量の飲酒は続き,最近,記憶障害や,自発性低下,意欲低下がみられるようになり,毎週自宅を訪問してくれる娘の勧めもあり,総合病院に来院し検査入院となりました.

◆薬歴(抜粋)

▶主な患者情報

既往歴 高血圧,糖尿病,脂質異常症

▶服用薬

①ブロプレス錠4 mg　1回1錠(1日1錠)/1日1回朝食後　30日分
②メバロチン錠10 mg　1回1錠(1日1錠)/1日1回夕食後　30日分
③アマリール錠0.5 mg　1回1錠(1日3錠)/1日3回朝・昼・夕食直前　30日分

▶指導記録

#1　脳血管性認知症に起因したアドヒアランス不良

S)飲んだかなぁ～.
O)残薬の数量が合わない.
A)脳血管性認知症のためアドヒアランスが不良.
P)Op:介護者による服薬支援をする.
　Cp:アドヒアランスの確認をする.

◆診断と治療

脳血管性認知症と診断され,薬物療法が開始されました.

◆入院中の処方

①ブロプレス錠4 mg　1回1錠(1日1錠)/1日1回朝食後　7日分
②メバチロン錠10 mg　1回1錠(1日1錠)/1日1回夕食後　7日分
③アマリール錠0.5 mg　1回1錠(1日1錠)/1日1回朝食後　7日分
④サアミオン錠5 mg　1回1錠(1日3錠)/1日3回朝・昼・夕食後　7日分
⑤デパス錠0.25 mg　1回1錠(1日2錠)/1日2回朝・夕食後　7日分

◆患者の家族と薬剤師の会話（抜粋）

薬 剤 師：お父さんの様子はいかがですか？ 服薬状況はいかがですか？

患者の娘：お薬は飲めています．今回新しいお薬が追加されました．そういえば最近怒りやすいんです．

薬 剤 師：そうですか．今回追加になった2種類のお薬のうち，1つは，サアミオン錠5 mgで脳の血液循環や脳エネルギーの代謝障害を改善することで，意欲低下などの症状を改善するお薬です．もう1つは，デパス錠0.25 mgで，こちらのお薬は抗不安作用があり，怒りっぽい症状の改善に用いています．ただ，このお薬は，睡眠作用や筋肉をやわらげるような作用があるため，起き上がるときにはふらつきがみられるかもしれません．今回の量は少ない量から開始していますので，様子をみてください．

患者の娘：はい，わかりました．意欲低下や怒りっぽい症状が改善するお薬が追加になったのですね．

薬 剤 師：基礎疾患となる高血圧や脂質異常症，糖尿病をしっかりとコントロールするお薬と，脳出血後に現れた諸症状を改善するお薬が処方されています．

薬物療法の検討

基礎疾患である，高血圧，糖尿病，脂質異常症をコントロールすることが優先されます．血管性認知症は脳の血管の一部に梗塞や出血が起こると，その血管が担っていた部分の神経細胞に障害を受けます．そして，その神経細胞が担っていた機能が失われて認知症になります．認知症状（物忘れ，言葉の障害，計算障害，見当識の障害，物品使用の障害，段取りのわるさなど）だけでなく，周辺症状（徘徊，抑うつ症状，不安，暴力，幻覚，妄想，睡眠障害，食事に関する障害，拒否など）も多彩で，対症療法として併用薬物も多くなります．

服薬指導のポイント

本人の認知機能が低下してくると，アドヒアランスも低下してくるため，介護者を中心に服薬指導を行うこととなるので，薬ごとの薬効・用法・用量・副作用について説明する必要があります．カンデサルタンレキセチル［ブロプレス］の副作用として，アルドステロン分泌抑制作用による血清カリウム値上昇があります．症状としては，四肢のしびれ，不整脈，頻脈，吐き気な

どの症状があります．腎機能が低下した場合は，そのリスクが高まりますので注意が必要です．また，血管性浮腫の副作用も報告されています．プラバスタチンナトリウム［メバロチン］は重篤な副作用として横紋筋融解症の副作用が報告されており，腎機能の低下時はそのリスクが高くなるので注意が必要です．グリメピリド［アマリール］は膵β細胞に働き，インスリンの分泌を促すため，低血糖の症状を起こすことがあります．脳循環改善薬であるニセルゴリン［サアミオン］は12週間の投与で効果が認められなければ投与を中止するとの記載があるので，効果判定のためにも，正しい服用を指導する必要があります．エチゾラム［デパス］は，抗不安薬として処方され，怒りやすいなどの症状を抑制するために用いられます．ただし，催眠作用・筋弛緩作用などの副作用があるため，ふらつきや転倒に高齢者の投与時には特に注意が必要です．

指導記録

#1　脳血管性認知症に起因したアドヒアランス不良

S(娘))なんとか服薬は守られている．
O)残薬確認より，アドヒアランスは良好である．
A)介護者の服薬支援によりアドヒアランス良好となった．
P)Cp：退院後は薬局薬剤師による訪問薬剤管理指導を提案．薬局薬剤師に連絡する．

#2　脳血管性認知症の薬物療法管理

S(娘))今回新しい薬が追加となりました．
O)サアミオン錠5 mg　1回1錠(1日3錠)/1日3回朝・昼・夕食後
　デパス錠0.25 mg　1回1錠(1日2錠)/1日2回朝・夕食後
A)追加および変更薬剤について指導する必要がある．
P)Ep：各薬剤について指導する．
　Cp：サアミオン，デパスの副作用モニタリング．

> 認知症患者を介護している方々には，薬剤師として関与できることがないか，お話を聞いてあげる工夫も必要です．

Case 37　片頭痛

患者プロフィール

川上　恵，19歳，女性，大学生．

以前より左側頭部に拍動性のズキズキした頭痛があり，市販薬でなんとか自制内に治まっていました．ところが，高校3年の授業中に目の前にギザギザの光(閃輝暗転)の視覚性前兆が起き，その後，ひどい頭痛の発作が起こり，吐き気も出現しました．その後，約1ヵ月に1回の割合で，ひどい頭痛に襲われるようになりました．近医を受診して片頭痛と診断を受け，以下の治療が開始となりました．

◆薬歴(抜粋)
▶前回の処方
　①ミグシス錠5 mg　1回1錠(1日2錠)/1日2回朝・夕食後
　②ゾーミッグ錠2.5 mg　頭痛時　1回1錠　6回分
　③ナウゼリン錠10 mg　吐き気時　1回1錠　6回分
▶今回の処方
　①トリプタノール錠10 mg　1回1錠(1日2錠)/1日2回朝食後・就寝前
▶指導記録
　#1　ゾーミッグ錠の薬物療法管理
　S)発作が起きるのが不安なので，薬は決められた用法・用量を守っている．
　O)アドヒアランスOK．
　A)ゾーミッグ錠の服用方法および副作用を確認する必要がある．
　P)Ep：服用医薬品の理解を深める．ゾーミッグ錠の1日上限の理解と遵守について指導．
　　Op：脈の乱れ，急激な胸の圧迫感，脈拍数の増加に関し，モニタリングを行う．

◆患者と薬剤師の会話(抜粋)

薬剤師：症状はいかがですか？
患　者：発作の回数は以前と比べて減ったように思います．
薬剤師：よかったですね．
患　者：大学に入ってから将来のことを考えると不安で，眠りが浅く，食欲も落ち，何をするにも気力がありません．
薬剤師：そうですか．不安があり，気力がないのですね．主治医には，その話をされましたか？
患　者：はい，今回話したらお薬を追加するといわれました．

◆次回来局時の会話
薬剤師：不安症状を改善するお薬が追加されましたが，不安や不眠，食欲低下などの症状はいかがですか？
患　者：お薬を飲んでる安心感は出てきましたが，依然症状はあります．
薬剤師：飲んだらすぐに効果を現すような薬ではないので，様子をみていきましょう．お薬を自己判断で服用するのだけは避けてくださいね．
患　者：はいわかりました．

◆身体所見
血圧 120/75 mmHg，脈拍 75回/分

薬物療法の検討

片頭痛治療のために，予防薬としてCa拮抗薬（ロメリジン塩酸塩［ミグシス］）と治療薬としてトリプタン系薬（ゾルミトリプタン［ゾーミッグ］），発作時の吐き気対策として（ドンペリドン［ナウゼリン］）による治療が行われていました．今回の処方より，抗うつ薬であるアミトリプチン塩酸塩［トリプタノール］が追加されています．前回の薬歴より，不安や不眠，食欲低下，無気力状態の訴えがあり，処方されたものと考えます．片頭痛患者は抑うつ状態を併発することがあり，抗うつ薬の使用により抑うつ状態ばかりでなく頭痛も軽減することが知られており，抑うつ状態にない片頭痛患者においても有用であると考えられています．ただし，抗うつ薬の片頭痛症状への処方は適応外使用となります．

服薬指導のポイント

片頭痛は前兆の有無により「前兆のない片頭痛」と「前兆のある片頭痛」に分類できます．当該患者は前兆症状を伴う片頭痛患者です．薬物療法としてロメリジン塩酸塩を片頭痛の予防薬として朝食後と寝る前に服用させます．この薬剤は食事の影響が少ないため，食事の有無より服用回数を遵守させるように指導します．ゾルミトリプタンは通常，片頭痛の頭痛発現時に経口投与します．前兆，予兆時に服用すると無効な場合が多いです．なお，効果が不十分な場合には，追加投与をすることができますが，前回の投与から2時間以上あけることが重要です．また，2.5 mgの経口投与で効果が不十分であった場合には，次回片頭痛発現時から5 mgを経口投与することができます．ただし，1日の総投与量を10 mg以内としなければなりません．また，1ヵ

月の使用量は月10日未満を目安とするように指導します．超えた場合は，受診をするように指導します．トリプタン系薬には，錠剤，口腔内崩壊錠，注射剤，在宅自己注射可能な製剤，点鼻液などがあるため，悪心・嘔吐症状で，現在の錠剤が服用困難な場合は医師・薬剤師に相談するように指導します．ドンペリドンは悪心・嘔吐の予防薬です．アミトリプチン塩酸塩は，抗うつ薬ですが，片頭痛に対する効果も報告されており，うつ症状改善，片頭痛への作用も期待し，処方されています．

指導記録（抜粋）

#1 ゾーミッグの薬物療法管理

S）心臓に関するような症状は別段ありませんよ．

O）血圧 120/75 mmHg，脈拍 75回/分（デジタル血圧計にて）

A）副作用はない．これからも確認を続ける．

P）Ep：些細なことでも医師または薬剤師に報告するように指導する．
　Op：副作用モニタリングをする．片頭痛発作の有無を確認する．

#2 うつ症状の薬物療法管理

S）不安，睡眠が浅い，食欲が落ちる，無気力．

A）うつ状態の注意が必要．現在は，トリプタノールが処方されているが，ほかの抗うつ薬への変更の必要性が生じた場合の代替薬の検討．

P）Cp：睡眠時間についてチェックする．

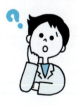

このような，慢性頭痛症をもった患者は，発作時のつらさが周りに理解されず，苦しむことがあります．薬剤師として，患者の訴えを受け入れてあげることが重要となります．

章末問題 神経・筋の疾患

以下の患者プロフィールを読んで，続く問題を解いてみましょう．

患者プロフィール

山口 篤，男性，74歳，無職．

65歳のときに，テレビ鑑賞中，妻より，右手のふるえを指摘されました．年齢からくるものと，あまり気にかけず，また生活にも支障がなくそのまま放置していました．66歳頃より，妻との買い物中，歩行姿勢が不自然と指摘され，総合病院を受診し，医師からパーキンソン病と診断[1]されました．ドパミンアゴニストが処方され，ある程度の症状は改善しました．その後，QOLの改善を考慮し，レボドパが追加され，現在に至ります[2]．最近になり，薬の服薬時間に関係なく症状がよくなったり，わるくなったりする現象[3]が現れました．医師の診察後レボドパを増量されてからはそのような症状は消失しました．その後，歩行を始めようとすると足がスムーズに出ない症状[4]が現れたため再び来院．ドロキシドパが追加されました．患者は，薬が増量され，薬の種類が増えてくるので，副作用[5]を大変心配しています．

主 訴	足がスムーズに出ない
既往歴	パーキンソン病
家族歴	特記することなし
嗜 好	飲酒(1日缶ビール350 mL 1本)
身体所見	身長 167.0 cm，体重 68.0 kg
性 格	温厚
検査所見	BUN 15.6 mg，Scr 0.8 mg/dL，Na 140 mEq/L，K 4.2 mEq/L，AST 20 IU/L，ALT 18 IU/L，TG 130 mg/dL，TC 185 mg/dL，CRP＜0.2 mg/dL
来院前服用薬	①ペルマックス錠50 μg　1回2錠(1日6錠) 　メネシット錠100 mg　1回2錠(1日6錠) 　　　/1日3回朝・昼・夕食後　30日分

Question

No1. 下線部①について,パーキンソン病には運動の4大兆候といわれる症状がありますが,列挙してください.

No2. 下線部②について,パーキンソン病の未治療患者の治療アルゴリズムを調べ,第1選択薬を考えてください.

No3. 下線部③のような症状を何といいますか?

No4. 下線部④のような症状を何といいますか?

No5. 下線部⑤について,パーキンソン病に使用される薬剤について,分類,成分名,商品名,副作用についてまとめましょう.

MEMO

第9章 精神疾患

Case 38 統合失調症

患者プロフィール

関口美子，22歳，女性，学生

大学入学時（18歳），統合失調症と診断され近医にて通院治療を行っていたが，就職活動に対するストレスから症状が増悪して3ヵ月前から入院加療中であり，以下の薬剤を服用しています．本日，ベッドサイドにて服薬指導中に喉の渇きの訴えがありました．

◆薬歴（抜粋）

▶主な患者情報

他科受診 なし，併用薬 なし，アレルギー なし，副作用 なし，健康食品 なし

▶前回処方

①ジプレキサ錠10 mg　1回1錠（1日1錠）/1日1回夕食後　7日分

▶指導記録

#1　非定型抗精神病薬に関連した高血糖のリスク

S）体調は普段と変わりありませんが，口の中がネバネバします．

O）脈拍65回/分，血圧 130/92 mmHg，FBS 120 mg/dL，HbA1c 6.1%

A）血糖値やHbA1cは高値だが，正常値の範囲内である．口の中がネバネバする訴えは，抗コリン作用による症状なのか，高血糖症状の初期症状なのか，このまま様子をみる．

P）激しい喉の渇き，多飲，多尿，頻尿を感じたらただちにスタッフに告げるように指導する．

◆身体所見

脈拍 67回/分，血圧 154/98 mmHg

◆入院中の検査値情報

TC 374 mg/dL，TG 560 mg/dL，BS 472 mg/dL，HbA1c 6.6%

◆患者と薬剤師の会話（抜粋）

薬剤師：お薬を飲んで，普段と変わったことはありませんか？

患　者：最近，喉が渇いてしょうがないんです．

薬剤師：喉が渇くのですね．

患　者：そうなんですよ，そんなに身体が熱いわけでもないのに…
薬剤師：喉の渇きのほかに，水分を多くとるようになったとか，尿の様子に変化はありませんか？
患　者：そういえば，とても喉が渇くので水ばっかり飲んでいます．そのせいか，トイレに行く回数や尿の量が普段より多いみたい．
薬剤師：お薬の影響で喉が渇きやすくなったり，尿の量や回数が増えたりしているのかもしれませんね．主治医と相談しますので，夕食後の服用は控えてください．
患　者：喉の渇きやトイレの回数は病気のせいじゃなかったんですね．喉が渇いて水を飲む機会が多かったから，ついでと思って食事に関係なくお薬を飲んでいました．

血液検査の結果，次の処方に変更となりました．
①ロナセン錠4 mg　1回2錠（1日4錠）/1日2回朝・夕食後　7日分

薬物療法の検討

統合失調症のために，非定型抗精神病薬（オランザピン［ジプレキサ］）による治療が行われていました．患者は口腔内の違和感を訴えていることから，非定型抗精神病薬による抗コリン性副反応もしくは高血糖が推察されます．ベッドサイドで薬剤師は，患者との会話から，副作用の初期症状に耳を傾け，症状の経過や随伴する症状を聞きとり，薬剤性の高血糖疑いと判断しました．非定型抗精神病薬による高血糖は，服用を中止する必要があるため，ただちに医師に連絡し，必要な検査の提案や原因と考えられる薬剤の処方変更について相談します．今回，検査値（BS 472 mg/dL）と患者の症状（口渇，多飲，多尿）からオランザピンによる糖尿病と判断され（**表9-1**），禁忌薬ではないブロナンセリン［ロナセン］に変更されて経過観察となりました（**表**

表9-1　血液検査による糖尿病の診断基準

1. 空腹時血糖値（FBS）が126 mg/dL以上 2. 75 gブドウ糖負荷試験の2時間値が200 mg/dL以上 3. 随時血糖値（BS）が200 mg/dL以上 4. HbA1cが6.5％以上	1回の検査で1～3が確認できれば糖尿病型と診断され，4もしくは糖尿病の典型的症状（口渇，多飲，多尿，体重減少），確実な糖尿病網膜症のいずれかの存在で糖尿病と診断される．

表9-2 抗精神病薬のクロルプロマジン換算表

一般名	商品名	等価換算値
クロルプロマジン	ウインタミン, コントミン	100
アリピプラゾール	エピリファイ	4
オランザピン	ジプレキサ	2.5
クエチアピン	セロクエル	66
クロザピン	クロザリル	50
スルピリド	ドグマチール	200
ハロペリドール	セレネース	2
ブロナンセリン	ロナセン	4
リスペリドン	リスパダール	1

稲田・稲垣らによる換算.

9-2).血圧が高めなのは,高血糖によるものと推察されます.

服薬指導のポイント

非定型抗精神病薬は,血糖値の上昇を認めることがあり,糖尿病性ケトアシドーシス,糖尿病性昏睡に至ることがあるとの報告があります.非定型抗精神病薬の投与中は,高血糖症状(口渇,多飲,多尿,頻尿などの症状)の発現に注意するとともに,特に糖尿病またはその既往歴あるいはその危険因子を有する患者については,血糖値の測定などの観察(表9-3)を十分に行う必要があります.高血糖症状がみられたら,ただちに服用を中止させて,主治医に処方の変更を提案し,指示をあおぐことが大事です.

指導記録

#1 非定型抗精神病薬に関連した高血糖のリスク

S)最近,喉が渇いてしょうがない.とても喉が渇くので水ばっかり飲んでいます.そのせいか,トイレに行く回数や尿の量が普段より多いみたい.

O)BS 472 mg/dL,HbA1c 6.6%

A)患者の口渇,多飲,多尿と血糖値からジプレキサによる高血糖症状が疑われる.HbA1cがそれほど高くないのは,急激に血糖値が上昇したためであると考えられる.

P)Cp:ジプレキサの夕食後の服用を中止させ,主治医に処方変更(ロナセン錠4 mg,1日4錠)を提案する.

表9-3 血糖値の検査項目とその特徴

検査項目	基準値	特徴
BS(血糖値)	空腹時:70〜109 mg/dL 食後2時間血糖:140 mg/dL未満	採血時の血糖状態
1,5-AG(酵素法)	男性:15〜45 μg/mL 女性:12〜29 μg/mL	過去数日前の血糖状態
GA	12.3〜16.5%	過去1〜2週間前の血糖状態
HbA1c(HPLC法)	4.3〜5.8%	過去1〜2ヵ月前の血糖状態

#2 処方薬に対する食事の影響

S) 喉の渇きやトイレの回数は,病気のせいじゃなかったのですね.喉が渇いて水を飲む機会が多かったから,ついでと思って食事に関係なくお薬を飲んでいました.

O) ロナセン錠4 mg,1日4錠に変更.ロナセン錠の食後投与におけるC_{max}およびAUC_{0-12}は,空腹時投与と比較して,それぞれ2.68倍および2.69倍.

A) ロナセン錠を空腹時に投与すると,食後投与と比較して吸収が低下し,作用が減弱するおそれがある.

P) Ep:空腹時の服用は効果が減弱するので,必ず食後に服用するように指導する.

今回のような,副作用の急激な変化を的確に判断するためには,検査値のほかに症状の経過や随伴症状も含めて情報を収集する必要があります.服薬の中止が判断されたら,医師に対して薬剤名だけでなく適切な用量を含めた処方提案をすることが大切です.

Case 39　うつ病性障害

患者プロフィール

深澤賢治，32歳，男性，会社員

　一昨年，うつ病性障害と診断され近医にて通院治療を行っていましたが，会社内の人間関係に対するストレスから症状（不眠，食欲減退）が増悪して4週間前に入院となり，以下の薬剤を服用しています．本日，ベッドサイドにて胸の痛みの訴えがありました．

◆薬歴（抜粋）

▶主な患者情報

　他科受診　なし，併用薬　なし，アレルギー　海老，副作用　なし，健康食品　なし

▶前回処方

　①パキシル錠20 mg　1回1錠（1日1錠）/1日1回夕食後　7日分
　②ドグマチール錠50 mg　1回1錠（1日3錠）/1日3回朝・昼・夕食後　7日分

▶指導記録

　#1　SSRIに関連したセロトニン症候群のリスク
　S）体調は普段と変わりありません．気分も落ち着いています．
　O）体温 36.4℃，振戦 なし，発汗 なし，脈拍 65回/分，血圧 115/75 mmHg
　A）気分は安定しており，振戦，発汗，頻脈はみられないので，このまま様子をみる．
　P）Ep：急に落ち着きがなくなったり，ふるえを感じたり，発熱を感じたらただちにスタッフに告げるように指導する．

◆身体所見

　脈拍 64回/分，血圧 120/80 mmHg，体温 36.6℃，振戦 なし，発汗 なし

◆入院中の検査値情報

　血中プロラクチン　28.6 ng/mL

◆患者と薬剤師の会話（抜粋）

薬剤師：お薬を飲んで，普段と変わったことはありませんか？
患　者：なんか，胸が痛いんです．
薬剤師：胸が痛むのですね．もう少し，痛みについてお話を聞かせていただけますか？
患　者：乳首がシャツに触れると痛みを感じます．
薬剤師：痛みのほかに何か変わったことはありませんか？
患　者：そういえば，乳首の周りが固くなったような気がします．

薬剤師：ドグマチール錠の影響で乳腺が大きくなっているのかもしれませんね．主治医と相談しますので，夕食後の服用は控えてください．
患　者：そうですか．相談結果について教えてください．

主治医と相談の結果，ドグマチール錠が中止となりました．

薬剤師：主治医と相談した結果，ドグマチール錠が中止となりました．
患　者：ドグマチール錠が中止になったのですね．そういえば性欲もなくなっていました．

薬物療法の検討

うつ病性障害のために，SSRIであるパロキセチン塩酸塩水和物［パキシル］とスルピリド［ドグマチール］による治療が行われていました．患者の胸の痛み（しこり）の訴えとスルピリドを服用していることから，**女性化乳房**の初期症状が推察されます．薬剤師は，患者との会話から，患者が訴える症状のほかに随伴する症状を聞きとり，薬剤性の女性化乳房疑いと判断しました．スルピリドによる女性化乳房は，服用を中止する必要があるため，ただちに医師に連絡し，原因と考えられる薬剤の中止を進言します．

表9-3　プロラクチンの基準値（ng/mL）

男　性	3.58〜12.78（CLIA*）	4.29〜13.69（ECLIA*）
女性（閉経前）	6.12〜30.54（CLIA*）	4.91〜29.32（ECLIA*）
女性（閉経後）		3.12〜15.39（ECLIA*）

*検査方法

服薬指導のポイント

スルピリドは，漏斗-下垂体ドパミン神経系に対する抗ドパミン作用によって血中のプロラクチンが上昇するため，女性化乳房や乳汁分泌を引き起こします．この内分泌の異常により，男性では勃起不全や射精不能といった性機能障害が，女性では月経異常がみられます．スルピリドによる女性化乳房は，服薬の中止とともに軽減されますが，検査値とともにモニタリングする必要があります．一方，SSRIは抗コリン作用が少ない抗うつ薬ですが，

表9-4 SSRIに関連した副作用

投与初期	悪心・嘔吐などの消化器症状
投与初期・増量時	賦活症候群
セロトニン系薬剤の併用・増量時	セロトニン症候群
慢性投与時	前頭葉類似症候群
慢性投与後の急な中止	退薬症候群

表9-5 代表的な抗うつ薬の副作用プロファイル

分類	薬剤名	抗コリン作用	悪心・嘔吐	鎮静	不眠・焦燥	性機能障害	起立性低血圧	体重増加	18歳未満	過量投与致死性
3環系	アミトリプチリン	++	−	++	−	+	++	++	−	高
3環系	イミプラミン	++	−	+	+	+	++	++	−	高
4環系	マプロチリン	++	−	++	−	−	+	+	−	高
SSRI	フルボキサミン	−	++	+	++	+	−	−	慎重	低
SSRI	パロキセチン	+	++	−	++	++	−	+	慎重	低
SSRI	セルトラリン	−	++	−	++	++	−	−	慎重	低
SSRI	エスシタロプラム	−	++	+	++	++	−	−	慎重	低
SNRI	ミルナシプラン	−	++	−	++	++	−	−	慎重	低
SNRI	デュロキセチン	−	++	−	++	++	−	−	慎重	低
NaSSA	ミルタザピン	−	−	++	−	−	+	++	慎重	低

投与開始や増量時のほかに，慢性投与時や急な中止によって発現する副作用があります（**表9-4**，**表9-5**）．

指導記録

#2　スルピリドに起因した女性化乳房

S）なんか，胸が痛いんです．乳首がシャツに触れると痛みを感じます．そういえば，乳首の周りが固くなったような気がします．

O）血中プロラクチン：28.6 ng/mL

A）胸の痛みと血中プロラクチン値からドグマチール錠による女性化乳房が疑われる．「乳首の周りが固くなった」のは乳腺発達によるものと考えられる．

P）Cp：夕食後の服用を中止させ，主治医にドグマチール錠の中止を進言する．

#3　SSRIに関連した性機能障害のリスク

S）ドグマチール錠が中止になったのですね．そういえば，性欲もなくなっていました．

O）ドグマチール錠が中止．パキシル錠は，1〜10％未満の頻度で性機能障害（主に射精遅延）が発現．

A）プロラクチン上昇により，性腺刺激ホルモン放出ホルモン（GnRH）の活性が低下して性機能障害（射精不能，勃起不全）が発現する．パキシル錠による性機能障害（射精遅延）は，5-HT$_{2A}$受容体刺激によるものと考えられる．

P）Ep：性機能障害が質的に異なることを説明する．

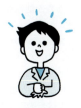

抗精神病薬によるプロラクチンの上昇は，排卵抑制による無月経や乳腺発達による乳汁の分泌を引き起こします．したがって，妊娠を希望する女性では処方薬の変更が必要になります．

Case 40　不眠症

患者プロフィール

野田昭正，42歳，男性，会社員

不眠を訴えて近医（内科）を受診し，以下の薬剤を4週間前から服用しています．処方された薬剤は，いつも自宅近くのかかりつけ薬局で受けとっています．本日，常用している健康食品を求めてかかりつけ薬局を訪れた際，薬を飲むと朝起きるのがつらいとの訴えがありました．

◆薬歴（抜粋）

▶主な患者情報

他科受診　なし，併用薬　なし，アレルギー　なし，副作用　なし，健康食品　ウコン

▶前回処方

①マイスリー錠10 mg　1回1錠（1日1錠）/1日1回就寝前　14日分

▶指導記録

#1　睡眠導入剤に関連した一過性前向性健忘のリスク

S）なかなか，寝つけなくてね．

O）帰宅時間21時，入浴時間23時，就寝時間23時30分

A）入眠障害（寝つきがわるい）ので，マイスリー錠の服用で様子をみる．

P）Ep：服薬後から入眠までのできごとを覚えていないことがあるので，服薬後はすぐ就寝するように指導する．

◆患者と薬剤師の会話（抜粋）

薬剤師：お薬を飲んで，睡眠の様子はいかがですか？

患　者：なんか，薬を飲んでもなかなか眠れなくて．やっと眠れてもすぐに朝になるし，朝がつらいです．

薬剤師：お薬を飲んでも眠れなくて，朝がつらいのですね．

患　者：そうなのです．寝つけないのにウトウトとしだしたら，夜中にトイレに行きたくなるので目が覚めてしまって，二度寝してしまいます．あまり眠れないので，2回分を飲もうかなと思っています．

薬剤師：2回分を一度に服用するのはやめてください．まず，お薬の効果が得られやすい環境を整えましょう．以前，就寝前にお風呂に入っているとお聞きしましたが，お変わりはないですか．

患　者：はい，早く眠らないといけないと思って，寝る前にシャワーを浴びます．

薬剤師：入浴時間を変更することはできませんか？　就寝する1時間前までに入

浴時間を調整してみてください．できれば，シャワーよりも湯船につかることをお勧めします．

患　者：そうですか．今夜から入浴時間を変更してみます．

◆身体所見

脈拍 68回/分，血圧 125/90 mmHg，体温 36.7℃

薬物療法の検討

不眠症のために，超短時間型睡眠導入剤であるゾルピデム酒石酸塩[マイスリー]による治療が行われていました．患者の朝がつらいとの訴えから，もち越し効果が疑われましたが，アドヒアランスを向上させることが大事なようです．薬剤師は，患者との会話から，患者の薬物療法を妨げている因子を聞きとり，ゾルピデム酒石酸塩の効果が現れやすい生活環境を整えることが優先されると考えました．就寝前のシャワー浴は，交感神経系を刺激するため，患者に就寝する1時間前までに入浴するように指導します．

服薬指導のポイント

ゾルピデム酒石酸塩は服用後に，もうろう状態，睡眠随伴症状（夢遊症状など）が現れることがあり，入眠までの間や中途覚醒時のできごとを記憶していないことがあるので注意を促す必要があります．不眠症の薬物療法は，睡眠障害の型（入眠障害，中途覚醒，熟眠障害，早朝覚醒）によって薬剤が選択されますが，中時間型や長時間型の薬剤（表9-6）は，薬物の効果が翌日の朝まで続いてしまい，眠気やふらつきなどの症状が出てしまうもち越し効果がみられることがあります．また，ベンゾジアゼピン系の薬剤を長期に使用して，急に服用をやめてしまうと不安，不眠や痙攣といった離脱症状が起こります．

指導記録

#2　生活スタイルに起因した不適切な服薬方法

S) 薬を飲んでもなかなか眠れなくて．寝つけないのにウトウトとしだしたら，夜中にトイレに行きたくなるので目が覚めてしまって，二度寝してしまいます．早く眠らないといけないと思って，ねる前にシャワーを浴びます．

表9-6 不眠症状に用いられる薬剤

分類	薬剤名	商品名	T_{max}(時)	$T_{1/2}$(時)
超短時間型	ラメルテオン[*1]	ロゼレム	0.8	0.9
	ソルピデム酒石酸塩[*2]	マイスリー	0.8	2.1
	トリアゾラム	ハルシオン	1.2	2.9
	ゾピクロン[*2]	アモバン	0.8	3.9
	エスゾピクロン[*2]	ルネスタ	1.0	5.1
短時間型	エチゾラム	デパス	3.3	6.3
	ブロチゾラム	レンドルミン,グッドミン	1.5	7.0
	ロルメタゼパム	ロラメット	1〜2	10
	リルマザホン塩酸塩	リスミー	3.0	10.5
中時間型	フルニトラゼパム	サイレース,ロヒプノール	1.3	6.8[*3]
	エスタゾラム	ユーロジン	5	24
	ニトラゼパム	ベンザリン,ネルボン	1.6	27.1
長時間型	クアゼパム	ドラール	3.4	36.7
	ハロキサゾラム	ソメリン	4	84.8

[*1] メラトニン受容体刺激薬,[*2] 非ベンゾジアゼピン系,[*3] 投与後12時間までの半減期

O) 入浴時間23時,就寝時間23時30分,脈拍 68回/分,血圧 125/90 mmHg,体温 36.7℃
A) 睡眠導入剤による耐性獲得は避けたい.就寝直前にシャワー浴をしているので,交感神経系が刺激された状態で床についていると推察できる.睡眠導入剤の増量・変更よりも生活リズムの整理を促してみる.
P) Ep:就寝する1時間前までに湯船につかって入浴するように指導する.
　Op:次回,睡眠状態について確認する.

次回来局時

#3 アドヒアランス不良に起因した反跳性不眠のリスク

S) お風呂に入る時間を変えたら,寝つきがよくなったよ.そういえば,最近は薬を飲まなくても眠れるようになりました.できることなら,薬に頼りたくなかったのです.
O) 処方:マイスリー錠10 mg 1回1錠(1日1錠)/1日1回就寝前 14日分,

残薬4錠，4日間服用していない．
A）睡眠環境を整えることでマイスリーの効果が現れやすくなったと考えられる．残薬があることから，服用しなくても不眠が改善されているが，急に中止すると反跳性不眠が現れることがあるので，注意が必要である．
P）Ep：残薬がある状況を主治医に説明する．薬は自己判断で中断せずに，主治医と相談しながら減量することを説明する．

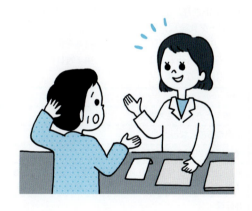

> 今回のような，生活リズムの改善によるアドヒアランスの向上も薬剤師の仕事の1つです．患者との会話から薬物療法に影響を及ぼしている因子を抽出し，処方薬の効果が得られやすい環境を整えることが大切です．

章末問題　精神疾患

以下の患者プロフィールを読んで，続く問題を解いてみましょう．

患者プロフィール

岸田洋子，女性，35歳，会社員

パニック障害でパロキセチン（パキシル錠20 mg　1回1錠（1日1錠）/1日1回夕食後）を継続服用していたが，予期不安がはげしくなりパロキセチン①の1日用量が30 mgに増量されました．処方が変更された夜に，家人が昏睡状態の患者を見つけ救急搬送されました．救急搬送時のバイタルは，体温：38.5℃，血圧：105/65 mmHg，脈拍：136回/分でした．眼球クローヌス，上下肢の振戦，腱反射亢進のほかに上半身の著明な発汗や発熱を認め，処方薬（パキシル錠）の情報からセロトニン症候群②と診断されました．

まず，処方薬が中止され，ジアゼパム③（セルシンシロップ0.1%　2 mL（1日6 mL）/1日3回朝・昼・夕食後）とシプロヘプタジン④（ペリアクチンシロップ0.04%　10 mL（1日30 mL）/1日3回朝・昼・夕食後）の投与を開始しました．その後，第2病日に頻脈の改善，第3病日に意識レベル，第4病日に臨床検査値も改善したため，第6病日に退院となりました．

主訴	昏睡
既往歴	23歳のときに薬物大量服用
家族歴	特記することなし
嗜好	喫煙（1日20本）
身体所見	身長 158 cm，体重 50 kg，眼球上転，上下肢の振戦，腱反射亢進，体温 38.5℃，血圧 105/65 mmHg，脈拍 136回/分
性格	神経質
入院前の服用薬	パキシル錠30 mg　1回1錠（1日1錠）/1日1回夕食後　14日分
入院時検査所見	FBS 82 mg/dL，頭部CT 異常なし，胸部〜腹部CT 炎症源を示唆する所見なし，pH 7.362，WBC 9,500/μL，CK 172 IU/L，AST 28 IU/L，ALT 32 IU/L
処方薬	セルシンシロップ0.1%　2 mL（1日6 mL）/1日3回朝・昼・夕食後　3日分 ペリアクチンシロップ0.04%　10 mL（1日30 mL）/1日3回朝・昼・夕食後　3日分

Question

No1. 下線部①について，パロキセチンの適応症には，どのような疾患がありますか？ また，どのような点に注意を払う必要がありますか？

No2. 下線部②について，セロトニン症候群の主な原因薬剤を挙げてみましょう．

No3. 下線部②について，セロトニン症候群と悪性症候群の特徴的な症状を比較してみましょう．

No4. 下線部③について，ジアゼパムの処方意図は何でしょう？

No5. 下線部④について，シプロヘプタジンの処方意図は何でしょう？

MEMO

第10章　耳鼻咽喉の疾患

Case 41　アレルギー性鼻炎

患者プロフィール

山田佳奈子，27歳，女性，会社員

　近医（耳鼻咽喉科）を受診し，スギ花粉によるアレルギー性鼻炎と診断され，以下の薬剤を4週間前から服用しています．処方された薬剤は，いつも自宅近くのかかりつけ薬局で受けとっています．本日，スギ花粉対策のためのマスクを求めてかかりつけ薬局を訪れた際，最近，歯磨きのときに血が出るとの訴えがありました．

◆薬歴（抜粋）

▶主な患者情報

　他科受診　なし，併用薬　なし，アレルギー　なし，副作用　なし，健康食品　なし

▶前回処方

　①アレグラOD錠60 mg　1回1錠（1日2錠）
　　バイナス錠75 mg　1回1錠（1日2錠）/1日2回朝・夕食後　14日分

▶指導記録

　#1　口腔内崩壊錠に関連した知識不足

　S）水なしで飲めるお薬って聞いたのですが，ちゃんと効くのかしら？

　O）アレグラOD錠60 mg（C_{max} 243 ng/mL，AUC 1,650 ng時/mL，T_{max} 2.0時，$T_{1/2}$ 19.0時），アレグラ錠60 mg（C_{max} 278 ng/mL，AUC 1,790 ng時/mL，T_{max} 2.0時，$T_{1/2}$ 16.6時）

　A）アレグラOD錠は，水なしで服用した場合においても，アレグラ錠60 mgと生物学的に同等である．

　P）Ep：アレグラOD錠は，アレグラ錠60 mgと同じように吸収されることを伝え，舌の上にのせ唾液を浸潤させて崩壊後に唾液のみで服用するように指導する（患者は理解した．解決）．

◆患者と薬剤師の会話（抜粋）

薬剤師：お薬を飲んで，普段と変わったことはありませんか？
患　者：最近，歯磨きのときに歯茎から血が出るみたい．
薬剤師：歯茎から血が出るのですね．歯茎からの出血は，いつ頃から，どれくら

いの頻度でありますか？
患　者：先週くらいかしら．昨日は，歯を磨く度に出血していたわ．
薬剤師：ほかに，鼻血が出るとか，生理が長引いたといった症状はありますか？
患　者：そういえば，先週，生理のときに出血が治まりにくかったわ．
薬剤師：お薬の影響で出血しやすくなっているのかもしれませんね．すぐにお医者さんに診てもらったほうがよいと思います．かかりつけの先生にも連絡しますので，夕食後の服用は控えてください．
患　者：そうですか．これから病院に行きます．

耳鼻咽喉科受診後，つぎの処方に変更となりました．
①アレグラOD錠60 mg　1回1錠（1日2錠）
　オノンカプセル112.5 mg　1回2 Cap（1日4 Cap）/1日2回朝・夕食後　14日分

◆身体所見
脈拍 71回/分，血圧 115/85 mmHg，体温 36.5℃，
◆患者から得た検査値情報
WBC 6,000/μL，好酸球 12%，非特異的IgE 1,180 IU/mL，尿潜血（−）

薬物療法の検討

花粉症のために，抗ヒスタミン薬（フェキソフェナジン塩酸塩［アレグラ］）とプロスタグランジンD_2・トロンボキサンA_2受容体拮抗薬（ラマトロバン［バイナス］）による治療が行われていました．患者の歯茎から出血するとの訴えとプロスタグランジンD_2・トロンボキサンA_2受容体拮抗薬を服用していることから，出血傾向が推察されます．薬剤師は，患者との会話から，出血傾向が発現した時期や経過を聞きとり，処方された薬剤から副作用の原因として考えられる薬剤を特定する必要があります．ラマトロバンによる出血傾向は，投与を中止するなど適切な処置を行う必要があるため，患者に受診を促し，主治医に副作用の状況を伝えて原因として考えられるラマトロバンの処方変更について討議します．今回，鼻閉の改善を目的に処方されていたバイナス錠は，ロイコトリエン受容体拮抗薬であるプランルカスト水和物［オノン］に変更になりました（**表10-1**）．

表10-1 花粉症の初期療法

くしゃみ・鼻漏型	第2世代抗ヒスタミン薬[アレグラ，アレジオン，アレロック，エバステル，クラリチン，ザイザル，ジルテック，タリオン] メディエーター遊離抑制薬[アレギサール，インタール，ケタス，リザベン，ロメット]
鼻閉型 鼻閉型または鼻閉を主とする充全型	ロイコトリエン受容拮抗薬[オノン] プロスタグランジンD_2・トロンボキサンA_2受容体拮抗薬[バイナス] Th2サイトカイン阻害薬[アイピーディー]

服薬指導のポイント

ラマトロバンは，鼻粘膜血管や血小板のトロンボキサンA_2(TXA_2)受容体に結合し，血管透過性亢進作用および炎症性細胞浸潤に対して抑制作用を示します．また，好酸球などの炎症細胞上のプロスタグランジンD_2(PGD_2)受容体にも結合することによって炎症細胞の遊走や脱顆粒を抑制します．しかし，血小板のTXA_2系を阻害するため，血小板の凝集を抑制して出血傾向がみられます．一方，プランルカスト水和物は，ロイコトリエンの受容体に選択的に結合して，好酸球浸潤を伴う鼻粘膜浮腫や鼻粘膜過敏性を抑制します．いずれの薬剤も花粉症の初期治療で鼻閉型や鼻閉を主とする充全型に用いられます．オノンカプセルでは，下痢などの消化器症状の発現に注意を払う必要があります．

指導記録

#2 バイナス錠に関連した出血傾向

S) 最近，歯磨きのときに歯茎から血が出るみたい．昨日は，歯を磨く度に出血していたわ．先週，生理のときに出血が治まりにくかったわ．

O) 脈拍 71回/分，血圧 115/85 mmHg，体温 36.5℃，非特異的IgE 1,180 IU/mL

A) プロスタグランジンD_2・トロンボキサンA_2受容体拮抗薬であるバイナス錠による出血傾向が疑われる．

P) Cp：夕食後からの服用を中断し，かかりつけ医への受診を勧めるとともに，医師に疑義照会をした．

表10-2 症状に応じた薬物療法

軽症[*1]		第2世代抗ヒスタミン薬 鼻噴霧用ステロイド	抗ヒスタミン点眼薬 または ヒスタミン遊離抑制薬
中等症	くしゃみ・鼻漏型	第2世代抗ヒスタミン薬 ＋鼻噴霧用ステロイド	
	鼻閉型または鼻閉を 主とする充全型	ロイコトリエン受容拮抗薬または PGD_2・TXA_2受容体拮抗薬 ＋鼻噴霧用ステロイド ＋第2世代抗ヒスタミン薬	
重症 最重症	くしゃみ・鼻漏型	鼻噴霧用ステロイド ＋第2世代抗ヒスタミン薬	抗ヒスタミン点眼薬 ヒスタミン遊離抑制薬 または ステロイド
	鼻閉型または鼻閉を 主とする充全型[*2]	鼻噴霧用ステロイド ＋ロイコトリエン受容拮抗薬 　またはPGD$_2$・TXA$_2$受容体 　拮抗薬 ＋第2世代抗ヒスタミン薬	

[*1]第2世代抗ヒスタミン薬と点眼薬で治療を開始し，必要に応じて鼻噴霧用ステロイドを追加．
[*2]必要に応じて点鼻用血管収縮薬を治療開始の1～2週間に限定して用いる．鼻閉が特に強い症例では経口ステロイドを4～7日間の処方で治療を開始することもある．

次回来局時

#3 オノンカプセルに関連した消化器症状のリスク

S）今回，受診をしたら，尿に血が混ざっていないけど，念のため，鼻づまりのための薬を変えましょうと言われました．

O）バイナス錠中止．処方：オノンカプセル112.5 mg　1回2 Cap（1日4 Cap）／1日2回朝・夕食後　14日分．尿潜血：（－）

A）出血傾向のためバイナス錠が中止となり，鼻閉に効果があるオノンカプセルに変更となった．オノンカプセルは，下痢や胃部不快感などの消化器症状および出血傾向についてモニタリングする必要がある．

P）Ep：変更となった薬剤の効能，注意すべき副作用および用法について説明する．また，出血傾向の経過について尋ねる．

> 今回，処方薬が原因と疑われる副作用がみられましたが，薬剤師は，変更となったお薬の薬剤の効能，注意すべき副作用および用法について説明するだけでなく，その後の副作用の経過についても把握することが大切です．

Case 42 中耳炎

患者プロフィール

川口保彦、18歳、男性、学生

かぜをこじらせ市販のかぜ薬で様子をみていたところ夜間に耳が痛くなったため、翌朝に耳鼻咽喉科を受診したところ急性中耳炎と診断され、以下の薬剤を服用することになりました。処方された薬剤は、いつも自宅近くのかかりつけ薬局で受けとっています。受付に処方せんをもってきた際に、薬歴から以前、薬剤による蕁麻疹が出たことがあることがわかりました。

◆薬歴(抜粋)
▶主な患者情報

　他科受診 なし、アレルギー 抗菌薬、副作用 なし、健康食品 なし

▶併用薬

　パブロンSゴールド錠

▶今回の処方

①サワシリンカプセル250 mg　1回1錠(1日3錠)/1日3回朝・昼・夕食後　5日分

②カロナール錠200 mg　1回2錠　疼痛時　5回分

▶指導記録

#1　ペニシリン系薬に起因した蕁麻疹(中学生時)

S)薬を飲んで15分くらいでブツブツが出てきてかゆくなりました。

O)ユナシン錠375 mgによる薬疹あり。

A)薬を服用して短時間で蕁麻疹が出ていることからアレルギー反応がIgEを介したものと推察できるため、ペニシリンアレルギーの疑いがある。

P)Cp：主治医にペニシリンアレルギーの疑いがあることを伝え、ユナシンからの変更を依頼する。→シプロキサンに変更となった。

◆患者と薬剤師の会話(抜粋)

薬剤師：ユナシンという薬を飲んで蕁麻疹がでたことがあるそうですが、お薬の変更はありましたか？

患　者：ユナシンで蕁麻疹がでたので、シプロキサンという薬に変更になったとお薬手帳に書いてあります。

薬剤師：シプロキサン錠に変更になったのですね。今回、処方されているサワシリンカプセルは、いままでに服用したことがありますか？

患　者：いいえ。この薬ははじめて処方してもらいます。

薬剤師：サワシリンカプセルでも蕁麻疹がでる可能性がありますので，主治医に連絡をとりますね．ところで，現在の症状で市販のかぜ薬を購入したそうですが，本日はその薬を服用しましたか？
患　者：かぜをこじらせたので市販のかぜ薬を飲んでいます．今日の分はまだ，飲んでいません．
薬剤師：その薬をお持ちですか？　もしくは薬の名前はおわかりですか？
患　者：はい．こちらの薬です．
薬剤師：この市販薬の有効成分はアセトアミノフェンといって，今回処方されているカロナール錠の有効成分と同じものです．両方の薬を飲むとアセトアミノフェンのとりすぎとなり肝障害などが生じる可能性があるので，市販薬は飲まないようにしてください．また，カロナール錠は空腹時には飲まないようにしてください．
患　者：わかりました．
薬剤師：それでは，主治医に連絡してきますね．
患　者：おねがいします．

疑義照会により，つぎの処方に変更となりました．
①クラリス錠200 mg　1回1錠（1日2錠）/1日2回朝・夕食後　5日分
②カロナール錠200 mg　1回2錠　疼痛時　5回分

◆患者から得た検査値情報
非特異的IgE　680 IU/mL

薬物療法の検討

　急性中耳炎のために，ペニシリン系抗菌薬（アモキシシリン水和物［サワシリン］）による治療が開始されようとしていました．患者の過去にスルタミシリントシル酸塩水和物［ユナシン］で蕁麻疹がでたとの訴えと薬歴から，ペニシリンアレルギーが推察されます．かかりつけ薬剤師は，処方せんを応需したときに問診票だけでなく薬歴も確認することにより，アレルギー歴をチェックする必要があります．そして，処方せんの薬剤により，アレルギーを引き起こすことを疑った場合は，医師に連絡し，処方薬剤の中止あるいは変更を求めます．今回，薬歴とお薬手帳からペニシリンアレルギーが推察され，ペニシリン系抗菌薬（アモキシシリン水和物）から，マクロライド系抗菌薬（クラリスロマイシン［クラリス］）に変更となりました．薬剤の変更は，同様の抗菌スペクトラムをもつペニシリン系以外の抗菌薬を提案することが大

表10-3 処方された抗菌薬の適応菌種

サワシリンカプセル（アモキシシリン）	ブドウ球菌属，レンサ球菌属，肺炎球菌，腸球菌属，淋菌，大腸菌，プロテウス・ミラビリス，インフルエンザ菌，ピロリ菌，梅毒トレポネーマ
クラリス錠（クラリスロマイシン）	ブドウ球菌属，レンサ球菌属，肺炎球菌，モラクセラ（ブランハメラ）・カタラーリス，インフルエンザ菌，レジオネラ属，カンピロバクター属，ペプトストレプトコッカス属，クラミジア属，マイコプラズマ属

表10-4 ペニシリン系以外の抗菌スペクトル（経口薬）

グラム陽性菌	マクロライド系 テトラサイクリン系 リンコマイシン系	クラリスロマイシン ミノマイシン，ビブラマイシン クリンダマイシン
グラム陰性菌	ホスホマイシン系 ST合剤 ニューキノロン系	ホスホマイシン スルファメトキサゾール・トリメトプリム シプロフロキサシン
グラム陽性 ＋グラム陰性	ニューキノロン系 マクロライド系	レボフロキサシン アジスロマイシン
嫌気性菌	リンコマイシン系 メトロニダゾール	クリンダマイシン メトロニダゾール
グラム陽性 ＋グラム陰性 ＋嫌気性菌	ニューキノロン系	トスフロキサシン レボフロキサシン

事です（表10-3，10-4）．

服薬指導のポイント

中耳炎は，細菌やウイルスが耳管を通り，中耳に感染することで起こります．今回，ペニシリンアレルギーがあるため，マクロライド系薬（クラリスロマイシン）に変更となりましたが，下痢や腹痛についてはモニタリングする必要があります．また，痛み止めとして処方されているカロナールは，有効成分がアセトアミノフェンです．市販薬のパブロンSゴールド錠は，処方された頓服薬と有効成分の一部が重複しますので，服用しないように指導する必要があります．

指導記録

#2　抗菌薬に起因した蕁麻疹発生の可能性

S)ユナシンで蕁麻疹がでたので，シプロキサンという薬に変更になったとお薬手帳に書いてあります．このお薬ははじめて処方してもらいます．

O)ユナシンで薬疹あり．非特異的IgE 680 IU/mL

A)ユナシンはペニシリン系の抗菌薬であり，今回処方されたサワシリンカプセルでも蕁麻疹がでる可能性がある．中耳炎の起炎菌が肺炎球菌と仮定すれば，マクロライド系薬[クラリス]が使用できるかもしれない．

P)Cp：患者がペニシリンアレルギーの疑いがあることを主治医に伝え，内服可能な薬剤を提案する．→サワシリンからクラリスへ変更．

#3　総合感冒薬併用に関連したアセトアミノフェンの重複

S)かぜをこじらせたので市販のかぜ薬を飲んでいます．

O)併用薬：パブロンSゴールド錠(1回量中の成分：アセトアミノフェン300 mg，ブロムヘキシン塩酸塩4 mg，ジヒドロコデインリン酸塩8 mg，ノスカピン16 mg，dl-メチルエフェドリン塩酸塩20 mg，リゾチーム塩酸塩30 mg，カルビノキサミンマレイン酸塩2.5 mg，無水カフェイン25 mg，ビスイブチアミン8 mg，リボフラビン4 mg)

A)カロナール錠の1回量とパブロンSゴールド錠の1回量をあわせたアセトアミノフェンの用量は，700 mgとなるが，肝障害や抗菌薬との併用によるリスクを考慮するとパブロンSゴールド錠の服薬を中断する必要がある．

P)Ep：カロナール錠は空腹時に服用しないように説明し，有効成分のアセトアミノフェンがパブロンSゴールド錠と重複するので，市販薬を服用しないように指導する．

今回，薬歴とお薬手帳からペニシリンアレルギーがわかり，処方薬の変更によってアナフィラキシーショックのリスクを回避できました．薬剤師は，中止となった抗菌薬から，起炎菌を想定して，つぎの一手(ペニシリン系以外の抗菌薬)を提案することも大事ですね．

Case 43　メニエール病　

患者プロフィール

中山和子，34歳，女性，主婦

　1週間前より，耳鳴を自覚するようになり，市販薬（ナリピタン）にて様子をみていましたが，耳鳴に加えてめまいがひどくなったため近くの耳鼻咽喉科を受診しました．

◆診断と治療

　メニエール病と診断され，総合病院に入院し，薬物療法が開始となりました．

◆薬歴（抜粋）

▶主な患者情報

　他科受診　なし，アレルギー歴　なし，副作用歴　なし，健康食品　なし

▶服用薬

　ナリピタン

▶前回処方

　①イソバイドシロップ70%　1回30 mL（1日90 mL）
　　メリスロン錠6 mg　1回2錠（1日6錠）/1日3回朝・昼・夕食後　7日分
　②ナウゼリンOD錠10 mg　1回1錠　吐き気が強いとき　5回分

▶指導記録

　#1　イソバイドシロップに起因した服薬アドヒアランスの低下
　S）シロップのお薬が飲みにくくてしょうがないの．シロップがまずくて，飲むと気がわるくなります．
　O）イソバイドシロップの性状（味：はじめ甘みと酸味があり，後やや苦い，におい：芳香あり）
　A）イソバイドの味に抵抗があるため，シロップ剤の味やにおいによって悪心や吐き気を誘発している．
　P）Cp：イソバイドシロップ剤を冷水で2倍程度に希釈して服用することを提案する．
　　Op：次回，服薬できているか確認する．

◆身体所見

　脈拍　71回/分，血圧　105/68 mmHg，眼振検査　水平回旋混合性眼振，体平衡検査　異常，聴力検査　右，低音障害

◆患者と薬剤師の会話（抜粋）

薬剤師：お薬を飲んで，普段と変わったことはありませんか？

患　者：耳なりは，治まってきたのだけれど，イソバイドシロップがまずくて飲むと気分がわるくなります．

薬剤師：お薬の味で気分がわるくなるのですね．

患　者：酸っぱくて苦甘い味が苦手で，飲むと胃がムカムカします．

薬剤師：前回，冷水で2倍程度に希釈して服用することをお伝えしましたが，それでも飲みづらいですか？

患　者：はい．水で薄めたり，氷を入れてみたりしたのですが，どうしても苦手で．

薬剤師：そうですか，イソバイドシロップは治療に欠かせないお薬ですので，同じ成分でほかのお薬のかたちがないか主治医と相談してみますね．

患　者：はい．お願いします．

主治医と相談した結果，次の処方に変更となりました．
　①メニレット70％ゼリー30 g　1回1個（1日3個）
　　メリスロン錠6 mg　1回2錠（1日6錠）/1日3回朝・昼・夕食後　7日分
　②ナウゼリンOD錠10 mg　1回1錠　吐き気が強いとき　5回分

◆処方変更後の患者と薬剤師の会話

薬剤師：お薬が変更になりましたが，飲みにくいことはありませんか？

患　者：今度のお薬は，シロップ剤に比べたら我慢できるわ．ゼリー状なので冷蔵庫に保管すればいいのかしら？

薬剤師：お薬は室温で保存することができますよ．ただし，お薬の容器の開封後はすみやかに服用して飲み残した場合には廃棄してくださいね．

患　者：はい．わかりました．

薬剤師：このお薬を服用していて，ほかに気になることはありますか？

患　者：前のシロップにくらべたら飲みやすいですね．ただ，チョコレート味は嫌いではないのですが，味に飽きてしまって….

薬剤師：そうですか．チョコレート味が気になるようでしたら，小皿に出してスプーンで砕いてコーヒー用のクリームと混ぜてみる手もありますよ．

患　者：そうですね．その方法を試してみます．

薬物療法の検討

　メニエール病のために，内リンパ水腫軽減のための利尿薬（イソソルビド［イソバイドシロップ］），内耳の循環改善を図る（ベタヒスチンメシル酸塩［メリスロン］）と随伴症状軽減のための制吐剤（ドンペリドン［ナウゼリン］）による治療が行われていました．患者のイソバイドシロップがまずくて飲むと気分がわるくなるとの訴えから，薬剤の性状が**服薬アドヒアランス**に影響

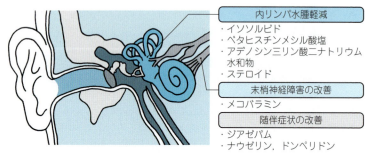

図10-1　メニエール病の治療薬

を及ぼしていると考えました．ベッドサイドで薬剤師は，患者との会話から処方薬の服薬アドヒアランスをチェックする必要があります．そして，処方薬が服薬アドヒアランスに影響を及ぼしている場合は，主治医と相談し，処方薬の変更や剤形の変更を提案します．今回，処方薬の性状（芳香があり，味ははじめ甘みと酸味があり，後やや苦い）から，イソバイドシロップが服薬アドヒアランスに影響を及ぼしていると判断され，同じくイソソルビド製剤であるメニレット70％ゼリーに変更になりました．メニレット70％ゼリーの性状は，褐色のゼリー様で，チョコレートのようなにおいがあり，味は甘く，わずかに苦いです．

服薬指導のポイント

メニエール病は，内リンパ水腫によって内リンパ圧が上昇し，有毛細胞が刺激されて耳鳴や難聴を引き起こします．この内リンパ水腫が，半規管内に生じるとめまい発作が起こります．薬物療法は内リンパ水腫を軽減させるための薬剤（イソソルビド製剤）が中心となります．今回，服薬アドヒアランスを向上させる目的で，性状の異なるメニレット70％ゼリーに変更しましたが，この薬剤の性状も特徴がありますので，引き続きモニタリングする必要があります．

指導記録

#1　イソバイドシロップに起因した服薬アドヒアランスの低下

S）イソバイドシロップがまずくて飲むと気分がわるくなります．酸っぱくて苦甘い味が苦手で，飲むと胃がムカムカします．水で薄めたり，氷を

表10-5 メニエール病の特徴

めまい	聴覚症状
●悪心・嘔吐を伴うことが多く，10分〜数時間程度持続する ●性状は回転性が多数だが浮動性もある ●発作時には水平回旋混合性眼振が観察される ●めまいや難聴以外の中枢神経症状を伴うことはない ●家庭や職場環境の変化，ストレスなどが発作回数に影響する．	●めまいの発作前もしくは発作と同時に発現し，めまいの軽減とともに軽快する ●難聴，耳鳴，耳閉塞感が主徴 ●難聴は感音難聴で，病期により閾値が変動する ●難聴は初期には一側性だが，経過中に両側性になる症例がある ●難聴の両側化は，発作後1〜2年後から始まる

入れてみたりしたのですが，どうしても苦手で．

O）イソバイドシロップの性状（味：はじめ甘みと酸味があり，後やや苦い，におい：芳香あり）．

A）イソバイドの味に抵抗があるため，イソバイドシロップの性状が服薬アドヒアランスに影響を及ぼしている．

P）Cp：主治医に服薬アドヒアランスの状況を説明し，メニレット70％ゼリーへの変更を提案したところ変更となった．

処方変更後

#2 メニレット70％ゼリーに関連した薬物療法管理（保管方法）

S）今度のお薬は，シロップ剤に比べたら我慢できるわ．ゼリー状なので冷蔵庫に保管すればいいのかしら？

O）イソバイドシロップの中止．メニレット70％ゼリーの処方．

A）メニレット70％ゼリー30 gは，長期保存試験（温度25℃，湿度60％，36ヵ月）にて性状，質量偏差，溶出性，含量に変化を認めなかった．

P）Ep：室温にて保存が可能であることを伝え，開封後はすみやかに服用し，残した場合には廃棄するように指導する．

> 今回，服薬アドヒアランスを考慮して処方薬が変更になりましたが，薬剤師は，患者との会話から服薬を妨げる因子を抽出し，解決するための方略をともに考え，相談の上で決定することが大切です．

章末問題　耳鼻咽喉の疾患

以下の患者プロフィールを読んで，続く問題を解いてみましょう．

患者プロフィール

宇野恵子，女性，42歳，会社員

就寝時に寝返りをしたときにめまいを感じたため，ベッドから起き上がると急に景色がグルグルとまわるような感覚におそわれました．横になりしばらくするとめまいは治まるのですが，少しでも頭を動かすとグルグルとしためまいや船に乗っているようなフワフワとしためまいが起こります．翌朝，新聞を読もうと下を向いたときにもグルグルとしためまいが起きたため，出勤途中にある薬局で市販薬(トラベルミン①)を購入しました．その後，職場でパソコンに向かい頭を動かしたときに同様のめまいが起きたため，午後から休みをとって職場近くの耳鼻咽喉科を受診することにしました．耳鼻咽喉科にて問診と眼振検査②および聴力検査を受けた結果，良性発作性頭位めまい症③と診断され，ジフェニドール塩酸塩④(セファドール錠25 mg　1回2錠(1日6錠)/1日3回朝・昼・夕食後　5日分)が処方されました．

主　訴	めまい
既往歴	15歳のときに中耳炎
家族歴	特記することなし
嗜　好	飲酒(機会飲酒)，喫煙(なし)
身体所見	身長 162 cm，体重 50 kg，体温 36.5℃，血圧 105/65 mmHg，脈拍 72回/分
性　格	几帳面
受診前の服用薬	トラベルミン
受診時の検査値情報	FBS 82 mg/dL，眼振検査　水平回旋混合性眼振，聴力検査　異常なし
処方薬	セファドール錠25 mg　1回2錠(1日6錠)/1日3回朝・昼・夕食後　5日分

Question

No1. 下線部①について，セファドール錠25 mgが処方されましたが，どのような服薬指導をしますか？

No2. 下線部②について，眼振検査とはどのような検査方法ですか？ また，良性発作性頭位めまい症ではどのような特徴がありますか？

No3. 下線部③について，メニエール病との違いを比較してみましょう．

No4. 下線部④について，セファドール錠の使用上の注意点を挙げてみましょう．

No5. 下線部④について，セファドール錠が使用できない場合，代替薬として何を提案しますか？

MEMO

第11章 皮膚疾患

Case 44　皮膚真菌症　　　　　　　　　　　　　　　薬局

患者プロフィール

田中伸吾（たなかしんご），45歳，男性，会社員

　半年前，皮膚科を受診して真菌症と診断され，以下の薬剤を使用しています．処方されたお薬は，職場近くのかかりつけ薬局で調剤をしてもらっています．本日，栄養ドリンクを求めて薬局を訪れた際に，処方された外用薬について相談を受けました．

◆薬歴（抜粋）

▶主な患者情報

　他科受診 なし，アレルギー なし，副作用 なし，健康食品 なし

▶併用薬

　市販の胃腸薬

▶前回処方

　①アトラント軟膏1%　10 g　1日1回　趾間

▶指導記録

　#1　アトラント軟膏の薬物療法管理（使用方法）

　S）足の指の間がかゆくて．水虫の薬は，はじめて使うから，1日1回と聞いたけど，いつぬるのかわかりません．

　O）処方薬：アトラント軟膏1%　10 g

　A）趾間型の皮膚真菌症である．患部を乾燥して薬剤を塗布したほうがよい．

　P）Ep：入浴時に足の指の間をよく洗って，乾燥した後にお薬をぬってください．

　　　Op：次回，薬の効果について確認する．

◆患者と薬剤師の会話（抜粋）

薬剤師：お薬を使用して，普段と変わったことはありませんか？

患　者：足の指の間はかゆみが治まってきました．でも，爪の色が変わってきたような気がします．

薬剤師：爪の色が変わってきたのですね

患　者：はい，爪の色が白くなってきたので，足の指にぬっている同じ薬を爪にも使っています．

薬剤師：爪の色の変化は主治医にみせていますか？
患　者：爪の色が変わってきたのは最近だから，先生にはみてもらってないです．
薬剤師：そうですか，爪の変色も足の指のかゆみと同じ原因かもしれませんね．すぐに受診されたほうがよいと思いますよ．主治医の先生にも連絡しておきます．
患　者：わかりました．これから受診することにします．

医師と相談した結果，次の処方が追加となりました．
①イトリゾールカプセル50　1回4 Cap（1日4 Cap）/1日1回夕食直後　7日分

◆次回来局時の患者と薬剤師の会話
薬剤師：以前，お聞きした爪の色の変化はいかがですか？
患　者：先生から，「爪に水虫ができている」って言われたよ．今回，新しく飲み薬がでたけど，いま飲んでいる胃薬と一緒に飲んで大丈夫かな？
薬剤師：いま，いつも飲まれている胃薬をお持ちですか？　もし，お持ちでなければ，お薬の名前を覚えていらっしゃいますか？
患　者：えっとね，「ガスター10」という胃薬です．
薬剤師：その胃薬は，胃酸の過剰な分泌を抑えるお薬です．今回，新しく処方されたお薬は，胃酸の減少によって溶けにくくなりますので，同時に服用することを避けて胃薬を服用するときは2～3時間ずらして服用してください．
患　者：へー，市販の胃薬でも飲み合わせがあるのですね．わかりました．

◆患者から得た検査値情報
WBC 8,200/μL，好酸球 1.6％，非特異的IgE 130 IU/mL，趾間表皮 真菌（＋）

薬物療法の検討

皮膚真菌症のために，ネチコナゾール塩酸塩［アトラント］よる治療が行われていました．患者の爪の色が変色したとの訴えから，爪白癬を疑いました．かかりつけ薬剤師は，患者の処方薬による症状の経過だけでなく，気になる症状を聞き出して治療薬との関連をチェックする必要があります．そして，現疾患と関連のある症状を疑った場合は，患者に受診を勧奨して医師へ連絡します．今回，爪の変色は爪白癬と診断されイトラコナゾール［イトリゾール］が処方追加となりました．ネチコナゾール塩酸塩は，軟膏剤のほかにクリームや外用液がありますが，爪白癬には保険適用がありません．

表11-1 爪白癬のパルス療法

イトリゾールカプセル50　1回4 Cap（1日8 Cap）/1日2回朝・夕食直後　7日分

1週間内服し，3週間休薬をもって1クールとし，これを合計3クール投与する．3クールで，投与開始からおおむね6ヵ月以上，爪内部に有効薬剤濃度が保たれるとされる．ただし，初回投与から6ヵ月以上経過後，治療を見直す必要がある．

- 食直後投与によってイトラコナゾールの生物学的利用率が向上する．
- 胃内pHの上昇により，消化管での溶解性が低下して吸収が低下することがある．

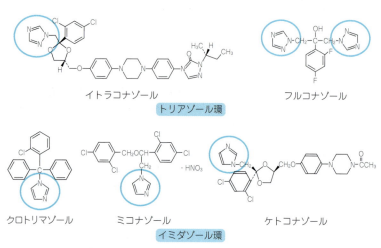

図11-1　経口抗真菌薬の化学構造

服薬指導のポイント

真菌症の治療で，趾間型や小水疱型の皮膚真菌症の治療は，患部に抗真菌薬の外用剤を塗布します．一方，爪白癬は，外用薬では有効成分が患部に届かないため，経口抗真菌薬の内服による治療が行われます．経口抗真菌薬の服用期間は，患部が新しい爪に生え替わりながら治癒するため，足の爪で6〜10ヵ月に及びます．今回は，イトラコナゾールによるパルス療法が選択されたようです．経口抗真菌薬による治療では肝障害の発現に留意して，検査値のほかに黄疸や疲れやすいといった訴えを見逃さないようにしましょう．また，イトラコナゾールはCYP3A4阻害に基づく相互作用が多く報告されていますので，併用薬の管理も大事です．

Case 44 皮膚真菌症　237

指導記録

＃2　爪の変色に起因した受診勧奨

S）爪の色が変わってきたような気がします．爪の色が白くなってきたので，足の指にぬっている同じ薬を爪にも使っています．

O）アタラント軟膏1％　10 g　1日1回

A）爪白癬の疑い．

P）Cp：医師への受診を勧める．

次回来局時

＃3　イトゾールカプセルとの相互作用に関連した服薬方法

S）爪に水虫ができているといわれたよ．飲み薬をもらったけど，

O）処方薬：アタラント軟膏1％　10 g　趾間，イトリゾールカプセル50　1回4 Cap（1日8 Cap）/1日2回朝・夕食直後　7日分，胃腸薬（ガスター10）

A）イトリゾールカプセルは，市販のガスター10（ファモチジン）内服によって胃内のpHがアルカリ性に傾くと溶解性が低下し，吸収が低下するおそれがある．

P）Ep：イトリゾールカプセルとガスター10の服用時間を2〜3時間ほどずらすように指導する．

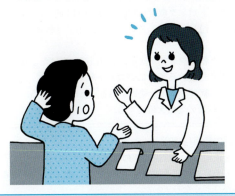

今回のように，薬剤師は，お薬の相談だけでなく治療中の症状の相談にものることができるように，日頃から患者とのコミュニケーションをとることが大切です．

Case 45 アトピー性皮膚炎

患者プロフィール

森田知子，20歳，女性，学生

中学生のときにアトピー性皮膚炎と診断され，大学入学前は症状が消失していましたが，大学3年生になったときに症状が再燃したため，近くの皮膚科を受診して，以下の薬剤を使用しています．本日，ハンドクリームを求めてかかりつけ薬局を訪れた際，軟膏をぬっているところがひどくなったとの訴えがありました．

◆薬歴（抜粋）

▶主な患者情報

　他科受診　なし，アレルギー　ハウスダスト，副作用　なし，健康食品　なし

▶併用薬

　ハンドクリーム

▶前回処方

　①プロトピック軟膏0.1%　5 g　1日1回　顔（寝る前に）
　②プロペト軟膏　50 g　1日1～2回　乾燥肌全体
　③ボアラ軟膏　10 g　1日1～2回　体幹

▶指導記録

　#1　外用薬の薬物療法管理

　S）ぬり薬が3種類出ているのですが，どれを先に使えばよいのかしら．
　O）処方薬：プロトピック軟膏0.1%　5 g　1日1回　顔（寝る前に），プロペト軟膏　50 g　1日1～2回　乾燥肌全体，ボアラ軟膏　10 g　1日1～2回　体幹．
　A）プロトピック軟膏やボアラ軟膏の塗布面積は広げたくない．
　P）Ep：カサカサしている部分にプロペト軟膏をぬって，指示された部位にプロトピック軟膏やボアラ軟膏をぬるように指導する．
　　 Op：次回，軟膏の効果を確認する．

◆患者と薬剤師の会話（抜粋）

薬剤師：お薬を使用して，普段と変わったことはありませんか？
患　者：教えてもらった順番でぬり薬をぬっていますけど，お薬をぬっているところがひどくなりました．
薬剤師：お薬をぬっているのにひどくなったのですね．
患　者：はい，腕に赤いところがあったので，カサカサしたところにボアラ軟膏をぬっていたらひどくなってしまいました．ほかのところはよくなって

きたのに.
薬剤師：腕の赤い部分は主治医にみせていますか？
患　者：病院にかかったときは，赤くなかったので先生にはみせてないです.
薬剤師：そうですか，赤くなった原因はアトピーではないのかもしれませんね．すぐに診てもらったほうがよいと思いますよ．主治医の先生にも連絡しておきます.
患　者：わかりました．これから受診することにします.

医師と相談した結果，次の処方が追加となりました．
①アスタットクリーム1%　10 g　1日1回　腕

◆次回来局時の会話
薬剤師：以前，お聞きした腕の赤くカサカサしたところの様子はいかがですか？
患　者：皮膚科の先生から，「腕の赤くなっていたところはアトピーじゃない」って言われました．新しいぬり薬が追加されたようです.
薬剤師：やはりそうでしたか．ステロイドによって皮膚の免疫力が低下したので，感染性の皮膚炎になったのかもしれませんね.
患　者：そうですか．自己判断でお薬を使うといけないですね．これから，お薬を使用して何か違和感があったらすぐに相談しますね.

◆患者から得た検査値情報
WBC　7,200/μL，好酸球　18%，非特異的IgE　1,460 IU/mL，腕表皮　真菌(＋)

薬物療法の検討

アトピー性皮膚炎のために，免疫抑制薬(タクロリムス水和物[プロトピック])，保湿剤(白色ワセリン[プロペト])およびステロイド軟膏(デキサメタゾン吉草酸エステル[ボアラ])による治療が行われていました．ステロイド軟膏を使用しているにもかかわらず腕の赤みがひどくなったとの患者の訴えから，細菌もしくは真菌による皮膚炎の増悪が推察されます．かかりつけ薬剤師は会話から，薬歴とともに外用薬の使用状況を確認して，ステロイド外用薬の誤用による症状(経過)をチェックする必要があります．そして，処方薬の誤用を疑った場合は，受診を勧めるとともに医師に連絡します．今回，症状の経過から，腕の炎症は白癬症と判断され，ラノコナゾール[アスタット]が追加となりました．腕に発症した真菌性の皮膚炎が増悪したのは，誤用したステロイドの免疫抑制作用によるものと考えられます.

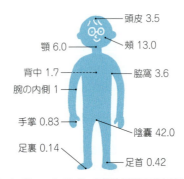

図11-2 ヒドロコルチゾンの部位別経皮吸収率
(Fledman RJ, et al : *J Invest Dermatol* **48** : 181, 1959より改変)

服薬指導のポイント

アトピー性皮膚炎の治療は，アレルゲンとなる物質の除去，スキンケアおよび薬物療法が三本柱となります．適切に薬物療法を行うことにより，症状を改善してよい状態を維持することができます．今回，免疫抑制薬であるタクロリムス水和物が顔の炎症に使用されますので，塗布したところに熱感やヒリヒリ感がでることがあるとあらかじめ伝えておくことが大事です．また，白癬症で処方されたのはクリーム剤ですので，ラノコナゾールを適用する範囲には白色ワセリンをぬらないように指導する必要があります．

指導記録

#2 外用薬の不適切な使用に起因した皮膚炎の増悪

S) 腕に赤いところがあったのでカサカサしたところにボアラ軟膏をぬっていたらひどくなってしまいました．ほかのところはよくなってきたのに．病院にかかったときは，赤くなかったので先生にはみせてないです．

O) ボアラ軟膏 10g 1日1〜2回 体幹

A) ステロイドを使い続けて症状が悪化したことから，細菌もしくは真菌による皮膚炎の増悪が推察される．

P) Cp：炎症がひどくなった部位へ外用薬を使用することを中断し，医師への受診を勧める．

表11-2 代表的なステロイド外用薬

ランク	薬剤名	商品名
Ⅰ (strongest)	0.05％クロベタゾールプロピオン酸エステル 0.05％ジフロラゾン酢酸エステル	デルモベート ジフラール，ダイアコート
Ⅱ (very strong)	0.1％モメタゾンフランカルボン酸エステル 0.05％ベタメタゾン酪酸エステルプロピオン酸エステル 0.05％フルオシノニド 0.064％ベタメタゾンジプロピオン酸エステル 0.05％ジフルプレドナート 0.1％アムシノニド 0.1％ジフルコルトロン吉草酸エステル 0.1％酪酸プロピオン酸ヒドロコルチゾン	フルメタ アンテベート トプシム リンデロンDP マイザー ビスダーム ネリゾナ，テクスメテン パンデル
Ⅲ (strong)	0.3％デプロドンプロピオン酸エステル 0.1％デキサメタゾンプロピオン酸エステル 0.12％デキサメタゾン吉草酸エステル 0.12％ベタメタゾン吉草酸エステル 0.025％ベクロメタゾンプロピオン酸エステル 0.025％フルオシノロンアセトニド	エクラー メサデルム ボアラ リンデロンV プロパデルム フルコート
Ⅳ (medium)	0.3％プレドニゾロン吉草酸エステル酢酸エステル 0.1％トリアムシノロンアセトニド 0.1％アルクロメタゾンプロピオン酸エステル 0.05％クロベタゾン酪酸エステル 0.1％ヒドロコルチゾン酪酸エステル	リドメックス レダコート アルメタ キンダベート ロコイド
Ⅴ (weak)	0.3％プレドニゾロン	プレドニゾロン

次回来局時

＃3 外用薬の薬物療法管理（使用方法）

S) 腕の赤くなっていたところは，アトピーじゃないって言われました．新しいぬり薬が追加されたようです．

O) 処方薬：プロトピック軟膏0.1％　5g　1日1回　顔（寝る前に），プロペト軟膏　50g　1日1～2回　乾燥肌全体，ボアラ軟膏　10g　1日1～2回　体幹，アスタットクリーム1％　10g　1日1回　腕．

A) アスタットクリームは乳剤性基剤であるため，性状が異なる油脂性基剤のプロペト軟膏との混和を避ける必要がある．重ねぬりでは，影響が少ないと考えられるが，アスタットクリームの浸透性を維持するために単独使用とする．

P) Ep：アスタットクリームを適用する範囲にはプロペト軟膏をぬらないように指導する．
　Op：次回，皮膚炎について薬の効果を評価する．

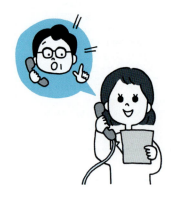

　今回のような，自己判断によるステロイドの誤用を見つけ出すためには，患者から症状だけでなく，発症時期や経過を聞き出すコミュニケーション能力が必要です．

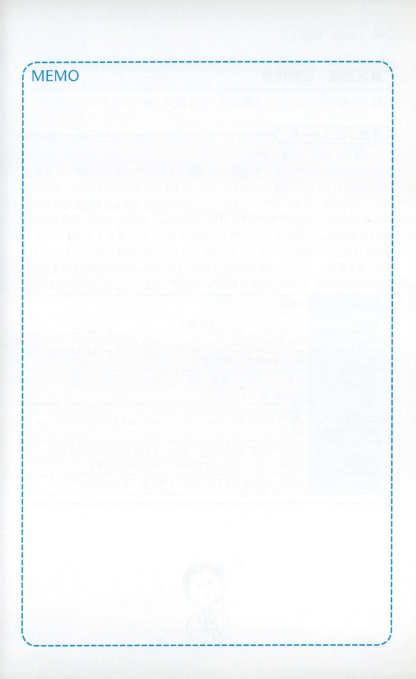

章末問題　皮膚疾患

以下の患者プロフィールを読んで，続く問題を解いてみましょう．

患者プロフィール

小山淳美，女性，22歳，学生

　小学校のときにアトピー性皮膚炎①と診断されてステロイド外用薬による治療が開始されました．皮膚の症状は，一旦，中学生のときに消失しましたが，大学に入学した後に症状が再燃したため，近くの皮膚科を受診して検査を受けることになりました．血液検査の結果，WBC 6,800/μL，好酸球 16％，非特異的IgE 2,140 IU/mL，アレルゲン：スギ 4＋，ダニ 6＋，ハウスダスト 6＋でした．顔に掻把により鱗屑②をみとめ，外用薬（プロトピック③軟膏0.1％　5 g，1日1回顔（寝る前に），プロペト④軟膏50 g　1日1～2回）による治療が開始されました．治療開始2日後，かかりつけ薬局を訪れ，顔が熱くてヒリヒリする⑤と訴えました．

主　訴	灼熱感
既往歴	6歳のときにアトピー性皮膚炎
家族歴	特記することなし
嗜　好	飲酒（機会飲酒），喫煙（なし）
身体所見	身長 158 cm，体重 48 kg，体温 36.1℃，血圧 103/72 mmHg，脈 73回/分
性　格	神経質
受診前の服用薬	なし
受診時検査所見	WBC 6,800/μL，好酸球 16％，非特異的IgE 2,140 IU/mL，アレルゲン スギ 4＋，ダニ 6＋，ハウスダスト 6＋
処方薬	プロトピック軟膏0.1％　5 g　1日1回　顔（寝る前に）

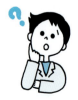

Question

No1. 下線部①について，アトピー性皮膚炎の病態はどのようになっていますか？

No2. 下線部②について，鱗屑とはどのような状態ですか？ また，アトピー性皮膚炎による皮膚の状態は，どのような特徴がありますか？

No3. 下線部③および下線部⑤について，プロトピック軟膏の使用上の注意点を挙げてみましょう．

No4. 下線部③について，プロトピック軟膏が変更となる場合，どのような薬剤を提案しますか？

No5. 下線部④について，プロペト軟膏の使用目的は何ですか？

MEMO

第12章 眼疾患

Case 46　緑内障　　薬局

患者プロフィール

横山優子，62歳，女性，主婦．

以前より内科にて気管支喘息の治療を受けています．1ヵ月前に眼科を受診したところ緑内障と診断され，点眼薬を使用しています．本日眼科を受診し，別の点眼薬の処方があり，来局しました．

◆薬歴（抜粋）
▶主な患者情報

アレルギー なし，副作用 なし，健康食品 なし，その他 眼鏡あり，コンタクトレンズなし

▶前回の処方
【眼科処方】
①キサラタン点眼液0.005％（2.5 mL）　両眼　1日1回寝る前　1本
【内科処方】
①アドエア100ディスカス60吸入用　1回1吸入/1日2回朝・夕　1個
②メプチンエアー10 μg吸入100回　1回2吸入/発作時　1個

▶今回の処方
①チモプトールXE点眼液0.5％（2.5 mL）　両眼　1日1回朝　1本

▶指導記録

\#1　キサラタン点眼に関連した副作用とその対処法

S）目の周りが黒くなるのは嫌ですね．

O）キサラタン点眼処方．

A）キサラタン点眼の副作用に虹彩や眼瞼の色素沈着がある．

P）Ep：点眼後の薬液の拭きとりや洗顔を行うよう指導．
　Op：次回，確認．

◆患者と薬剤師の会話（抜粋）

薬剤師：こんにちは．目薬はきちんとさせていましたか？

患　者：あまり目薬をさしたことはなかったのですが，毎日問題なくできていたと思います．目の周りについた薬液も眼科用コットンできちんと拭いて

いました．でも，前の目薬では効果が十分でなかったようで，違う薬に変更になったようです．
薬剤師：正しく目薬を使用されていたようなので安心しましたが，効果が十分でなかったのは心配ですね．ところで，眼科の先生には喘息のことや内科で処方されている吸入薬を使用していることは伝えてありますか？
患　者：眼科の先生もそのようなことをおっしゃっていましたが，薬を飲んでいるわけではないし，最近は喘息の症状もないので言いませんでした．何か問題ありますか？
薬剤師：そうですか．処方されている目薬に喘息との相性がわるい薬が含まれているので，一度眼科の先生に連絡しますので，少々お待ちいただけますでしょうか？
患　者：はいわかりました．

疑義照会後，次の処方に変更となりました．
　①キサラタン点眼液0.005％（2.5 mL）　両眼　1日1回寝る前　1本
　②エイゾプト懸濁性点眼液1％（5 mL）　両眼　1日2回朝・夕　1本

薬剤師：お待たせいたしました．処方されている目薬が変更になりましたので点眼方法についてご説明します．
患　者：目薬にもほかの薬との相性とかがあるなんて知らなかったので，適切な薬に変更になってよかったです．でも，2種類だと忘れそうですね．特に朝は忙しいです．

薬物療法の検討

緑内障診療ガイドライン（第3版）によると，緑内障患者の多くが原発開放隅角緑内障（広義）で，第1選択薬として，β遮断薬あるいはプロスタグランジン（PG）関連薬が使用されます．効果が不十分なときは，単剤，他剤，2剤以上併用の順で考慮されます．

今回の患者は，緑内障治療のためにPG関連薬（ラタノプロスト［キサラタン］）による治療が行われていました．眼科受診時に，PG関連薬単剤では効果不十分であると判断されたため，β遮断薬（チモロールマレイン酸塩［チモプトール］）に変更になりました．多くのβ遮断薬は，気管支喘息，コントロール不十分な心不全，洞性徐脈，房室ブロック（Ⅱ，Ⅲ度），心原性ショックのある患者には禁忌であるので，既往歴や他科処方薬により該当する患者

であれば，必ず眼科医に疑義照会を行う必要があります．今回は疑義照会により，β遮断薬からPG関連薬と炭酸脱水酵素阻害薬(ブリンゾラミド[エイゾプト])との併用に変更されました．

服薬指導のポイント

　現在，緑内障点眼薬として，交感神経刺激薬，β遮断薬，PG関連薬，炭酸脱水酵素阻害薬などがあります．各点眼薬の特徴を十分理解した上で，服薬指導を行う必要があります．また，緑内障治療薬のアドヒアランスが低いので，薬の効果や副作用などの十分な説明，ライフスタイルにあわせた薬物療法支援，正しい点眼指導を行うことが重要です．点眼指導時には，点眼後は静かに閉瞼し涙嚢部を圧迫することや，点眼時の注意事項(☞Case47白内障, p.250)を守って点眼薬を使用する必要があります．点眼薬全般にいえることですが，点眼薬の保管方法の説明を行うとともに，コンタクトレンズ使用時の点眼(点眼時にはずし，15分以上経って装着する)，げんこつ法，下眼瞼下垂法，点眼補助器具の使用についても状況に応じて説明しましょう．

　今回の患者は，PG関連薬(ラタノプロスト)と炭酸脱水酵素阻害薬(ブリンゾラミド)が処方されています．ラタノプロストによる虹彩や眼瞼の**色素沈着**を防ぐため，薬液の拭きとりの確認を行うよう指導します．また，これらの薬剤は点眼後**霧視**が生じることがあるので，運転の際には症状が回復するまで運転しないことを説明する必要があります．ブリンゾラミドは，懸濁製剤であるので，使用時，キャップを閉じたままよく振ってから点眼することを忘れてはいけません．

◆緑内障点眼薬の服薬指導ポイント

交感神経刺激薬：①用法　1日2回，②副作用　アレルギー性結膜炎，眼瞼炎，結膜充血，心悸亢進(ジピベフリン塩酸塩[ピバレフリン])．

β遮断薬，αβ遮断薬：①用法　1日1〜2回，②副作用　角膜上皮障害，眼瞼炎，気管支収縮，徐脈，不整脈，③注意事項　全身副作用を防止するため涙嚢部を圧迫するよう説明します．また，気管支喘息やコントロール不十分な心不全などの禁忌の確認もします(チモロールマレイン酸塩[チモプトール]，ニプラジロール[ハイパジール])．

α₁遮断薬：①用法　1日2回，②副作用　結膜充血(ブナゾシン塩酸塩[デタントール])．

副交感神経刺激薬：①用法　1日4回，②副作用　縮瞳，気管支収縮(ピロカルピン

塩酸塩[サンピロ]).
PG関連薬：①用法 1日1〜2回，②副作用 結膜充血，角膜上皮障害，睫毛多毛，虹彩・眼瞼色素沈着，嚢胞様黄斑浮腫，上眼瞼溝深化，③注意事項 あふれた液は拭きとるよう説明します．また，点眼後霧視が生じた場合は回復するまで運転しないよう説明します(ラタノプロスト[キサラタン]).
炭酸脱水酵素阻害薬：①用法 1日2〜3回，②副作用 眼瞼炎(ブリンゾラミド[エイゾプト]).

指導記録

#1 キサラタン点眼に関連した副作用とその対処法
S) 目の周りについた薬液は眼科用コットンできちんと拭いていました．
O) キサラタン点眼継続中．眼瞼色素沈着なし．
A) 点眼後の目の周りの拭きとりはきちんとできている．
P) Op：確認継続．

#2 エイゾプト点眼に関連した副作用とその対処法
S) 運転は毎日します．
O) エイゾプト点眼追加．
A) エイゾプト点眼は懸濁製剤であることから点眼後霧視が生じる可能性あり．
P) Ep：点眼直後に運転や危険を伴うことをしないよう指導．

#3 多剤併用や生活パターンなどに起因した緑内障点眼薬に対するアドヒアランス
S) 2つも目薬があると，忘れそうですね．特に朝は忙しいし．
O) キサラタン点眼は寝る前，エイゾプト点眼は朝．
A) 朝は忙しいとのことで，点眼を忘れる可能性あり．
P) Ep：緑内障に対する点眼治療の重要性を説明し，朝に点眼するのを忘れたら気づいたときに点眼するよう指導．
　 Op：次回，点眼をしていたかを確認する．

　緑内障のアドヒアランス不良は視神経障害や視野障害が進行する重要な因子の1つであるので，生活パターンを把握した上で服薬支援を行い，アドヒアランスの向上をめざすことが大切です．

Case 47　白内障

患者プロフィール

木本　勝，76歳，男性，無職．

　約2ヵ月前(6/1)に眼科を受診したところ白内障と診断され，1週間前(7/20)に白内障手術を受けました．本日(7/27)，眼科を受診し，点眼薬の処方があり，来局しました．7/13にも来局しており，処方された点眼薬を受けとり，さらに消毒用アルコールジェルと眼科用滅菌綿を購入しています．

◆薬歴(抜粋)

▶主な患者情報

　アレルギー　なし，副作用　なし，健康食品　なし，その他　眼鏡あり，コンタクトレンズなし

▶7/13の処方

　①ベガモックス点眼液0.3%(5 mL)　左眼　1日4回朝・昼・夕・寝る前　1本
　　(7/17から使用)

▶指導記録

　# 1　点眼未経験と握力低下に関連した点眼手技不足

　S) 目薬をさしたことありません．
　　 手にあまり力が入らないし，うまくできるかどうかわかりません．
　O) 7/17からベガモックス点眼．7/20白内障手術予定．
　A) 目薬をさしたことがなく，握力があまりないようで，点眼の手技が不安．
　P) Ep：げんこつ法を指導．それでもうまくできないようであれば，点眼補助
　　　 器具があることを説明．

▶7/20の処方

　①セフゾンカプセル100 mg　1回1 Cap(1日3 Cap)/1日3回朝・昼・夕食後
　　2日分
　②クラビット点眼液1.5%(5 mL)　左眼　1日4回朝・昼・夕・就寝前　1本
　③リンデロン点眼・点耳・点鼻液0.1%(5 mL)　左眼　1日4回朝・昼・夕・
　　就寝前　1本
　④ジクロード点眼液0.1%(5 mL)　左眼　1日4回朝・昼・夕・就寝前　1本
　⑤ミドリンP点眼液(5 mL)　左眼　1日1回就寝前　1本

▶今回の処方

　①クラビット点眼液1.5%(5 mL)　左眼　1日4回朝・昼・夕・就寝前　1本
　②リンデロン点眼・点耳・点鼻液0.1%(5 mL)　左眼　1日4回朝・昼・夕・
　　就寝前　1本

③ジクロード点眼液0.1%（5 mL）　左眼　1日4回朝・昼・夕・就寝前　1本

◆患者と薬剤師の会話（抜粋）

薬剤師：こんにちは．目薬はうまくさせていましたか？

患　者：手術前は目薬が1つだけだったのでなんとかできていましたが，手術後は1回に4種類の目薬をさす必要があったので，上手にできませんでした．病院の薬剤師さんも点眼補助器具を勧めてくださったので，使ってみたらうまくできるようになりました．

薬剤師：そうですか．うまくできるようになったようでよかったです．点眼前に手を洗う，点眼瓶の先が睫毛に触れないように注意する，2つ以上の目薬をさすときは5分以上の間隔をあける，などの注意事項は忘れずにできていましたか？

患　者：病院の薬剤師さんにも説明していただいたので，それらのことはきちんと守っていました．

薬剤師：今後は3種類の目薬に減りますが，引き続きそれらのことに注意して，使用してください．

患　者：はい，わかりました．

薬物療法の検討

今回の来局者は，眼科にて白内障手術を受け点眼薬を処方された患者です．術後眼内炎予防のために，術前に第3あるいは第4世代ニューキノロン系抗菌点眼薬を3日間使用することが有効であるとされており，今回はモキシフロキサシン塩酸塩［ベガモックス］が術前に処方されています．また，術後には術後眼内炎や黄斑浮腫などの合併症を予防する目的で，抗菌点眼薬（レボフロキサシン水和物［クラビット］），ステロイド性抗炎症点眼薬（ベタメタゾンリン酸エステルナトリウム［リンデロン］），非ステロイド性抗炎症点眼薬（ジクロフェナクナトリウム［ジクロード］）が処方されています．経過が順調であれば，術後約1ヵ月でこれらの薬剤は終了となることが多いです．さらに，術後の虹彩後癒着を予防する目的で散瞳薬（トロピカミド配合［ミドリンP］）を使用することがあり，今回も院内処方で処方されていました．抗菌点眼薬の副作用として，蕁麻疹，瘙痒感など，また，ステロイドの点眼薬の副作用として，眼圧上昇，感染症の悪化などがあるので，注意する必要があります．

服薬指導のポイント

白内障手術前後の点眼薬は、術後眼内炎の予防のために使用され、患者の点眼薬に対するアドヒアランスを高めることが非常に重要になります。そのため、薬の効果や副作用などの十分な説明、ライフスタイルにあわせた薬物療法支援、正しい点眼指導を行うことが大切です。点眼時の注意事項（**表12-1**）を守って、点眼薬を使用するよう指導する必要があります。

今回の患者は、院内処方の継続分として、レボフロキサシン水和物、ベタメタゾンリン酸エステルナトリウム、ジクロフェナクナトリウムが処方されています。院内でも病院薬剤師から術後の点眼について記載されたパンフレットや説明用紙を用いて説明を受けている可能性があります。院内処方と同じ点眼薬が処方されているため、患者がパンフレットや説明用紙をもっていれば、それらを利用することも1つの策です。白内障手術に限ったことではありませんが、病院薬剤師と薬局薬剤師と連携（薬薬連携）をとりながら、患者のアドヒアランス向上を目指した服薬指導を行うことが大切です。

表12-1 点眼時の注意事項

- 点眼前に手を洗う
- 点眼瓶の先が睫毛に触れないように注意する
- 点眼は1回1滴とする
- 目の周りにあふれた薬液は拭きとり、手についた薬液は洗い流す
- 複数の点眼液を併用するときは、5分以上の間隔をあけて点眼する

◆白内障手術後点眼薬の服薬指導ポイント

ニューキノロン系抗菌薬：①副作用に発疹、眼痛、眼瞼炎があります（モキシフロキサシン塩酸塩［ベガモックス］、レボフロキサシン水和物［クラビット］）。

ステロイド性抗炎症薬：①副作用に眼圧上昇・感染症があります、②漫然と使用しないこと、フルメトロン点眼液は懸濁製剤であるので振ってから使用するよう指導します（ベタメタゾンリン酸エステルナトリウム［リンデロン］、フルオロメトロン［フルメトロン］）。

非ステロイド性抗炎症薬：①副作用に瘙痒感があります、②ジクロード点眼液は冷所・遮光保存するよう指導します（ジクロフェナクナトリウム［ジクロード］）。

Case 47 白内障 253

指導記録

#1 点眼未経験と握力低下に関連した点眼手技不足

S) 今日から目薬は3種類と先生に言われました．
点眼補助器具を使ってみたらうまくできました．
（入院中にもらった点眼薬の説明用紙を見ながら）目薬をさす前には手洗いとアルコール消毒をきちんと行っていますし，目薬の間隔は5分間あけています．

O) 7/20白内障手術．
手術後，クラビット点眼液，リンデロン点眼・点耳・点鼻液，ジクロード点眼液継続中．
ミドリンP点眼液は終了．
爪は伸びていない．

A) 点眼補助器具を使用したら，うまくできている様子．
点眼時の注意事項をきちんと守って点眼できている．

P) Op：点眼方法やアドヒアランスのモニタリング継続．

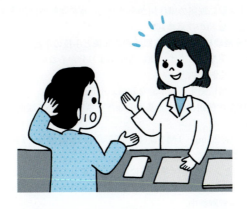

眼科医は，白内障手術に際しては眼内炎が起こらないよう最大限の注意を払っています．薬剤師も，眼内炎が起こらないよう点眼薬を正しく使用してもらうための患者支援を行いましょう．

Case 48　結膜炎

患者プロフィール

高橋優香，23歳，女性，会社員．

約2週間前(3/1)に眼科を受診したところアレルギー性結膜炎と診断され，内服および点眼薬にて治療を受けています．本日(3/15)，眼科を受診し，点眼薬の処方がありました．

◆薬歴(抜粋)

▶主な患者情報

アレルギー スギ花粉，副作用 なし，健康食品 なし，その他 眼鏡あり，コンタクトレンズあり

▶3/1の処方

①アレジオン錠20 mg　1回1錠(1日1錠)/1日1回就寝前　7日分
②パタノール点眼液0.1%(5 mL)　両眼　1日4回朝・昼・夕・就寝前　1本

▶指導記録(3/1)

#1　ヒスタミンH_1受容体拮抗薬に関連した眠気の副作用
S)いつも車で仕事に行きます．
O)アレジオン錠処方．
A)アレジオン錠に眠気の副作用があるため，車の運転時に注意する必要あり．
P)Cp：車の運転時の注意喚起．

#2　点眼未経験に起因した点眼使用の知識と手技の不足
S)はじめて目薬を使います．使い方があまり分からないので，心配です．
O)パタノール点眼液処方．
A)点眼薬の使用に関する基本的な知識が不足している．
P)Ep：点眼薬の使用に関する基本的な注意事項について説明．

▶3/8の処方

①アレジオン錠20 mg　1回1錠(1日1錠)/1日1回就寝前　7日分

▶指導記録(3/8)

#1　ヒスタミンH_1受容体拮抗薬に関連した眠気の副作用
S)あまり眠くならないですが，車の運転には気をつけています．
O)アレジオン錠継続中．
A)眠気の副作用少ない様子．
P)Cp：引き続き，車の運転時の注意喚起．

#2　点眼未経験に起因した点眼使用の知識と手技の不足
S)まだ目薬には慣れないですが，なんとかできていると思います．

目薬をさす前には手を洗うなど,前に言われたことは守っています.
O) パタノール点眼液継続.
A) 点眼の際の注意事項は守れている.点眼薬使用の手技も問題ない.
P) Op:次回受診時再度確認.

▶今回の処方
① アレジオン錠10 mg　1回1錠(1日1錠)/1日1回就寝前　7日分
② パタノール点眼液0.1%(5 mL)　両眼　1日4回朝・昼・夕・就寝前　1本
③ プレドニン眼軟膏(5 g)　両眼　1日1回就寝前　1本

◆患者と薬剤師の会話(抜粋)
薬剤師:こんばんは.目薬はきちんとさせていましたか?
患　者:忘れずに,問題なくさせていました.でも,まだよくならないみたいだし,まぶたに炎症が起きているから眼軟膏を処方すると,眼科の先生が言っていました.使ったことないし大丈夫かしら.
薬剤師:難しくありませんので大丈夫ですよ.では,どのように使うか一緒にやってみましょう.
(眼軟膏のパンフレットを利用して説明)
患　者:意外と簡単そうですね.また,わからないことがあったら,電話で聞いていいですか.
薬剤師:はい,遠慮なくご連絡ください.

薬物療法の検討

「アレルギー性結膜疾患診療ガイドライン第2版」によると,アレルギー性結膜炎の治療は薬物療法が中心になります.第1選択薬は抗アレルギー点眼薬(メディエーター遊離抑制薬,ヒスタミンH_1受容体拮抗薬)で,症状に応じて抗アレルギー内服薬,非ステロイド性抗炎症点眼薬,ステロイド性抗炎症点眼薬などを使い分けます(**表12-2**).ただし,現在抗アレルギー内服薬にアレルギー性結膜炎の保険適用はありません.

今回の患者は,抗アレルギー点眼薬(オロパタジン塩酸塩[パタノール])と抗アレルギー内服薬(エピナスチン塩酸塩[アレジオン])にて効果不十分で眼瞼炎を併発していたことから,ステロイド眼軟膏(プレドニゾロン酢酸エステル[プレドニン])が処方されました.オロパタジン塩酸塩はメディエーター遊離抑制作用とヒスタミンH_1受容体拮抗作用の両方を有します.また,ステロイドの点眼薬・眼軟膏の副作用である眼圧上昇,感染症の悪化,白内

表12-2 アレルギー性結膜炎の治療

①抗アレルギー点眼薬(メディエーター遊離抑制薬,ヒスタミンH_1受容体拮抗薬)
②抗アレルギー内服薬(メディエーター遊離抑制薬,ヒスタミンH_1受容体拮抗薬)
③非ステロイド性抗炎症点眼薬またはステロイド性抗炎症点眼薬
④ステロイド眼軟膏
⑤ステロイド内服薬または眼瞼結膜下注射
⑥外科治療

症状が改善・軽症から症状が悪化・重症になるにつれて順に①から⑥への追加治療を考慮.
(日本眼科学会:アレルギー性結膜疾患診療ガイドライン,第2版,2010より作成)

障などに注意し,漫然とした使用がされていないことも確認しましょう.

服薬指導のポイント

　アレルギー性結膜炎に使用される点眼薬には,主に抗アレルギー点眼薬,非ステロイド性抗炎症点眼薬,ステロイド性抗炎症点眼薬があります.各点眼薬の特徴を十分理解した上で,服薬指導を行う必要があります.また,今回は眼軟膏が処方されていますが,点眼薬に比較して眼軟膏はなじみがあまりなく,多くの方が使用したことがありません.そのため,メーカーの指導せんやパンフレットなどを用いて,患者が実際に眼軟膏を適切に使用できるよう,わかりやすく説明する必要があります.今回は,ほかの点眼薬と同時に眼軟膏を使用する指示になっていませんが,その場合,眼軟膏を最後に使用するよう指導します.複数の眼科用外用薬を同時に使用する際には,眼科医から点眼順序の指示がある場合はその指示に従い,特に指示がない場合は水溶性製剤,懸濁製剤,ゲル化製剤,眼軟膏の順に使用するよう指導するのがよいでしょう.また,抗アレルギー内服薬のなかでもヒスタミンH_1受容体拮抗薬には眠気の副作用があるので,その使用の際には,各薬剤の添付文書に従い,運転や危険な作業をする際の注意喚起を行う必要があります.

◆抗アレルギー点眼薬および抗アレルギー内服薬の服薬指導ポイント

抗アレルギー点眼薬:①用法 1日2~4回,②眼刺激,眼痛,眼瞼障害などの副作用があります(オロパタジン塩酸塩[パタノール]).
抗アレルギー内服薬:①眠気,倦怠感,頭痛,嘔気,口渇などの副作用があります,②禁忌 特に第1世代ヒスタミンH_1受容体拮抗薬では緑内障や前立腺肥大の禁忌に注意が必要です,③運転や危険な作業をする際の注意喚起を行う必要があり,添付文書上禁止されている薬剤については疑義照会をする必要があります

（エピナスチン塩酸塩［アレジオン］）．

指導記録

#1　ヒスタミンH_1受容体拮抗薬に関連した眠気の副作用
S）眠くはありませんが，運転には注意しますね．
O）アレジオン錠継続中．
A）2週間，アレジオン錠を服用しているが，眠気はない．
P）Ep：引き続き服薬指導時に注意喚起は行うが，眠気の可能性は低いため
　　　#1は解決とする．

#2　点眼未経験に起因した点眼使用の知識と手技の不足
S）（点眼薬）忘れずに，問題なくさせていました．
　（眼軟膏）使ったことないし大丈夫かしら．
O）パタノール点眼液継続．プレドニン眼軟膏追加．
A）点眼薬の使用は問題なし．
　眼軟膏は使用経験がなく，詳細な説明が必要．
P）Ep：眼軟膏のパンフレットを使用し，プレドニン眼軟膏の使用法を説明．
　　Op：次回受診時，眼軟膏の使用状況を確認．

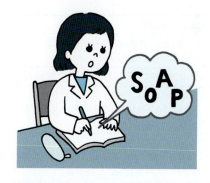

　眼軟膏の指導を行ったことがない薬剤師は意外にたくさんいるのではないでしょうか．最近はメーカーの指導せんやパンフレットがかなり充実しているので，各メーカーのものを見比べてみるのもよいかもしれません．

章末問題　眼疾患

以下の患者プロフィールを読んで，続く問題を解いてみましょう．

患者プロフィール

中西杏奈，28歳，女性，公務員

　総合病院の産婦人科にて子宮内膜症と診断され，通院しています．数日前から目に違和感がありましたが，産婦人科受診のときに眼科も受診し，細菌性角膜炎と診断されました．独居で車椅子を利用していること，介助してくれる方がいないこと，そして握力が弱く点眼するのが難しかったことや重症度を勘案し，入院での治療となりました．角膜に輪状膿瘍の形成と膿性眼脂がみられ，角膜擦過物の塗抹検鏡でグラム陰性桿菌を認めたため，初期治療としてガチフロキサシン水和物［ガチフロ］とトブラマイシン［トブラシン］を併用することになりました．入院後4日目に，培養検査で起炎菌が緑膿菌であると同定されたため，ガチフロキサシン水和物とトブラマイシンの併用療法が継続となりました．薬剤師による点眼の指導と看護師による点眼の介助により，点眼の手技が問題ないレベルまで達したため，入院後4日目の本日に退院予定です．

既往歴	子宮内膜症
現病歴	数日前から右眼に違和感(目がゴロゴロする，涙が出る，目が痛い)があった．
家族歴	特記することなし．
嗜好	飲酒なし．喫煙なし．
身体所見	身長 158 cm，体重 43.3 kg，体温 36.2℃，脈拍 79回/分，血圧 115/68 mmHg，SpO_2 99%
入院前服用薬	ディナゲスト錠1 mg　1回1錠(1日2錠)/1日2回朝・夕食後
入院時の検査値情報	AST 20 IU/L，ALT 15 IU/L，ALP 125 IU/L，T-Bil 0.6 mg/dL，BUN 14.3 mg/dL，Scr 0.39 mg/dL，Na 145 mEq/L，K 4.3 mEq/L，Cl 101 mEq/L
入院後処方	(産婦人科処方継続) ディナゲスト錠1 mg　1回1錠(1日2錠)/1日2回朝・夕食後 (入院当日，入院後1，2，3，4日目) ガチフロ点眼液0.3%(5 mL)　右眼　1日8回　7，9，11，13，15，17，19，21時に点眼 トブラシン点眼液0.3%(5 mL)　右眼　1日8回　7，9，11，13，15，17，19，21時に点眼

退院時処方	ガチフロ点眼液0.3%（5 mL）　右眼　1日5回　9, 12, 15, 18, 21時に点眼　1本 トブラシン点眼液0.3%（5 mL）　右眼　1日5回　9, 12, 15, 18, 21時に点眼　1本

Question

No1. 細菌性角膜炎の起炎菌としてどのようなものがありますか？ また，感染性角膜炎には，細菌性角膜炎のほかにどのようなものがありますか？ それぞれ代表的なものを挙げてみましょう．

No2. 細菌性角膜炎における起炎菌同定前の初期治療について説明してみましょう．

No3. 起炎菌として多剤耐性菌が検出された場合の薬物療法について説明してみましょう．

No4. 今回の点眼治療の副作用について説明してみましょう．

No5. 今回の点眼指導で注意すべき点を考えてみましょう．

MEMO

第13章 骨・関節の疾患

Case 49　関節リウマチ

患者プロフィール

岩田理沙子，45歳，女性，主婦．

2年前より総合病院の整形外科にて関節リウマチの治療を受けています．外来でメトトレキサート（MTX）による治療を続けていましたが，入院してMTXとインフリキシマブの併用療法を始めることになりました．昨日入院し，本日インフリキシマブを投与する予定です．

◆薬歴（抜粋）
▶主な患者情報

アレルギー　なし，副作用　なし，健康食品　なし

▶前回処方

①リウマトレックスカプセル2 mg　朝2 Cap・夕1 Cap（1日3 Cap）/1日2回朝・夕食後（火曜日に服用）
②リウマトレックスカプセル2 mg　1回1 Cap（1日1 Cap）/1日1回朝食後（水曜日に服用）
③フォリアミン錠5 mg　1回1錠（1日1錠）/1日1回朝食後（金曜日に服用）
④セレコックス錠200 mg　1回1錠（1日2錠）/1日2回朝・夕食後
⑤ネキシウムカプセル20 mg　1回1 Cap（1日1 Cap）/1日1回朝食後
⑥モーラステープ20 mg　1日1回　両手首に貼付

▶今回処方

①レミケード点滴静注用100　150 mg＋生理食塩液250 mL　2時間かけて点滴静注

◆身体所見

体温　36.7℃，脈拍　82回/分，血圧　159/81 mmHg，SpO_2　98％

◆入院中の検査値情報

AST 29 IU/L，ALT 20 IU/L，ALP 302 IU/L，T-Bil 1.0 mg/dL，TP 7.8 g/dL，Alb 3.8 g/dL，BUN 10.1 mg/dL，Scr 0.29 mg/dL，Na 141 mEq/L，K 4.2 mEq/L，Cl 101 mEq/L，CRP 2.1 mg/dL，WBC 9.30×10^3/μL，RBC 450×10^4/μL，Hb 13.5 g/dL，Ht 43％，Plt 34.0×10^4/μL，血沈 28 mm/時，尿蛋白（−），

尿糖(−),肝炎ウイルス(−),ツベルクリン反応(−)

◆患者と薬剤師の会話

薬剤師:リウマチの薬は飲み方が特殊ですが,きちんと飲めていましたか?
患 者:飲み方がややこしいですね.でも週に2日忘れずに飲んでいました.
薬剤師:(残薬とお薬手帳をみながら)きちんとお飲みになられていたようですね.入院中,お薬はご自身で管理していただきますので,引き続きお飲みいただくようお願いします.医師から点滴薬の説明があったと思いますが,ご理解いただけましたか?
患 者:はい,先生から説明がありましたので,点滴の薬のことは大体理解できました.
薬剤師:そうですか.大切な薬ですので,もう1度一緒にこの冊子で確認させてください.
患 者:はい,わかりました.ありがとうございます.

薬物療法の検討

　現在,関節リウマチの治療薬には,メトトレキサート(MTX)[リウマトレックス]やサラゾスルファピリジン[アザルフィジンEN]などの疾患修飾性抗リウマチ薬(DMARDs),生物学的製剤,非ステロイド性抗炎症薬(NSAIDs),ステロイドがあり,「EULARリコメンデーション2010」「関節リウマチ治療におけるMTX診療ガイドライン2011年版」そして「関節リウマチ(RA)に対するTNF阻害薬使用ガイドライン(2012年改訂版)」などにおいて薬物療法のアルゴリズムが示されています.「関節リウマチ治療におけるMTX診療ガイドライン2011年版」によると,MTXの開始用量は,通常6 mg/週,副作用危険因子(高齢者,腎機能低下,肺病変あり,アルコール常飲,NSAIDsなど複数薬物の内服)の場合で2〜4 mg/週,予後不良因子(高活動性,血清反応高値,骨びらん,身体機能制限)ありの場合で8 mg/週です.また,MTXの副作用軽減のための葉酸[フォリアミン]の併用は,通常8 mg以上/週で検討し,副作用危険因子ありの場合は最初から検討します.効果不十分あるいは効果減弱の際は,4〜8週間ごとに2 mg/週ずつ増量し,最大16 mg/週まで増量可能です.生物学的製剤の併用は8 mg以上/週で効果不十分の場合に検討します.

　今回の患者では,MTXを8 mg/週で服用していましたが,効果不十分の

ため生物学的製剤のインフリキシマブ[レミケード]が追加されました．生物学的製剤のなかでもインフリキシマブはMTXとの併用が必須となります．また，インフリキシマブは，3 mg/kgで初回投与後，2週後，6週後に投与，以後8週間隔で投与(10 mg/kgまでの増量可，あるいは6 mg/kgまでの増量かつ4週間まで投与間隔の短縮可)という特殊な投与スケジュールであることや，注射用水への溶解後，約250 mLの生理食塩液に希釈し2時間以上かけて点滴静注することにも注意しなければなりません．

服薬指導のポイント

MTX[リウマトレックス]は，服用方法が複雑であるため，入念な服薬指導やさまざまな工夫により服薬アドヒアランスを向上させることが非常に重要になります．また，ハイリスクな薬であるため，連日服用することにより重篤な副作用が発現する可能性が高く，最悪死に至ることがあります．今回の患者は，以前からの服用であるので，薬の残数や服薬状況を確認し，患者の薬物療法に対する理解度を評価するとよいでしょう．

インフリキシマブ[レミケード]については，この段階で患者は医師からの説明を受けているので，ある程度理解していると予想されますが，薬剤師からも治療スケジュールや投与方法を説明することで患者の理解がさらに深まると考えられます．また，副作用についても，**インフュージョンリアクション，感染症**，肝障害などの説明を行うだけでなく，初期症状や対処法についても具体的に説明する必要があります．

◆関節リウマチの服薬指導ポイント

免疫抑制薬：①体内での葉酸の活性化を阻害することにより免疫を抑制します，②肝障害，腎障害，口内炎，間質性肺炎，骨髄抑制，感染症などの副作用があります，③スルファメトキサゾール・トリメトプリム(ST)合剤[バクタ]やプロベネシド[ベネシッド]などの薬剤との相互作用に注意します．副作用軽減のためMTX服用後24～48時間後に葉酸あるいはホリナートカルシウム[ロイコボリン]を服用することがあります．適正な服用方法を遵守するよう指導します(メトトレキサート[リウマトレックス])．

その他のDMARDs：①免疫抑制作用あるいは免疫調節作用があります，②サラゾスルファピリジンでは発疹，悪心・嘔吐，肝障害，ブシラミンでは皮疹，瘙痒，肝障害，口内炎，オーラノフィンでは下痢，発疹，肝障害などの副作用があります(サラゾスルファピリジン[アザルフィジンEN]，ブシラミン[リマチル]，オーラノフィン[リドーラ])．

> 生物学的製剤：①サイトカイン抑制による免疫抑制作用，抗炎症作用があります，②アレルギー症状，感染症などの副作用があります，③自己注射薬については手技の指導を行います(**インフリキシマブ[レミケード]**).
> NSIADs：①抗炎症作用があります，②消化管障害，腎障害などの副作用があります(**セレコキシブ[セレコックス]**).
> ステロイド：①免疫抑制作用，抗炎症作用があります，②消化器潰瘍，感染症，骨粗鬆症，耐糖能異常，脂質異常などの副作用があります(**プレドニゾロン[プレドニン]**).

指導記録

#1 リウマチ薬の複雑な用法に起因した服薬アドヒアランス不良の可能性

S) 飲み方がややこしいですね．でも週に2日忘れずに飲んでいました．
　先生から説明がありましたので，点滴の薬のことは大体理解できました．

O) リウマトレックス 8 mg/週 (2-1-1)．残数確認したところ問題なし．

A) お薬手帳に記載の処方日から換算すると残数は正しく，リウマトレックス服用は良好である．レミケードについてもある程度理解している様子．全体的に薬に対する理解は良好．

P) Ep：レミケードのスケジュールや投与方法について，患者用冊子を使用して説明．
　Op：リウマトレックスの服薬確認継続．

#2 レミケードに関連したインフュージョンリアクション，感染症などの副作用リスク

O) レミケード 150 mg (体重 50.0 kg)．0, 2, 6 週目 (以後 8 週ごと) に投与予定．
　レミケード 150 mg (体重 50.0 kg) 初回．

A) インフュージョンリアクション，感染症，肝障害などの副作用に注意する．

P) Ep：レミケードの副作用ついて，患者用冊子を使用して説明．
　Op：特に，インフュージョンリアクションの初期症状とそのときのナースコールについて確認．

> インフリキシマブ(レミケード点滴静注用)の投与は，入院して実施することもありますが，最近では外来化学療法室で実施する施設が多くなってきました．外来化学療法室において薬剤師が積極的に患者とかかわるシステムを構築していくことも大切です．

Case 50　骨粗鬆症

患者プロフィール

酒井敦子，82歳，女性，無職.

以前より，整形外科と内科にて，骨粗鬆症，腰痛症およびアルツハイマー型認知症の治療を受けています．いつもは夫に付き添われて来局していますが，本日は同居している娘と一緒に来局しました．また，本人，夫および娘は，この薬局をかかりつけ薬局にしています．

◆薬歴（抜粋）

▶主な患者情報

　アレルギー　なし，副作用　なし，健康食品　なし

▶前回の処方

【整形外科処方】
①ベネット錠17.5 mg　1回1錠/週1回起床時（月曜日に服用）　4日分
②ワンアルファ錠0.5 μg　1回1錠（1日1錠）/1日1回朝食後　28日分
③モーラステープL40 mg（7枚/袋）　1日1回腰に貼付　4袋

【内科処方】
①アリセプトD錠5 mg　1回1錠（1日1錠）/1日1回朝食後　28日分

▶今回の処方

【整形外科処方】
①ベネット錠75 mg　1回1錠/月1回起床時（7月1日に服用）　1日分
②ワンアルファ錠0.5 μg　1回1錠（1日1錠）/1日1回朝食後　28日分
③モーラステープL40 mg（7枚/袋）　1日1回　腰に貼付　4袋

【内科処方】
①アリセプトD錠10 mg　1回1錠（1日1錠）/1日1回朝食後　28日分
②マイスリー錠5 mg　1回1錠　不眠時　14回分

▶指導記録

#1　アルツハイマー型認知症に起因した服薬アドヒアランス不良

S（夫））最近は自分で薬を飲む気がないようですが，私が薬を管理しているので大丈夫です．週1回の薬も，私がずっとみていないと妻は横になってしまうので，そのときは妻に付き添って横になったり食事をしたりしないようにみています．

O）ベネット錠17.5 mg週1回起床時.

A）本人の管理は難しいが，夫がきちんと管理している．
　ベネットの服用法は問題ない．

P) Op：アドヒアランスの確認継続.

◆患者と薬剤師の会話(抜粋)

薬 剤 師：こんにちは．今日は娘さんとご一緒なのですね.

患者の娘：父がしばらく入院することになったので，しばらく私が母の介護をすることになったのよ．朝起きてすぐに薬を飲んでいたみたいだけど，整形の先生がその薬は飲み方が変わると言っていたわ．薬のことはあまりわからないから，きちんと教えてね.

薬 剤 師：はい，わかりました．起きてすぐ飲む薬は，以前は週に1回飲んでいただいていたのですが，今回からは月に1回になります.

(ベネット錠75 mgについて，メーカーのパンフレットを使用して説明)

患者の娘：よくわかったわ．でも7月1日に飲んでもらうのを忘れそう.

薬 剤 師：錠剤のシートにも大きく7月1日と書いてありますが，普段みるカレンダーに印をつけておくとよいかもしれません．飲むのを忘れた場合は，翌日に飲んでいただければ結構です.

患者の娘：そうね，それなら忘れずに済みそうだわ．ほかに注意することはないかしら.

薬 剤 師：今回から睡眠薬が処方されていますので，服用後はふらつきやすくなります．飲んですぐに効いてきますので寝る直前に飲んでもらうようにしてください．転倒して骨折したら大変ですので注意してください.

患者の娘：この年で転倒なんかしたら，骨折して寝たきりになるかもね．それは困るから気をつけるわ．いろいろ教えてくれてありがとう.

薬物療法の検討

「骨粗鬆症の予防と治療ガイドライン2011年版」において骨粗鬆症治療薬の推奨グレードが示されています．骨粗鬆症の薬物療法を評価する際の参考にするとよいでしょう(**表13-1**).

今回の来局者は，整形外科と内科にて，骨粗鬆症，腰痛症およびアルツハイマー病の診断を受け，ビスホスホネート薬(リセドロン酸ナトリウム水和物[ベネット])，活性型ビタミンD_3薬(アルファカルシドール[ワンアルファ])，貼付剤(ケトプロフェン[モーラス])，コリンエステラーゼ阻害薬(ドネペジル塩酸塩[アリセプト])，睡眠薬(ゾルピデム酒石酸塩[マイスリー])が処方されている患者です．リセドロン酸ナトリウム水和物が週1回の服用から月1回の服用に変更になりました．引き続き，**上部消化管障害，顎骨壊**

表13-1 骨粗鬆症治療薬の推奨グレード

分類	薬剤	骨密度	椎体骨折	非椎体骨折	大腿骨近位部骨折
カルシウム薬	L-アスパラギン酸Ca, リン酸水素Ca	C	C	C	C
女性ホルモン薬	エストリオール	C	C	C	C
	結合型エストロゲン	A	A	A	A
	エストラジオール[*1]	A	C	C	C
活性型ビタミンD₃薬	アルファカルシドール, カルシトリオール	B	B	B	C
	エルデカルシトール	A	A	B	C
ビタミンK₂薬	メナテトレノン	B	B	B	C
ビスホスホネート薬	エチドロン酸	A	B	C	C
	アレンドロン酸, リセドロン酸	A	A	A	A
	ミノドロン酸	A	A	C	C
SERM	ラロキシフェン, バゼドキシフェン	A	A	B	C
カルシトニン薬[*2]	エルカトニン, サケカルシトニン	B	B	C	C
副甲状腺ホルモン薬	テリパラチド(遺伝子組換え)	A	A	A	C
その他	イプリフラボン, ナンドロロン	C	C	C	C

A:行うよう強く勧められる,B:行うよう勧められる,C:行うよう勧めるだけの根拠が明確でない
[*1]適応外処方,[*2]骨粗鬆症における疼痛改善に対してはグレードA

死,肝障害などの副作用のモニタリングが必要です.また,睡眠薬には高齢者で服用量の上限がある薬があるので,添付文書で確認しておきましょう.

服薬指導のポイント

ビスホスホネート薬の服用方法は特殊で,「朝起きたらすぐに飲む,コップ1杯(約180 mL)の水またはぬるま湯で飲む,飲んでから30分間は水以外の飲食はせずほかの薬も飲まない,飲んでから30分間は横にならないこと」についての指導とその後の確認を行わなければなりません.また,副作用として,上部消化管障害,顎骨壊死,肝障害などがあるので,それらの初期症状についての説明とそのモニタリングが必要となります.また,睡眠薬が処方されたので,転倒予防のための注意喚起を行い,喫煙や飲酒,食事や運動

に関する情報も把握しておくとよいでしょう．

◆骨粗鬆症の服薬指導ポイント

カルシウム薬：①カルシウムの充足により副甲状腺ホルモンの分泌が抑制され，骨の代謝回転が低下し骨吸収が減少します，②高カルシウム血症，消化管障害，便秘などの副作用があります，③ニューキノロン系薬・テトラサイクリン系薬とキレートを形成するため併用時には注意が必要です（L-アスパラギン酸カルシウム水和物［アスパラ-CA］）．

女性ホルモン薬：①エストロゲン欠乏に起因する閉経後の骨量減少を抑制します，②静脈血栓塞栓症，悪心，乳房痛などの副作用があります．（エストラジオール［ジュリナ］）．

活性型ビタミンD_3薬：①腸管でのカルシウム吸収促進と，骨石灰化促進を介して骨密度を増加させます，②高カルシウム血症，悪心，肝障害などの副作用があります（アルファカルシドール［ワンアルファ］）．

ビタミンK_2薬：①オステオカルシンのGla化（γ-カルボキシル化）を促進し骨密度を増加させます，②発疹，瘙痒などの副作用があります，③ワルファリンの効果減弱のため併用時には注意が必要です（メナテトレノン［グラケー］）．

ビスホスホネート薬：①破骨細胞の壊死により骨吸収機能が抑制されます，②上部消化管障害，顎骨壊死，肝障害などの副作用があります，③適正な服用方法を遵守するよう，また歯科医にかかるときには服用を伝えるよう指導します（リセドロン酸ナトリウム水和物［ベネット］）．

選択的エストロゲン受容体モジュレーター（SERM）：①骨に対してエストロゲン様に作用します，②静脈血栓塞栓症，ほてりなどの副作用があります（ラロキシフェン塩酸塩［エビスタ］）．

カルシトニン薬：①破骨細胞や前破骨細胞に存在するカルシトニン受容体に直接作用してその機能を抑制します．また主に中枢セロトニン神経系を介した鎮痛作用もあります，②悪心，顔面潮紅などの副作用があります（エルカトニン［エルシトニン］）．

副甲状腺ホルモン薬：①副甲状腺の間欠的投与により骨のリモデリング促進とともに骨組織量が増加します，②悪心，頭痛，めまいなどの副作用があります，③高所での作業，自動車の運転など危険を伴う作業に従事する場合には注意するよう指導します（テリパラチド［フォルテオ］）．

指導記録

#1　アルツハイマー型認知症に起因した服薬アドヒアランス不良

S（娘））父がしばらく入院することになったので，しばらく私が母の介護を

することになったのよ．薬のことはあまりわからないから，きちんと教えてね．

O）ベネット17.5 mg週1回からベネット75 mg月1回に変更．

A）患者の娘はいままで患者の薬の服用にはあまり関与しておらず，ベネット錠の服用について詳しく説明する必要がある．

P）Ep：ベネット錠のパンフレットを用いて患者の娘にベネットの説明．服用日を忘れないようカレンダーに印をつけるよう提案．ほかの薬剤についても薬剤情報提供文書を用いて説明．

#2　睡眠薬に関連した転倒のリスク

O）マイスリー5 mg頓用で処方．
　82歳，骨折歴あり．

A）筋弛緩作用の小さい睡眠薬であるが，高齢であることから転倒のリスクが高い．
　睡眠薬服用後の転倒のリスクがあるので，睡眠薬の服用方法について説明必要．

P）Ep：転倒のリスクとその注意喚起．寝る直前に睡眠薬を飲むよう説明．

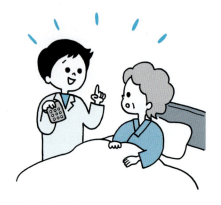

　患者の服薬管理の介助者に対し，服薬管理方法の提案やお薬管理ケースなどの紹介を行うことは，薬剤師の業務の1つです．患者やその家族環境を把握した上で状況に応じた提案を行えるよう，日頃から情報収集しておくことが大切です．

MEMO

章末問題　骨・関節の疾患

以下の患者プロフィールを読んで，続く問題を解いてみましょう．

患者プロフィール

島崎真木子，76歳，女性，無職

　近医の整形外科で変形性股関節症と診断され治療を続けていましたが，痛みの改善がみられなかったため，総合病院の整形外科を紹介され，人工股関節置換術を行うことになりました．手術前日に入院し，手術当日に，セファゾリンナトリウム[セファメジンα]＋生理食塩水，ソリタT3，トラネキサム酸[トランサミン]，モルヒネ塩酸塩水和物，レミフェンタニル塩酸塩[アルチバ]，フェンタニルクエン酸塩，バンコマイシン塩酸塩(骨セメント用)の注射処方，手術後1日目(手術翌日)に，セファゾリンナトリウム＋生理食塩液，ソリタT3の注射処方がありました．手術後1日目(手術翌日)からセレコキシブ[セレコックス]とランソプラゾール[タケプロン]が開始となり，頓用でジクロフェナクナトリウム坐剤[ボルタレンサポ]を使用していました．手術後6日目になっても痛みが続くため，トラマドール塩酸塩・アセトアミノフェン配合[トラムセット]とドンペリドン[ナウゼリン]が開始となりました．

既往歴	高血圧症，骨粗鬆症，変形性股関節症
現病歴	近医の整形外科で変形性股関節症と診断され治療を続けていたが，痛みの改善がみられなかったため，当院整形外科を紹介され，手術目的入院となった．
家族歴	特記することなし．
嗜　好	飲酒なし．喫煙1～2本/日．
身体所見	身長 160 cm，体重 57.5 kg，体温 36.5℃，脈拍 80回/分，血圧 161/89 mmHg，SpO_2 98%
入院前服用薬	①アムロジンOD錠5 mg　1回1錠(1日1錠)/1日1回朝食後 ②ロキソニン錠60 mg　1回1錠(1日3錠)/1日3回朝・昼・夕食後 ③ムコスタ錠100 mg　1回1錠(1日3錠)/1日3回朝・昼・夕食後 ④エビスタ錠60 mg　1回1錠(1日1錠)/1日1回朝食後
入院時の検査値情報	AST 21 IU/L，ALT 13 IU/L，ALP 295 IU/L，T-Bil 0.7 mg/dL，TP 6.8 g/dL，Alb 3.9 g/dL，BUN 14.3 mg/dL，Scr 0.39 mg/dL，Na 145 mEq/L，K 4.3 mEq/L，Cl 101 mEq/L，WBC $9.10×10^3/\mu L$，RBC $382×10^4/\mu L$，Hb 12.5 g/dL，Ht 36%，Plt $19.2×10^4/\mu L$

入院後処方（注射薬は省略）	（持参薬継続） アムロジンOD錠5 mg　1回1錠(1日1錠)/1日1回朝食後 （手術後1日目から継続） セレコックス錠200 mg　朝2錠・夕1錠(1日3錠)/1日2回朝・夕食後（1日目のみ） セレコックス錠200 mg　1回1錠(1日2錠)/1日2回朝・夕食後（2日目以降） タケプロンOD錠15 mg　1回1錠(1日1錠)/1日1回朝食後 ボルタレンサポ50 mg　1回1本　痛いとき(1日2回まで) （手術後6日目から継続） トラムセット配合錠　1回1錠(1日2錠)/1日2回朝・夕食後 ナウゼリンOD錠10 mg　1回1錠(1日3錠)/1日3回朝・昼・夕食前

uestion

No1. 変形性股関節症とはどのような疾患ですか？　また，人工股関節置換術とはどのような手術ですか？

No2. 入院前にエビスタを使用していますが，エビスタの副作用を挙げてみましょう．

No3. 今回，エビスタの服用について，薬剤師の入院時初回面談で確認すべきことがあります．どのようなことを確認したらよいでしょうか？

No4. 手術時の予防的抗菌薬投与としてセファメジンαが使用されていますが，人工股関節置換術時の抗菌薬として推奨されているものは何でしょうか？

No5. トラムセットとナウゼリンODの服薬指導の際，副作用についてどのような説明をしますか？

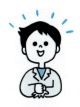

第14章 アレルギー・免疫性疾患

Case 51 全身性エリテマトーデス

患者プロフィール

立花花子，23歳，女性，無職

3ヵ月ほど前より，顔面紅斑を認めました．その後，発熱し，解熱傾向がないため近医を受診したところ，尿蛋白陽性，白血球・血小板減少，抗核抗体・抗DNA抗体陽性，低補体血症を指摘され，全身性エリテマトーデス（SLE）疑いで紹介入院となりました．

◆薬歴（抜粋）

▶主な患者情報

他科受診 なし，アレルギー なし，副作用 なし，健康食品 なし

◆身体所見

身長 158.0 cm，体重 48.0 kg，体表面積 1.46 m^2（デュボア式），体温 38.1℃，浮腫，頬部に蝶形紅斑，無痛性口腔内潰瘍および手・膝関節痛と四肢に点状紫斑様皮疹を認めた．

◆入院時の検査値情報

WBC 3,300/μL（リンパ球 16.5%），RBC 4.46×10^6/μL，Plt 7.8×10^4/μL，Alb 1.9 g/dL，BUN 20.0 mg/mL，Scr 0.9 mg/dL，Na 142.9 mEq/L，K 3.93 mEq/L，CRP 0.6 mg/dL，血沈 80 mm/時，C3 37.3 mg/dL，C4 14.8 mg/dL，CH-50 15.3 U/mL，IgG 1,598 mg/dL，IgA 450 mg/dL，IgM 110 mg/dL，抗核抗体 2,560倍，抗ds-DNA-IgG抗体 34 IU/mL，抗RNP抗体 16倍，抗Sm抗体 8倍，抗SS-A抗体 64倍，抗SS-B抗体 陰性，抗カルジオリピン-β_2グリコプロテインI抗体 10.0 U/mL，抗Scl-70抗体 3.0 U/mL，尿蛋白（3+），尿潜血（3+）

◆診断と治療

精査により，SLEと診断され，腎組織所見は，びまん性ループス腎炎でした．そこで，ソル・メドロール静注用1,000 mg/日3日間のパルス療法を施行，その後プレドニン錠50 mgから漸減し，その1週間後より注射用エンドキサン250 mg/m^2（360 mg/body）/月によるパルス療法が開始されました．

◆入院時処方

①プレドニン錠5 mg　1回5錠（1日10錠）/1日2回朝・夕食後

②ルフレン配合顆粒　1回0.5 g（1日1.5 g）/1日3回朝・昼・夕食後
③注射用エンドキサン360 mg　注射用生理食塩液500 mLに溶解し2時間かけて静脈内注射．2,500 mL/日の維持輸液を末梢静脈より点滴投与
④バクタ配合錠　1回1錠（1日1錠）/1日1回朝食後
⑤ボナロン錠35 mg　1回1錠（1日1錠）/1週間に1回朝起床時に水約180 mLとともに服用．服用後少なくとも30分は横にならず，飲食（水を除く）ならびにほかの薬剤の経口摂取も避けること

◆患者と薬剤師の会話（抜粋）

薬剤師：薬を服用していて，何か変わったことはありませんか？
患　者：夜なかなか寝つけません．
薬剤師：少し詳しく話してください．
患　者：眠るのに2〜3時間かかります．夜中によく目が覚めるので，昼間眠くなります．
薬剤師：そうでしたか．寝つけないのはプレドニンの副作用かもしれませんね．主治医に相談してみます．
患　者：先生から，今後プレドニン錠を継続して服用する必要があるとの説明を受けました．妊娠中も服用するのでしょうか？
薬剤師：一般に，プレドニン錠を服用中に妊娠された場合，そのとき，症状が落ち着いているのであれば，そのまま経過を注意深くみていくことになります．

（重篤な障害がなく寛解状態にあり，ステロイドの維持量で妊娠した場合，病状に応じた調節が行われます．）

薬物療法の検討

a. 全身性エリテマトーデス治療薬

治療の目的は，早期寛解導入，再発防止です．活動性ループス腎炎もしくはネフローゼ型では，寛解導入療法としてプレドニゾロン［プレドニン］1.0〜1.5 mg/kg/日から開始し，3〜6週間継続投与し，症状を確認した上で2〜3週ごとに10%ずつ減量，5〜15 mg/日を維持量とします．ほかに，最初にメチルプレドニゾロンコハク酸エステルナトリウム［ソル・メドロール］（500〜1,000 mg/日×3日間）によるステロイドパルス療法を先行させることもあります．Class Ⅳでは，ステロイドパルス療法とともにシクロホスファミド水和物（CY）［エンドキサン］の間欠的大量静注療法（IVCY）が施行されることがあります．CY（750 mg/m²体表面積）を3〜4週ごとに静脈内投与しま

す．その際，腎糸球体濾過率が正常の1/3以下の場合は500 mg/m^{2}に減量します．白血球数減少（3,000～4,000/μL）が認められる場合においても，有益性が上回ると判断された場合は，250 mg/m^{2}に減量して投与されることもあります．出血性膀胱炎を防止するために，CY投与終了後24時間は150 mL/時以上の尿量を保つように，3,000 mL/日以上の維持輸液を投与します．

b．ステロイドの副作用対策

1）感染症予防対策

結核既往歴のある患者にはイソニアジド［イスコチン］の予防投与，ニューモシスチス肺炎に対しては，プレドニゾロン中等量（30 mg/日）以上，リンパ球減少例（1,000/μL以下），免疫抑制薬の併用例などが発症の危険因子とされ，スルファメトキサゾール・トリメトプリム合剤［バクタ］による予防投与が行われます．

2）ステロイド性骨粗鬆症予防対策

ビスホスホネート薬（アレンドロン酸ナトリウム水和物［ボナロン］）を第1選択薬，活性型ビタミンD$_3$薬，ビタミンK$_2$薬を第2選択薬として予防投与が検討されます．

服薬指導のポイント

◆プレドニゾロンの服薬指導ポイント

プレドニゾロン［プレドニン］：①ホスホリパーゼA$_2$を抑制して，細胞膜リン脂質からのアラキドン酸の産生を抑制します．マクロファージにおけるIL-1産生やヘルパーT細胞におけるIL-2産生など，サイトカイン産生を抑制し，免疫抑制作用を現します．②原則禁忌 有効な抗菌薬の存在しない感染症，全身の真菌症の患者，消化性潰瘍の患者，精神病の患者，結核性疾患の患者，単純疱疹性角膜炎の患者，後嚢白内障の患者，緑内障の患者，高血圧症の患者，電解質異常のある患者，血栓症の患者，最近行った内臓の手術創のある患者，急性心筋梗塞を起こした患者，③水痘または麻疹に感染すると，致命的な経過をたどることがあるので，本剤投与前に水痘または麻疹の既往や予防接種の有無を確認し，水痘または麻疹の既往のない患者においては，水痘または麻疹への感染を極力防ぐよう常に十分な配慮と観察を行います．本剤連用後，投与を急に中止すると，ときにショックなどの離脱症状が現れることがあるので，投与を中止する場合には，徐々に減量するなど慎重に行います．B型肝炎ウイルスキャリアの患者において，B型肝炎ウイルスの増殖による肝炎が現れることがあります．

Case 51　全身性エリテマトーデス　275

指導記録

#1　ステロイドに起因した精神症状の発症リスク

S) 夜なかなか寝つけません.
O) プレドニン錠朝・夕内服
A) プレドニン錠による不眠が推察される.
P) Cp：プレドニン錠の副作用が推察される．朝・夕食後から朝・昼食後への変更を医師と協議する必要がある．

#2　ステロイド療法に起因した催奇形性の発症リスク

S) 妊娠中もプレドニン錠を内服することは可能でしょうか？
O) プレドニゾロンは，胎盤の11β-デヒドロゲナーゼにより生物活性の低いプレドニゾンに転換され，母体に対する胎児血濃度比は，プレドニゾロンで10：1となる．胎児の成長にも影響がないとする報告があるなかで，口蓋裂のリスクを増やす可能性を示唆する報告もある（米国FDA：C，オーストラリア基準：A）．
A) プレドニゾロンの催奇形性に関する不安を患者から取り除く必要がある．
P) Ep：重篤な障害がなく寛解状態にあり，ステロイドの維持量で妊娠した場合，病状に応じた調節を行うことを説明する．

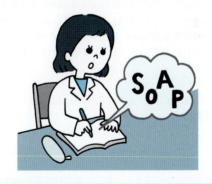

SLEの治療は，急性期の症状を消失させることがすべてではありません．不可逆的な臓器病変を阻止し，必要最小限の薬物でできる限り長期寛解導入を実現し，社会復帰できることが目標となります．そのためには，患者の病気に対する理解と治療に対する前向きな姿勢が必要となります．

Case 52　ベーチェット病

患者プロフィール

伊藤慎二，55歳，男性，公務員

6年前に，口腔内アフタ性潰瘍，毛囊炎様皮疹，関節炎，外陰部潰瘍の発現を認め，不全型ベーチェット病と診断されました．

1年前より網膜ぶどう膜炎に対してコルヒチン錠，プレドニン錠に加えネオーラルカプセルによる治療が行われていましたが，年に数回の眼発作と視力低下を認めました．

今回，入院にて，現行の治療に抵抗性のベーチェット病眼病変に対する抗ヒトTNF-αモノクローナル抗体（インフリキシマブ［レミケード点滴静注用］）による治療が開始されることになりました．

◆薬歴（抜粋）

▶主な患者情報

他科受診　皮膚科，アレルギー　ナッツ類，副作用　セファクロルにて皮疹，健康食品　なし

▶持参薬

① コルヒチン錠0.5 mg　1回2錠(1日2錠)/1日1回朝食後
② プレドニン錠5 mg　1回2錠(1日2錠)/1日1回朝食後
③ ネオーラル50 mgカプセル　1回2 Cap(1日4 Cap)/1日2回朝・夕食後
④ ネオーラル25 mgカプセル　1回1 Cap(1日2 Cap)/1日2回朝・夕食後
⑤ リンデロン-VG軟膏0.12% 5 g　1回適量/1日数回患部に塗布
⑥ アズノールうがい液4% 5 mL　1回7滴を適量(約100 mL)の水に溶解/1日数回含嗽

◆身体所見

身長 156.5 cm，体重 49.5 kg，血圧 125/80 mmHg，脈拍 65回/分，正常洞調律

◆入院中の検査値情報

WBC 10,000/μL，CRP 4.3 mg/dL，血沈 50 mm/時，AST 13 IU/L，ALT 11 IU/L，LDH 193 IU/L，BUN 20 mg/mL，Scr 0.9 mg/mL，Na 135.0 mEq/L，K 5.6 mEq/L，FBS 89 mg/dL，CK 230 IU/L，HBs抗原 (−)，HBs抗体 (−)．

左眼には前房蓄膿性虹彩毛様体炎，眼底に血栓性閉塞性網膜血管炎および滲出斑を認めた．

胸部CT検査，インターフェロンγ遊離試験(IGRA，クォンティフェロン®TBゴールド)から活動性結核は否定され，心電図，超音波検査で心機能異常は認められなかった．

◆患者と薬剤師との会話(抜粋)

薬剤師:薬を服用していて,何か変わったことはありませんか?
患　者:昨日,軽いふらつきと一時的な手のふるえがありました.
薬剤師:そのような症状が現れたのは昨日だけですか?
患　者:昨日だけです.
薬剤師:手のふるえが起きたのは,どのようなときですか?
患　者:物をつかもうとしたときだったと思います.
薬剤師:物が二重にみえたり,手足に力が入らないなどほかに気になる症状はありませんか?
患　者:特にありません.

薬物療法の検討

a. 眼ベーチェット病治療薬の副作用対策

1) シクロスポリンによる中枢神経症状

眼病変に対するシクロスポリン(CyA)[ネオーラル]療養中に中枢神経症状が出現することがあります.副作用を疑った場合は,医師と協議し,MRIなど必要な検査を行います.

2) シクロスポリンによる腎障害

CyAによる腎障害の主な発現機序は用量依存的な腎血管収縮作用によると考えられ,通常,減量または休薬により回復します.

3) 薬剤性ミオパチー

コルヒチンとCyA併用時,これらによるミオパチー発現率が高まります.

b. インフリキシマブ[レミケード]の主な副作用

インフリキシマブの副作用には,投与時反応(ショック,アナフィラキシー様症状など)があり,アドレナリン,ステロイド,抗ヒスタミン薬またはアセトアミノフェンなどを準備しておきます.また,遅発性過敏症(3日以上経過後)が発現する場合もあることから,発疹,筋肉痛,発熱,多関節痛,瘙痒,手・顔面浮腫,嚥下障害,蕁麻疹,咽頭痛,頭痛などが発現した場合,ただちに伝えるように患者指導します.インフリキシマブの使用は,感染防御の一端を担っているTNF-αを抑制することで免疫機能を低下させ,日和見感染症の発現のリスクを高めます.対策として,十分な観察を行うなど感染症の発症に注意し,投与開始前にツベルクリン反応,胸部単純X線検査や胸部CT検査,IGRAなどの結核のスクリーニング検査を行います.ほかに,

脱髄疾患，抗dsDNA抗体の陽性化を伴うループス様症候群，肝障害，白血球減少などの発現にも注意する必要があります．また，うっ血性心不全の患者の場合，症状を悪化させることから禁忌とされています．

服薬指導のポイント

◆シクロスポリンの服薬指導ポイント

シクロスポリン（CyA）［ネオーラル］：①ヘルパーT細胞のイムノフィリン（シクロフィリン）と結合し，そのシクロスポリン・シクロフィリン複合体がカルシニューリンを阻害し，その結果，T細胞活性化因子の核内移行が阻害され，IL-2の産生・遊離が阻害されるために免疫機能が抑制されます．②禁忌：妊婦，妊娠している可能性のある婦人または授乳婦，タクロリムス（外用薬を除く），ピタバスタチン，ロスバスタチン，ボセンタン，アリスキレンを投与中の患者，肝臓または腎臓に障害のある患者で，コルヒチンを服用中の患者，③患者の状況に応じて血中濃度を測定し，トラフ値を参考にして投与量を調節する必要があります．血圧上昇が現れることがあり，可逆性後白質脳症症候群，高血圧性脳症に至ることがあるので，定期的に血圧測定を行い，血圧上昇が現れた場合には，降圧薬治療を行うなど適切な処置を行います．ベーチェット病患者において，神経ベーチェット病症状（頭痛，発熱，情動失禁，運動失調，錐体外路症状，意識障害，髄液細胞増多など）の誘発または悪化が報告されているので注意して使用し，経過を十分観察します．本剤は代謝酵素CYP3A4で代謝され，また，CYP3A4およびP糖蛋白の阻害作用を有するため，これらの酵素，輸送蛋白に影響する医薬品・食品と併用する場合には，可能な限り薬物血中濃度を測定するなど用量に留意して慎重に投与する必要があります．

指導記録

#1　ネオーラルカプセルに関連した中枢神経病変発生のリスク

S）昨日，軽いふらつきと一時的な手のふるえがありました．

O）血圧 125/80 mmHg，脈拍 65回/分，心電図異常なし，Hb 14.8 g/dL，Na 135.0 mEq/L，FBS 89 mg/dL

A）CyAに関連した中枢神経病変発現が疑われる．

P）Cp：医師にMRI検査（頭部）を勧め，病変が認められた場合，ただちにネオーラルカプセル内服中止を勧める．

　　→MRI検査にて小脳病変が認められ，ネオーラルカプセル内服中止．

　Op：中枢神経病変症状発現の有無を確認する．

Ep：ベーチェット病自体に神経型があるが，ネオーラルカプセルが原因であれば，多くの場合中止により症状は改善することを説明する．

#2 シクロスポリンによる腎障害発現のリスク

O) Scr 0.9 mg/mL, K 5.6 mEq/L

A) CyA過量投与に伴う腎障害を疑う．

P) Cp：医師に最低血中CyA濃度測定を勧め，100 ng/mLを上回っていた場合，ネオーラルカプセルの減量または中止を勧める．
　　→最低血中CyA濃度は112 ng/mLと100 ng/mLを上回っていた．

　Ep：「今回，服用が中止となった薬の血液中の濃度が少し高めでした．その影響で，腎臓に負担がかかっていたかもしれません．薬による影響であれば，服用を中止したことで，腎臓への負担はなくなります．腎臓の障害時に上昇する検査の推移をみていくことにします．」と説明する．

　Op：Scrの値，血清K値および最低血中CyA濃度の推移を確認する．

#3 コルヒチン錠とネオーラルカプセル併用に関連したCK値上昇のリスク

O) Scr 0.9 mg/mL, CK 230 IU/L

A) コルヒチンとCyAの併用またはコルヒチン血中濃度上昇に伴うミオパチー発現を疑う．

P) Cp：医師にネオーラルカプセル中止または減量を勧める．

　Op：Scrの値とCK値の推移を確認する．

　Ep：脱力や倦怠感を認めたときはすぐに伝えるように指導する．

#4 インフリキシマブ投与に伴う副作用発現のリスク

O) インフリキシマブ投与前検査にて異常は認められなかった．

A) 溶媒の種類と量，点滴速度，点滴ルートを確認する必要がある．

P) Ep：投与時反応と遅発性過敏症の自覚症状と発現時期および感染予防について説明する．

> ベーチェット病は全身に多彩な症状が出現する炎症性疾患で，口腔粘膜のアフタ性潰瘍，眼症状，皮膚症状，外陰部潰瘍，中枢神経病変，腸管病変，血管病変などが出現しますが，個々の患者で，症状の組み合わせは異なります．現時点では，根本的な治療法は確立していませんが，抗TNF-αモノクローナル抗体など有力な薬剤が開発されてきています．これら新規薬剤の特性を把握し，適正使用に貢献することが望まれています．

章末問題 アレルギー・免疫性疾患

以下の患者プロフィールを読んで，続く問題を解いてみましょう．

患者プロフィール

上村華子，女性，30歳，無職

　25歳時に口腔内アフタ，外陰部潰瘍および結節紅斑から不全型ベーチェット病と診断されました．その後，網膜ぶどう膜炎を発症しています．28歳時に回腸穿孔で緊急手術となりました．術後に胃体上部，前庭部に大きな不整形潰瘍が出現しました．パリエット錠20 mg投与を続けましたが，効果は認められませんでした．腸管ベーチェット病による胃潰瘍と診断され，プレドニン錠30 mg/日が開始されました．一時症状の改善が得られましたが，プレドニン錠の減量に伴い再燃しました．ソル・メドロール静注用1,000 mg/日×3日間のステロイドパルス療法が施行され，施行後はプレドニン錠60 mg/日からの開始となりました．しかし，1ヵ月後の上部消化管内視鏡検査では胃体上部・前庭部ともに潰瘍の改善を認めませんでした．また，網膜ぶどう膜炎に対してネオーラルカプセルが追加されましたが無効でした．ネオーラルカプセルは中止となり，レミケード点滴静注用による治療が開始される予定となりました．<u>胸部単純X線検査で異常な所見はみられませんでしたが，本人より，2週間程度前に結核患者との濃厚接触があったとの申し出がありました．インターフェロンγ遊離試験（クォンティフェロン®TBゴールド）は陰性でした．</u>

主訴	心窩部痛
既往歴	不全型ベーチェット，BCG接種歴あり
嗜好	喫煙（1日10本）
身体所見	身長 158 cm，体重 40.0 kg，体温 36.4℃，血圧 100/76 mmHg，脈拍 110回/分，正常洞調律
性格	神経質
入院前服用薬	プレドニン錠5 mg　1回2錠（1日2錠）/1日1回朝食後 パリエット錠10 mg　1回2錠（1日2錠）/1日1回朝食後 フェロミア錠50 mg　1回2錠（1日4錠）/1日2回朝・夕食後

章末問題 281

入院時検査所見	WBC 5,700/μL, 好中球 56.3%, リンパ球 34.3%, RBC 3.8×10^6/μL, Hb 9.5 g/dL, Ht 30.8%, Plt 2.1×10^6/μL, CRP 0.03 mg/dL, TP 6.2 g/dL, Alb 3.5 g/dL, T-Bil 0.3 mg/dL, ALP 400 IU/L, AST 12 IU/L, LDH 210 IU/L, BUN 23.0 mg/mL, Scr 0.53 mg/mL, Fe 30 mg/dL, UIBC 290 mg/dL, フェリチン 5.6 ng/mL, Na 136.0 mEq/L, K 4.2 mEq/L, Ca 8.0 mg/dL, CEA 68.0 ng/mL 抗ヘリコバクターピロリ IgG 抗体 3.0 IU/mL, CMV-IgG 抗体 陽性, CMV-IgM 抗体 陰性, CMV アンチゲネミア(CMV-Ag(C7-HRP)) 陰性, クォンティフェロン®TBゴールド 陰性, HLA-B51 陰性, CEA 7.3 ng/mL, CA19-9 16 IU/mL, sIL-2R 127 IU/mL
治療処方	レミケード点滴静注用100 200 mg

Question

No1. ツベルクリン反応検査の判定結果に関してどのような点に注意を払う必要がありますか？

No2. レミケード点滴静注用投与に対する感染症対策としてどのようなことを行いますか？

No3. インターフェロンγ遊離試験とはどのような試験法ですか？ また、どのような点に注意を払う必要がありますか？

No4. 下線部の結果より、どのような処方を医師に提案しますか？ 理由も含めて考えてみましょう．

No5. レミケード点滴静注用投与開始は延期となり、イスコチン錠が処方されました．イスコチン錠の服薬指導で特に注意するべき点は何ですか？

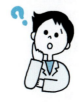

第15章 感染症

Case 53 インフルエンザ

患者プロフィール

町田一郎,40歳,男性,会社員

昨日より高熱が続き,よく眠れていません.本日近くの内科に受診したところ,インフルエンザと診断され処方せんをもって来局しました.

◆薬歴(抜粋)

▶主な患者情報

他科受診 なし,併用薬 なし,アレルギー なし,副作用 なし,健康食品 マルチビタミン(ビタミンB製剤)

▶今回の処方

①イナビル吸入粉末剤20 mg 2キット 1回4吸入/1日1回
②カロナール錠200 mg 1回2錠/頓用1日2回まで 6時間以上あけて 5回分

◆患者と薬剤師の会話(抜粋)

薬剤師:現在どのような症状ですか.
患 者:熱っぽくだるいです.夜9時頃測ったら39.2℃でした.先程医院では39.1℃でした.
薬剤師:喉の痛みや鼻水,鼻づまり,咳はどうでしょう.
患 者:大丈夫です.
薬剤師:ご家族はインフルエンザと診断されていますか.
患 者:妻と子供が2人(5歳,3歳)いますが,上の子が一昨日インフルエンザといわれ,保育園を休んでいます.下の子は元気です.妻も元気ですが,妊娠4ヵ月です.
薬剤師:インフルエンザの予防接種をしましたか.
患 者:私はしましたが,家族はわかりません.

◆患者から得た検査値情報

体温 39.1℃,インフルエンザA(+)

薬物療法の検討

現在，抗インフルエンザ薬は，オセルタミビルリン酸塩[タミフル]，ザナミビル水和物[リレンザ]，ラニナミビルオクタン酸エステル水和物[イナビル]，ペラミビル水和物[ラピアクタ]が上市されています．今回は家族にインフルエンザ罹患者がいることから，家族内での感染拡大防止のため，単回投与で速やかに吸入できるラニナミビルオクタン酸エステル水和物[イナビル]が処方されたと考えられます．

表15-1 抗インフルエンザ薬の作用機序と用法・用量

作用機序	薬品名	用法・用量（治療時・成人）	用法・用量（治療時・小児）	用法・用量（予防時・成人）	投与経路
ノイラミニダーゼ阻害	オセルタミビルリン酸塩[タミフル]	1回75 mgを1日2回 5日間	1回2 mg/kg（ドライシロップ剤として66.7 mg/kg）を1日2回，5日間（1回最高用量はオセルタミビルとして75 mg）	1回75 mgを1日1回 7〜10日間	経口
	ザナミビル水和物[リレンザ]	1回10 mg(5 mgブリスターを2ブリスター)を1日2回 5日間		1回10 mg(5 mgブリスターを2ブリスター)を1日1回 10日間	吸入
	ラニナミビルオクタン酸エステル水和物[イナビル]	40 mg(20 mg容器を2個)を1回（単回吸入投与）	10歳未満の場合，20 mg(20 mg容器を1個)を1回（単回吸入投与） 10歳以上の場合，40 mg(20 mg容器を2個)を1回（単回吸入投与）	40 mg(20 mg容器を2個)を1回（単回吸入投与）または，20 mg(20 mg容器を1個)を1日1回，2日間	吸入
	ペラミビル水和物[ラピアクタ]	300 mgを15分以上かけて単回点滴静注（重症例では600 mgを15分以上かけて単回点滴静注，症状に応じて連日反復投与可）	10 mg/kgを15分以上かけて単回点滴静注 症状に応じて連日反復投与可．1回600 mgが投与上限	不可	点滴静注
RNAポリメラーゼ阻害	ファビピラビル[アビガン]	2014年3月製造販売承認 新しい作用機序をもつ抗インフルエンザ薬 厚生労働大臣から要請を受け，製造・供給などを行う			経口

服薬指導のポイント

抗インフルエンザ薬には経口薬,吸入薬,静脈注射薬があり,さらに連日投与,単回投与のものに分けられます.吸入薬は吸入指導を丁寧に行います.今回はイナビルを薬剤師の前で吸入しましたが,半減期が長く,副作用発現に注意します.

◆抗インフルエンザ薬(ノイラミニダーゼ阻害薬)の服薬指導ポイント

オセルタミビルリン酸塩[タミフル]:①本剤をはじめとしたノイラミニダーゼ阻害薬はウイルスの増殖を抑制するので,少しでも早く服用したほうがよいです.初回は即時に服用します.3〜7日間はウイルスを排出するので,症状の改善がみられても処方日数を飲みきるよう指導します.②小児にドライシロップが処方された場合,一緒に飲むものによっては苦く感じることがあるのでココア,チョコアイスなどを勧めます.③オセルタミビルリン酸塩服用後の異常行動について,10歳以上の未成年の患者においてハイリスク患者と判断される場合を除いては,原則として本剤の使用を差し控えます.未成年者への本剤の使用に際しては,万が一の事故を防止するための予防的な対応として,投与後少なくとも2日間は小児・未成年者が1人にならないよう配慮するように指導します.

ザナミビル水和物[リレンザ]:①ザナミビル水和物は即効性のため,インフルエンザ治療においてメリットが高いです.慢性呼吸器疾患のある患者に対し,慢性呼吸器疾患の治療に用いる吸入薬を併用する場合には,本剤を投与する前に使用します.②軽度または中等度の喘息患者において,インフルエンザウイルス感染症により気道過敏性が亢進することがあり,投与後に気管支攣縮や呼吸機能低下の報告があります.症状発現時は,中止し,必要時に使用できるよう短時間作用性気管支拡張薬を患者に所持させます.③吸入時に機器操作を要するため煩雑でありアドヒアランスが低下しやすいので,吸入指導を丁寧に行います.咳き込んだりして1度吸入に失敗しても5日間投与製剤であるので服用期間中には必ず薬剤を吸入できるということも利点の1つです.

ラニナミビルオクタン酸エステル水和物[イナビル]:①吸入薬であり,利点と欠点はザナミビル水和物と同様ですが,1回完結型の薬剤であるためアドヒアランスの低下が避けられます.②薬剤交付時に薬剤師が指導し,その場で吸入できるので吸入手技が問題となりません.③半減期が長いので,副作用発現時には注意が必要です.

ペラミビル水和物[ラピアクタ]:①単回静脈内投与で速やかに高い血中濃度を得ることができる長時間作用型の製剤です.②経口や吸入が困難な症例,ハイリスク例,重症例などにおいては使用する意義が高いです.

> (参考)アセトアミノフェン[ピリナジン，アンヒバ，アルピニー，カロナール]
> 　日本小児科学会は小児のインフルエンザに伴う発熱に対しての解熱薬はアセトアミノフェンが適切としています．成人のインフルエンザに対する解熱薬投与に関しての勧告は出されておらず，処方医の判断に委ねられていますが，脳症発症時のリスクを考慮するとアセトアミノフェンが適切であると考えられます．

指導記録

#1　イナビルに起因した副作用発現のリスク

S) 熱っぽくだるいです．夜9時頃測ったら39.2℃でした．

O) 39.1℃，(医院記録紙より)．マルチビタミン常用．

A) インフルエンザと診断され，イナビルとカロナールが処方．禁忌，他医院への通院など，処方薬服用上の問題なし．マルチビタミン成分は併用に問題なし．

P) Ep：イナビルは抗インフルエンザ薬であり，早期服用開始が重要．薬局内隔離スペースで指導の上，吸入．副作用はまれに呼吸困難・皮膚の発赤・湿疹が発現，その場合カロナールの服用を中止し連絡すること，休養第一であり，水分摂取を心がける旨を説明する．

#2　インフルエンザ予防接種未接種に起因した家族内感染のリスク

S) 予防接種はしましたが，家族はわかりません．上の子が一昨日インフルエンザといわれ，休んでいます．下の子は元気です．妻も元気ですが，妊娠4ヵ月です．

O) インフルエンザA＋(医院記録紙より)

A) 妊婦の妻，下の子に感染する可能性

P) Ep：妊婦はインフルエンザにより重篤になりやすいので，抗インフルエンザ薬予防投与について説明(予防投与は自費診療)．今後のことも踏まえ，予防接種未接種時には接種する旨指導．マスク，手洗いなどの予防策を説明．解熱後2日は出勤しないほうがよい旨を説明する．

> 　抗インフルエンザ薬は治療期間が決まっているので，症状が改善しても定められた期間は確実に服用する必要があります．家族と同居の場合は家族内感染を予防するため，マスク着用，適切なうがい・手洗いに加え，ときどき部屋の空気を入れ替えることや，部屋の湿度を適度に保つことも重要です．

Case 54　ヘルペスウイルス感染症

患者プロフィール

鈴木和子，79歳，女性

　帯状疱疹にて近医受診，調剤薬局で薬をもらい服用していました．翌日から嘔吐，さらに翌々日に乏尿，軽度の意識障害が出現し，ウイルス性髄膜炎の疑いで当院に救急搬送されました．

◆薬歴（抜粋）
▶主な患者情報
　アレルギー　なし，副作用　なし，健康食品　なし，薬剤管理　家族（同居の長女）
▶持参薬
　①バルトレックス錠500 mg　1回2錠（1日6錠）/1日3回朝・昼・夕食後
　　ロキソニン錠60 mg　1回1錠（1日3錠）/1日3回朝・昼・夕食後

◆身体所見
　体温　36.2℃，脈拍　65回/分，血圧　122/75 mmHg，体重　47 kg，JCS　Ⅰ-1，頭痛　なし

◆入院中の検査値情報
　炎症反応　異常なし，脳MRI　異常なし，髄液検査　異常なし，Scr　4.9 mg/dL，Ccr　7.6 mL/分

◆診断と治療
　検査の結果から急性腎不全を認められました．また，ヘルペス脳炎などの中枢神経疾患は否定され，薬剤性の急性腎不全とアシクロビルによる中枢神経系副作用が強く疑われたので，持参薬はすべて中止となりました．

◆患者家族と薬剤師との会話（抜粋）

薬剤師：普段から服用している薬はありますか？

家　族：5年前からリウマチで，以前はいくつか薬を飲んでいましたが，現在はロキソニンだけです．

薬剤師：帯状疱疹の薬はいつから飲んでいますか？

家　族：一昨日昼からです．昨日の夕方から2回吐いたのですが食事はとれていたので様子をみていました．おしっこが出ず，今朝からもうろうとした感じで心配になったので行きつけの内科で診てもらったところ，こちらへ救急車で，となりまして…．

　後日，アシクロビルの血中濃度が通常の5倍だったとの検査結果が報告されました．入院による安静，全身管理のもとScrが低下し，尿量が回復しました．

◆退院時の所見
　Scr 0.8 mg/dL
◆退院時処方
　①カロナール錠200 mg　1回1錠(1日3錠)/1日3回朝・昼・夕食後　14日分
◆退院時の会話(抜粋)
薬剤師：医師から薬について何か聞いていますか？
家　族：腎臓の機能が落ちているから，リウマチで飲んでいたロキソニンをほかの薬に変えると主治医の先生が言っていたわ．
薬剤師：帯状疱疹とリウマチの痛みを抑えるため，カロナールというお薬が処方されています．ほかの痛み止めのお薬に比べて比較的安全性が高いといわれていますが，このお薬を飲んでいて，尿の出がわるくなったり，むくみが出たりした場合はすぐに受診してください．
家　族：わかりました．

薬物療法の検討

　腎機能が改善した退院時のCcrは41.9 mL/分でした．バラシクロビル塩酸塩[バルトレックス]は1回1,000 mg 1日2回に減量して投与すべきだったと推察されます(**表15-2**)．本症例はバラシクロビル塩酸塩とNSAIDsの併用です．活性代謝物であるアシクロビル[ゾビラックス]は，尿での溶解度は低いので，腎臓内で濃縮，尿細管から集合管内で結晶化し閉塞性腎障害をもたらしたと考えられます．ロキソプロフェンナトリウム水和物[ロキソニン]は，腎組織血流量を減少させるので，アシクロビルの排泄遅延が生じます．その結果，急性腎不全，中枢神経系の副作用が発現したものと考えられます．

服薬指導のポイント

　抗ヘルペスウイルス薬は腎機能低下時・透析時は減量します．急性腎不全や精神神経系の副作用(意識レベルの低下，幻覚，痙攣，悪心・嘔吐など)が報告されています．特に腎障害時や高齢者では注意が必要です．高齢者や脱水時は副作用予防のため水分補給をしっかり行います．アシクロビルの血中濃度を上昇させる薬剤(プロベネシド[ベネシッド]，シメチジン[タガメット]など)には注意が必要です(**表15-3**)．

表15-2 抗ウイルス薬(内服)の腎障害時における用法・用量

- バラシクロビル塩酸塩における腎障害のある患者または腎機能の低下している患者への投与

Ccr(mL/分)	投与量・投与回数	
	単純疱疹	帯状疱疹,水痘(成人)
≧50	1回500 mg 1日2回 (12時間ごと)	1回1,000 mg 1日3回(8時間ごと)
30〜49		1回1,000 mg 1日2回(12時間ごと)
10〜29	1回500 mg 1日1回 (24時間ごと)	1回1,000 mg 1日1回(24時間ごと)
<10		1回500 mg 1日1回(24時間ごと)

血液透析患者:1回250 mg 1日1回(24時間ごと)を考慮.血液透析日には透析後に投与.

- アシクロビルにおける腎障害のある患者または腎機能の低下している患者への投与

Ccr (mL/分/1.73m²)	投与量・投与回数	
	単純疱疹	帯状疱疹,水痘(成人)
>25	1回200 mg 1日5回	1回800 mg 1日5回
10〜25		1回800 mg 1日3回
<10	1回200 mg 1日2回	1回800 mg 1日2回

外国人における成績をもとに設定.

- ファムシクロビルにおける腎障害のある患者または腎機能の低下している患者への投与

Ccr(mL/分)	投与量・投与回数	
	単純疱疹	帯状疱疹
≧60	1回250 mg 1日3回	1回500 mg 1日3回
40〜59		1回500 mg 1日2回
20〜39	1回250 mg 1日2回	1回500 mg 1日1回
<20	1回250 mg 1日1回	1回250 mg 1日1回

血液透析患者:250 mgを透析直後に投与.次回透析前に追加投与は行わない.
外国人における成績をもとに設定.

(各添付文書より抜粋,一部改変)

指導記録

#1 抗ヘルペスウイルス薬に起因した脳症発現リスク

S)一昨日昼から薬を飲み始めました.昨日の夕方から2回吐いたのですが食事はとれていたので様子をみていました.おしっこが出ず,今朝からもうろうとした感じで心配になりました.

表15-3 アシクロビルおよびバラシクロビルの併用注意薬剤

プロベネシド	尿細管分泌を阻害するため，アシクロビルの腎排泄が抑制され，アシクロビルの血中濃度上昇
シメチジン	尿細管分泌を阻害するため，アシクロビルの腎排泄が抑制され，アシクロビルの血中濃度上昇
ミコフェノール酸モフェチル	併用により，アシクロビルとミコフェノール酸モフェチル代謝物が尿細管分泌で競合し排泄が抑制され，両薬剤の血中濃度上昇
テオフィリン	テオフィリンの代謝を阻害するためテオフィリンの血中濃度が上昇し中毒症状が発現

O) 発熱・頭痛なし．ロキソニンを長期服用．バルトレックス服用
A) ウイルス性脳症も疑われるが，発熱・頭痛などの症状がないためアシクロビル脳症が疑われる．ロキソニンも長期服用していることから薬剤性腎障害が疑われる．
P) Cp：救急担当医へ報告．バルトレックス・ロキソニン中止を提言．

#2 腎機能低下に関連した薬物療法管理（退院時指導）
S) 腎臓の機能が落ちているから，リウマチで飲んでいたロキソニンをほかの薬に変えると主治医の先生が言っていたわ．
O) バイタル正常．Scr 0.8 mg/dL（Ccr 41.9 mL/分）．
カロナール錠（アセトアミノフェン）処方．
A) 急性腎不全によりロキソニンが中止となっていたが，帯状疱疹・リウマチの疼痛コントロールのためカロナールが処方された．引き続き，腎機能をモニタリングする必要あり．
P) Ep：カロナールの効果および用法について説明．腎機能の低下も十分考えられるので，尿量異常やむくみなどが出現したら受診するよう説明する．
  Op：継続して帯状疱疹症状についてもモニタリングする．

> 今回のような高齢者に対する抗ヘルペスウイルス薬の投与では注意が必要です．腎機能のほか，併用薬についても特に留意しなければなりません．

Case 55　MRSA感染症

患者プロフィール

高橋健太，21歳，男性，大学生

オートバイ運転中の交通事故にて右下腿を骨折し緊急入院となりました．その後，整形外科にて骨折部の創外固定術の手術を受けました．術後10日後より38℃台の発熱および創部より膿性の滲出液が認められました．創部感染が疑われ，滲出液および血液培養の微生物検査が行われました．

◆診断と治療

メチシリン耐性黄色ブドウ球菌（MRSA）が検出され，抗菌薬治療が開始されました．

◆薬歴（抜粋）

▶主な患者情報

他科受診 なし，併用薬 なし，アレルギー なし，副作用 なし，健康食品 なし

▶前回の処方

①塩酸バンコマイシン注（0.5 g/バイアル　2本）1 g
②注射用水 20 mL，生理食塩液 250 mL

1バイアルあたり注射用水10 mLを加えて溶解後，250 mLの生理食塩液に希釈して投与．1日2回12時間ごと（8時，20時）に60分以上かけて点滴静注．

▶指導記録

#1　塩酸バンコマイシンに起因した副作用（薬疹・腎障害）発現リスク

S）熱が出て，だるくてつらいです．これまでに薬によるアレルギーはありません．

O）薬物アレルギー歴なし．Scr 0.8 mg/dL，Cockcroft-Gaultの式よりCcr 128 mL/分，バンコマイシン注1回1 g/1日2回12時間ごと60分以上かけて点滴静注．

A）Ccr正常範囲．抗菌薬のアレルギー歴なし．バンコマイシン目標トラフ値15 µg/mL．

P）Op：塩酸バンコマイシンによる薬疹および腎機能，血中濃度をモニタリングする．

◆入院中の検査値情報

塩酸バンコマイシン開始時

体温 38.5℃，WBC 11,500/µL，Plt 11.2×10^4/µL，CRP 5.8 mg/dL，Scr 0.8 mg/dL

塩酸バンコマイシン開始後

体温 38.1℃, WBC 15,100/μL, Plt 7.3×10⁴/μL, CRP 12.4 mg/dL, Scr 1.8 mg/dL

◆薬剤師との会話（抜粋）

薬剤師：新しく点滴が始まりましたが，何か変わったことはありませんか？
患　者：昨夜から首とお腹の辺りが赤くなりかゆいです．
薬剤師：そうですか．おしっこの回数や量に変わりはありませんか？
患　者：看護師さんからはおしっこの量が少し減っていると言われました．
薬剤師：いま，感染症の治療のために塩酸バンコマイシンという抗菌薬を朝・晩投与しています．首やお腹の赤い皮疹は塩酸バンコマイシンによる副作用かもしれません．主治医の先生に連絡しておきますね．
患　者：そうですか．よろしくお願いいたします．

医師と協議した結果，次の処方に変更となりました．

ザイボックス注射液　600 mg/1日2回12時間ごと（8時，20時）に1時間かけて点滴静注．

◆入院中の検査値情報

ザイボックス開始14日後

体温 37.3℃, WBC 6,200/μL, Plt 6.2×10⁴/μL, CRP 0.7 mg/dL, Scr 0.9 mg/dL

薬物療法の検討

この症例は交通外傷術後の創部感染症によるMRSA菌血症，敗血症です．抗MRSA薬であるバンコマイシン塩酸塩［塩酸バンコマイシン］による治療が行われました．バンコマイシンの特徴的な副作用として，腎障害，蕁麻疹・皮疹，red neck症候群，汎血球減少，血小板減少，第8脳神経障害があります．バンコマイシン塩酸塩による治療を行う際は，有効性と安全性を確保するために血中濃度のモニタリングを行います．バンコマイシン塩酸塩の目標血中濃度はトラフ値 10～20 μL，菌血症など重症感染症ではトラフ値15～20 μg/mLが推奨されています．トラフ値20 μg/mL以上では腎障害のリスクが高くなります．

患者の首・腹部の皮疹はバンコマイシン塩酸塩による薬疹やred neck症候群が推察されます．バンコマイシン塩酸塩を急速に投与するとヒスタミンの遊離によりred neck症候群や血圧低下が発現することがあるため，60分

以上かけて点滴静注します．実施された投与速度を医師や看護師に確認する必要があります．

　バンコマイシン塩酸塩投与開始後，Scrが上昇しており，バンコマイシン塩酸塩または敗血症による腎障害が考えられます．この患者の場合，血液培養からMRSAを検出，発熱（>38℃），白血球増多（>12,000/μL），CRP上昇（>2.0 mg/dL），血小板数減少（<10×10^4/μL），Scrの上昇（>0.5 mg/dL）などの敗血症の所見が認められます．バンコマイシン塩酸塩のトラフ値の上昇は，急激な腎機能低下によるものと考えられます．バンコマイシン塩酸塩による薬疹の疑い，腎障害が認められますので，医師に連絡しバンコマイシン塩酸塩の投与中止を検討します．今回，グリコペプチド系抗菌薬にアレルギーを示し，腎障害を有することから，リネゾリド［ザイボックス］に変更になったものと推察されます．

服薬指導のポイント

　リネゾリドは長期投与（14日以上）により，血小板減少，貧血や視覚障害（視力低下，色覚異常，霧視，視野欠損など）の副作用の頻度が増加します．まれにセロトニン症候群（興奮，発熱，頻脈，頭痛，めまい，嘔吐，振戦，情緒不安定，潮紅，発汗など）の症状が発現します．週に1回程度，定期的に血液検査を行い，血小板減少や骨髄抑制の副作用を確認します．

指導記録

#1　塩酸バンコマイシンに起因した副作用（薬疹・腎障害）発現リスク
S）首とお腹の辺りが赤くかゆいです．
O）首と腹部に皮疹あり．Scr 1.8 mg/dL（バンコマイシン開始前 0.8 mg/dL）
　　バンコマイシン血中濃度 20.5 μg/mL（3日目トラフ値）
A）バンコマイシンによる薬疹，red neck症候群および腎障害の疑いあり．
　　バンコマイシンのトラフ値は目標値（10～20 μg/mL）を超過している．
P）Cp：バンコマイシンによる薬疹と腎障害の疑いを医師に報告する．バンコマイシンを中止しリネゾリドへの変更を医師に提案する．

#2　リネゾリドに関連した血小板減少，視覚障害およびセロトニン症候群の発症のリスク
S）目の見え方は変わりありません．めまいや手のふるえ，ほてりはありません．

O) Plt 6.2×10⁴/μL. 視覚障害およびセロトニン症候群の自覚症状を認めない.
A) リネゾリドによる血小板減少の疑いがある. リネゾリドは14日間投与されており, 血液培養陰性, 解熱, 白血球数およびCRP値は正常化している.
P) Cp：主治医に創部感染症の状態を確認し, 改善または治癒していればリネゾリドの投与終了を提案する.

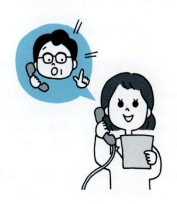

> MRSAは院内感染が問題となる代表的な耐性菌です. MRSA感染症は免疫力が低下した患者で難治化しやすく重篤化する場合があります. 臨床ではバンコマイシンの血中濃度モニタリングや投与設計, 副作用モニタリングなど, 抗MRSA薬の薬学的管理が薬剤師に求められます.

Case 56　レジオネラ肺炎

患者プロフィール

伊東俊史，67歳，男性，農業

入院4日前より軽度の嘔吐，腹痛，水様便の症状が出現したため近医を受診したところ，感染性胃腸炎と診断され，ナウゼリン錠およびビオフェルミン散が処方されました．入院2日前より39.2℃の発熱，湿性咳嗽が続き，その後呼吸苦のため救急外来を受診しました．入院10日前に1泊の温泉旅行に出かけていました．

◆薬歴（抜粋）
▶主な患者情報

　他科受診　代謝内科（2型糖尿病），アレルギー・副作用・健康食品　なし

▶前回処方

　①アマリール錠1 mg　1回1錠（1日1錠）/1日1回朝食後

▶指導記録

　#1　アマリールに関連した低血糖発症のリスク

　S）最近，低血糖はありません．
　O）アマリール錠1 mg　1回1錠（1日1錠）/1日1回朝食後　服用中．FBS 140 mg/dL，HbA1c 6.8%
　A）糖尿病による合併症予防のための目標値：FBS＜130 mg/dL，HbA1c＜7.0%
　　　空腹時血糖値は目標値をやや上回っているものの，コントロールされている．
　P）Ep：低血糖の初期症状（倦怠感，冷汗，動悸，ふるえ，顔面蒼白）を説明し，
　　　　出現した場合は，ただちに砂糖またはブドウ糖をとるよう指導する．

◆身体所見

　意識　清明，体温　39.8℃，血圧　140/87 mmHg，脈拍　115回/分，SpO$_2$ 88%，呼吸数　28回/分，胸部単純X線写真で右上肺野に浸潤影，尿中レジオネラ抗原　陽性．

◆入院中の検査値情報

　WBC 10,500/μL，Plt 18.5×10^4/μL，CRP 20.5 mg/dL，AST 93 IU/L，ALT 102 IU/L，Na 133 mEq/L，Scr 0.7 mg/dL，FBS 95 mg/dL

◆診断と治療

　レジオネラ肺炎と診断されシプロキサンの点滴静注が開始されました．

◆入院後処方

　①シプロキサン注　1回300 mg/12時間ごとに点滴静注

◆薬剤師との会話(抜粋)

薬剤師：昨日から肺炎の治療のために抗菌薬の点滴をしています．点滴を始めてから何か変わったことはありませんか？

患　者：体がだるいです．今朝はあくびがよく出ます．

薬剤師：抗菌薬の影響や低血糖の症状かもしれません．すぐに主治医の先生に連絡しますね．

シプロキサンによる低血糖の可能性を主治医に報告しました．
シプロキサン投与開始2日目の血糖値：72 mg/dL
主治医と協議した結果，以下の処方に変更となりました．
①ジスロマック点滴静注用　1回500 mg/1日1回　2時間かけて点滴静注

◆ジスロマック変更後3日目の血液検査所見

WBC 7,200/μL，Plt 21.5×10⁴/μL，CRP 11.8 mg/dL，AST 78 IU/L，ALT 87 IU/L，Na 140 mEq/L，Scr 0.6 mg/dL，FBS 122 mg/dL

薬物療法の検討

レジオネラ肺炎は，温泉，浴場施設，空調設備，加湿器などのレジオネラ菌で汚染されエアロゾル化した水を肺に吸入することで感染します．潜伏期間は2～14日間程度で，主な症状は発熱，咳，喀痰です．下痢，吐き気，腹痛などの消化器症状を伴うことも特徴的な症状です．市中感染のレジオネラ肺炎の致死率は高く，15～30％といわれています．治療薬にはニューキノロン系抗菌薬(レボフロキサシン水和物[クラビット]，シプロフロキサシン[シプロキサン]，パズフロキサシン塩酸塩[パシル]，モキシフロキサシン塩酸塩[アベロックス])やマクロライド系抗菌薬(アジスロマイシン水和物[ジスロマック]，クラリスロマイシン[クラリス])が推奨されています．

キノロン系抗菌薬の主な副作用に低血糖があります．高齢者やスルホニル尿素系血糖降下薬(SU薬)を併用している患者では低血糖を発現するリスクが高いとされています．患者はこれまで2型糖尿病の治療のためグリメピリド[アマリール]を内服しており，空腹時血糖値130 mg/dL程度でコントロールされていました．ところが，レジオネラ肺炎の発症により食欲不振となり，空腹時血糖値(FBS)95 mg/dLと徐々に血糖低下が進み，入院後シプロフロキサシンの投与により急激に低血糖に進行したものと推察されます．そこで，レジオネラ肺炎に対して，ニューキノロン系と同様に第1選択薬であ

るマクロライド系抗菌薬に変更されたとものと考えます．

服薬指導のポイント

　キノロン系抗菌薬による低血糖は，スルホニル尿素系血糖降下薬やインスリン製剤を投与している患者，高齢者，腎障害患者で発現しやすいといわれています．これらに該当する患者に対して薬剤師は，低血糖の初期症状と対処法について説明し，血糖値のモニタリング，食事の摂取状況や輸液・栄養製剤の投与状況を確認することが必要です．キノロン系抗菌薬で注意すべき副作用に，**痙攣誘発**，**低血糖**，**QT延長**，**光線過敏症**，**腱断裂**があります．キノロン系抗菌薬による痙攣が中枢神経系疾患の既往歴がある患者，腎機能が低下している患者，中枢神経系疾患の既往歴がある患者に非ステロイド性抗炎症薬（NSAIDs）を併用している患者で発症した例が報告されています．解熱のためにNSAIDsを併用する場合は，患者に痙攣性疾患の既往歴があるかどうかを聴きます．

　マクロライド系抗菌薬による**消化管障害**，**下痢**，**肝障害**は，比較的頻度の高い副作用です．また頻度は少ないものの**スティーブンス・ジョンソン症候群**，**横紋筋融解症**，**QT延長**は重篤な副作用であるため注意を要します．多くのマクロライド系抗菌薬はCYPを阻害するため，CYPで代謝されるほかの薬剤との併用には注意します．

指導記録

#2　キノロン系抗菌薬に関連した低血糖発症のリスク

S) 体がだるいです．今朝はあくびがよく出ます．

O) アマリール内服中．シプロキサン開始2日目にあくびがよくでると本人より訴えあり．FBS：外来時 140 mg/dL，入院時 95 mg/dL，シプロキサン開始 72 mg/dL．

A) シプロキサンによる低血糖が疑われる．

P) Cp：主治医に報告し，ニューキノロン系からマクロライド系抗菌薬への変更を検討する．→ジスロマック点滴静注用に変更．

> 　基礎疾患のある患者では，入院前の処方歴，治療状況，服薬状況の確認が大切です．患者へのインタビューで不明な場合は，かかりつけ医師に確認することも必要です．

Case 57 腎盂腎炎

患者プロフィール

木村寿子,28歳,女性,会社事務員

最近1年間で2回膀胱炎と診断され,経口抗菌薬を服用した既往歴があります.昨夜より38℃台の発熱,全身倦怠感,悪寒が出現したため,市販の解熱薬を服用し就寝しました.明け方,体温は39℃まで上昇し,嘔吐および腰背部痛が出現したため救急外来を受診しました.

◆薬歴(抜粋)

▶主な患者情報

他科受診 なし,併用薬 なし,アレルギー サワシリン(3歳頃腕に皮疹),副作用 なし,健康食品 なし

▶指導記録

#1 抗菌薬によるアレルギー反応のリスク

S)3歳頃,サワシリンという抗菌薬で腕に蕁麻疹ができたことがあります.
O)3歳時にサワシリンで腕に薬疹の既往歴あり.意識消失,呼吸困難を伴う症状はなかった.成人してからは薬剤によるアレルギー症状はない.
A)ペニシリン系薬によるショックおよびアナフィラキシー症状は呈さなかった.Ⅰ型アレルギーの可能性は低い.
P)主治医に報告し,セフェム系またはキノロン系抗菌薬の選択を検討する.

◆身体所見

身長 160 cm,体重 52 kg,体温 38.8℃,脈拍 90回/分,血圧 125/80 mmHg,意識清明,嘔吐 あり,腎部圧痛 あり,肋骨・脊椎角部圧痛(CVA tenderness)あり

◆入院時の検査値情報

WBC 11,500/μL,Plt 29.7×10^4/μL,血沈 78 mm/時,CRP 5.2 mg/dL,Scr 0.8 mg/dL,尿蛋白(+),尿白血球(2+),膿尿,細菌尿,尿グラム染色 グラム陰性桿菌,尿培養 *E.coli*(セフェム系,キノロン系抗菌薬に感受性あり)

◆診断と治療

急性単純性腎盂腎炎と診断され,パンスポリン静注1回1gを生理食塩水100 mLに溶解し1日3回8時間ごと,60分かけての点滴静注が開始されました.投与翌日に解熱したため,これを3日間続けた後,クラビット錠内服に変更となり退院しました.

◆退院時処方

① クラビット錠500 mg　1回1錠(1日1錠)/1日1回朝食後　14日分

◆薬剤師との会話(抜粋)

薬剤師：退院後お薬を飲んでもらうにあたり，いくつかお話を聞かせてください．入院時にもうかがいましたが，現在，ほかの病院で処方され，何か飲んでいるお薬はありますか？　ご自分で買って飲んでいるお薬もありませんか？

患　者：特に飲んでいるお薬はありません．

薬剤師：現在ほかの病院で，何か病気の治療を受けていますか？　特に心臓の病気や糖尿病の治療は受けていませんか？

患　者：ほかの病院で治療を受けている病気はありません．心臓病や糖尿病の治療を受けたこともありません．

薬剤師：現在，妊娠していますか？　妊娠の兆候はありませんか？

患　者：いま，妊娠はしていないと思います．

薬剤師：退院後はクラビットという抗菌薬を2週間飲んで頂きます．このお薬は1日1回，朝食後に1錠飲んでください．人によってはこのお薬による副作用が出る場合があります．ここにある退院時の服薬説明書にも書いていますが，クラビットを飲み始めてから発疹，不眠，吐き気，下痢，動悸，冷や汗，脱力感，アキレス腱の痛みなどの症状が出た場合は，すぐに医師または薬剤師に連絡して受診してください．

患　者：はい，わかりました．この服薬説明書に書いてある症状が出たらすぐに受診します．

薬物療法の検討

急性単純性腎盂腎炎の最も多い起因菌は大腸菌($E. coli$)です．$E. coli$はセフェム系，ニューキノロン系に高い薬剤感受性を示すため，第1，第2世代セフェム系およびニューキノロン系抗菌薬が選択されます．キノロン系薬は胎児の発育に影響を及ぼすことから，妊婦および妊娠の可能性のある女性に対しては投与禁忌です．患者は幼少の頃，ペニシリン系抗菌薬(アモキシシリン水和物[サワシリン])で軽度の薬疹を発症した既往歴があります．ペニシリンによるアナフィラキシー症状を引き起こすⅠ型アレルギーの発生頻度はきわめて低く0.004～0.4％，セフェム系薬との交叉反応の頻度は5％程度です．したがって本症例の場合，セフェム系の抗菌薬の投与で重篤な副作用を引き起こす可能性は低いと考えます．起因菌，抗菌薬の感受性，妊娠可能な女性，アレルギー歴を考慮して，第2世代セフェム系薬であるセフォチア

ム塩酸塩［パンスポリン］の点滴静注が選択されたものと推察されます．セフォチアム塩酸塩投与後すぐに解熱を認めたため，ニューキノロン系薬であるレボフロキサシン水和物［クラビット］の内服に変更することで外来治療に移行したものと考えます．急性単純性腎盂腎炎の場合，抗菌薬の点滴静注で解熱を認めれば経口抗菌薬に変更することも可能です．

服薬指導のポイント

レボフロキサシン水和物は1日量を分割投与するよりも1日1回投与し最高血中濃度を上昇させることで治療効果が増大し，耐性菌の出現を抑制することができます．また，腎排泄型薬物のため，腎機能が低下している患者では減量または投与間隔を延長します．したがって，患者の腎機能のチェックが必要です．妊婦または妊娠している可能性のある女性へのレボフロキサシン水和物の投与は禁忌です．投与に際しては，妊娠していないことの確認が必要です．レボフロキサシン水和物は母乳中に移行するので，授乳は避けます．キノロン系抗菌薬の主な副作用である，中枢神経症状，腱断裂，光線過敏症，QT延長，低血糖の発現にも注意が必要です．キノロン系抗菌薬と相互作用する，Al・Mg含有制酸剤，鉄剤，カルシウム製剤，ワルファリンカリウム［ワーファリン］，テオフィリン［テオドール］，非ステロイド性抗炎症薬（NSAIDs）など，併用薬の確認を行います．

指導記録

#2　クラビット錠の薬物療法管理
S）妊娠の可能性はないと思います．
O）尿妊娠反応（−），Scr 0.6 mg/dL，心疾患および糖尿病の既往なし．
　他科からの服用薬なし．
A）投与禁忌事項なし．併用禁忌・注意薬の投与なし．
P）Ep：1日1回服用することを説明する．退院後に発疹，不眠，吐き気，下痢，動悸，冷や汗，脱力感，アキレス腱の痛みなどの症状が出現したらすぐに受診するように説明する．

> 薬物アレルギーは重篤な状態に至る場合があります．薬物アレルギーの既往がある場合は，患者からアレルギー発症時の症状や被疑薬を的確に聞き出すコミュニケーションのとりかたが大切です．

章末問題　感染症

以下の患者プロフィールを読んで，続く問題を解いてみましょう．

患者プロフィール

山本絵美子，75歳，女性，主婦

生来元気で，1週間前に日帰り温泉レジャー施設に行っていました．3日前より嘔吐，腹痛，水様便の症状が出現，昨日より38℃台の発熱，湿性咳嗽が続き，呼吸苦を主訴に内科を受診しました．SpO_2 92％，両肺野で湿性ラ音が聴取されました．市中肺炎を疑い喀痰を採取しグラム染色を行いましたが菌は認められませんでした．胸部X線検査では右上肺野に浸潤影が認められました．肺炎球菌尿中抗原迅速検査は陰性，尿中レジオネラ抗原検査①では陽性を示したため，レジオネラ肺炎と診断されました．

レジオネラ肺炎②治療のため酸素3L/分を吸入，ジスロマック点滴静注用　1回500 mg/1日1回2時間かけて点滴静注③が開始されました．

主治医より薬剤管理指導の依頼がありました④．

解熱，CRP低下，呼吸状態も安定したため，10日間ジスロマックを投与し抗菌薬の投与を終了しました．

主 訴	発熱，湿性咳嗽，呼吸苦
既往歴	高コレステロール血症
家族歴	特記することなし
嗜 好	アルコール（機会飲酒程度），タバコ（10本／日）
身体所見	身長 155 cm，体重 45.0 kg
性 格	明朗，おおざっぱ
入院前の服用薬	クレストール錠2.5 mg　1回1錠（1日1錠）/1日1回夕食後
入院時検査所見	WBC 12,500/μL，Plt 22.5×10^4/μL，CRP 17.5 mg/dL，AST 72 IU/L，ALT 45 IU/L，Na 144 mEq/L，Scr 0.6 mg/dL，FBS 98 mg/dL

Question

No1. 下線部①について，尿中レジオネラ抗原検査で注意する点を挙げてみましょう．

No2. 下線部②について，レジオネラ肺炎の治療に用いられる薬剤を挙げてみましょう．

No3. 下線部③について，ジスロマックを投与中，どのような副作用に注意しますか？

No4. 下線部③について，適切な薬物療法でしょうか？ あなたなら，ほかにどのような処方を医師に提案しますか？ 処方変更した際，注意すべきことは何ですか？

No5. 下線部④について，あなたならどのような服薬指導をしますか？

MEMO

第16章　悪性腫瘍

Case 58　白血病

患者プロフィール

小宮泰明，58歳，男性
こみややすあき

最近身体がだるく，微熱が続くようになりました．歯磨きのとき，出血が止まらず，さらに足の大腿部に出血斑を認めるようになり，症状が改善しないため近医を受診しました．眼瞼結膜に貧血を認め，さらに頸部リンパ節腫脹と肝脾腫も認められ，急性白血病が疑われるため大学病院の血液内科を紹介されました．

大学病院での血液検査の結果，貧血と血小板減少を認め，骨髄穿刺による骨髄検査により骨髄中に多くの前骨髄球が認められました．さらに，病型特異的染色体転座 t(15；17) 由来の PML-RARα キメラ遺伝子を検出しました．また，血液凝固・線溶系検査では異常は認められませんでした．

◆薬歴（抜粋）
▶主な患者情報

併用薬　なし，アレルギー　なし，副作用　なし，健康食品　なし

◆入院時の検査値情報

WBC 2,800/μL, RBC 2.48×10^6/μL, Plt 2.0×10^5/μL, Hb 6.7 g/dL, CRP 3.8 mg/dL, LDH 1,250 IU/L, APL細胞 1,100/μL, フィブリノゲン 120 mg/dL, FDP 20 μg/dL

◆診断と治療

急性前骨髄球性白血病と診断され，化学療法が開始となりました．

◆患者と薬剤師の会話（抜粋）

患　者：お医者さんから，白血病だって言われてびっくりしましたよ．不安だなぁ．

薬剤師：最近では有効なお薬が出ていますから安心してください．ところで，吐き気が出たりしていませんか？　食事はとれていますか？

患　者：吐き気はなく，食事はとっていますよ．ただ，熱っぽいし息苦しいです．

薬剤師：お薬の作用で熱っぽさや息苦しさが出ているのかもしれません．体重も入院時から増えてますね（4 kg）．主治医にも伝えておきますね．

薬物療法の検討

a. 急性前骨髄球性白血病（APL）

播種性血管内凝固症候群（DIC）により出血傾向をきたします．白血病細胞中のアズール顆粒中に含まれる組織トロンボプラスチン様物質により，凝固系・線溶系がともに亢進し，DICをきたしやすく，出血症状が著明になります．フィブリノゲンは低値，FDPは高値を示します．

b. 3,000 ≦ WBC ＜ 10,000/μL あるいは APL細胞（芽球＋前骨髄球）≧ 1,000/μL の場合

① トレチノイン（ATRA）[ベサノイド]による分化誘導療法を先行して行い，その後化学療法を併用します．ただし本症例のように白血球数が3,000/μL以上のときははじめから化学療法も併用します．

② ATRAは完全寛解（CR）後も地固め第1コース開始まで連日経口投与し，最長60日までとします．

◆化学療法レジメン

● WBC ＜ 3,000/μL かつ APL細胞（芽球＋前骨髄球）＜ 1,000/μL の場合

薬 剤	投与（日）								
	1	2	3	4	5	6	7	8	9〜
ベサノイド 分3 経口 45 mg/m²	○	○	○	○	○	○	○	○	〜

● 3,000 ≦ WBC ＜ 10,000/μL あるいは APL細胞（芽球＋前骨髄球）≧ 1,000/μL の場合

薬 剤	投与（日）								
	1	2	3	4	5	6	7	8	9〜
ベサノイド 分3 経口 45 mg/m²	○	○	○	○	○	○	○	○	〜
イダマイシン 30分点滴静注 12 mg/m²	○	○							
キロサイド 24時間持続静注 80 mg/m²	○	○	○	○	○				

● WBC ≧ 1,0000/μL の場合

薬　剤	投与（日）								
	1	2	3	4	5	6	7	8	9〜
ベサノイド 分3 経口 45 mg/m²	○	○	○	○	○	○	○	○	〜
イダマイシン 30分点滴静注 12 mg/m²	○	○							
キロサイド 24時間持続静注 100 mg/m²	○	○	○	○	○				

上記プロトコール実施中に APL 細胞 ≧ 1,000/μL の場合，イダルビシン塩酸塩［イダマイシン］30分点滴静注 12 mg/m² 2日間，シタラビン［キロサイド］24時間持続静注 80 mg/m² 5日間追加投与します．

服薬指導および薬学管理のポイント

◆抗がん剤の服薬指導ポイント

トレチノイン［ベサノイド］：①APLにおいては染色体相互転座により形成されたPML/RARαキメラ遺伝子が造血幹細胞の正常な分化誘導作用を阻害することにより，血球が前骨髄球以降に分化するのを阻んでいます．トレチノインは，キメラ遺伝子による分化阻止機構を解消し，前骨髄球から成熟顆粒球の分化を誘導し，骨髄機能を正常化します．②禁忌 妊娠または妊娠している可能性のある患者．肝障害，腎障害のある患者．③副作用 レチノイン酸症候群は，トレチノインによる分化誘導で大量に生じた多数の成熟白血球が肺の血管内皮細胞や間質内細胞に細胞障害性に働き発症します．発熱，呼吸困難を呈し，進行するとうっ血性心不全や低酸素症に至ります．④発熱，呼吸困難など，レチノイン酸症候群の初期症状をみのがさないよう，モニタリングが必要です．⑤レチノイン酸症候群は，重篤で致死的であるため予防が重要です．予防としてATRA療法を行う際には，末梢血白血球数を目安にアントラサイクリン系薬とシタラビンの化学療法を加えることが広く行われています．これによって本症候群の発症率は5％程度に抑えられます．

イダルビシン塩酸塩［イダマイシン］：①腫瘍細胞のDNA塩基対の間に入り込み，DNAポリメラーゼ，RNAポリメラーゼ，特に重要なトポイソメラーゼⅡとそれに切断されたDNA鎖とアントラサイクリン系薬が共有結合複合体を形成し，トポイソメラーゼⅡによる二重鎖DNAのねじれ解消作用を阻害して，DNA鎖を切断します．細胞周期では特にS期の細胞が高い感受性を示します．②禁忌 心機能異常またはその既往歴のある患者．ほかのアントラサイクリン系薬など，心毒性を有する薬剤による前治療が限界量（ダウノルビシン塩酸塩［ドキシル］では総

投与量が体重あたり25 mg/kg，エピルビシン塩酸塩［ファルモルビシン］では総投与量がアントラサイクリン系薬未治療例で体表面積あたり900 mg/m²など）に達している患者．重篤な肝障害，腎障害がある患者．③副作用 脱毛，悪心・嘔吐，心障害，口内炎，下痢などが高頻度で発現します．悪心・嘔吐，心障害が高頻度で発現するため，レジメンに前投薬が記載されているか確認が必要です．
シタラビン［キロサイド］：①腫瘍細胞内でリン酸化され，シタラビン三リン酸ヌクレオチド（Ara-CTP）となり，DNA合成時にデオキシシチジン三リン酸（dCTP）とデオキシチミジン三リン酸（dTTP）と競合してDNAポリメラーゼを阻害してDNA合成を阻害します．②副作用 発熱性好中球減少症がみられたら，ただちに抗菌薬の投与を開始することが必要です．悪心・嘔吐には，5-HT₃受容体拮抗薬やステロイドを投与します．大量投与時には結膜炎予防のため，ステロイド点眼薬の投与が必要であることの指導が必要です．

指導記録

#1 レチノイドに起因したレチノイン酸症候群の発症リスク

S) 吐き気はなく，食事はとっていますよ．ただ，熱っぽいし息苦しいです．
O) 発熱（37.2℃），呼吸困難（＋），体重増加（4 kg）
A) 患者の訴えと，検査データからレチノイン酸症候群のGrade2にあてはまる可能性が考えられる．
P) Cp：発熱，呼吸困難，体重増加の3徴が出現しているので，速やかにステロイドパルス療法を医師に提案する．

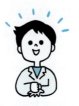

レチノイン酸症候群はAPLの寛解導入にレチノイドを用いた際にしばしば認められる副作用です．APLのATRAによる寛解導入療法中の本症候群の併発率は23％と報告されており，重篤で致死的です．したがって，発熱，呼吸困難，体重増加などの症状がないか，常に副作用モニタリングが必要です．

Case 59 悪性リンパ腫

患者プロフィール

大萱公康（おおがやきみやす），62歳，男性

最近，首のつけ根のリンパ節が大きくなったので，近医に受診したところ，大学病院の血液内科を紹介され受診．リンパ節の生検や免疫検査が行われました．

◆薬歴（抜粋）

▶主な患者情報

併用薬 なし，アレルギー なし，副作用 なし，健康食品 なし

◆診断と治療

びまん性大細胞型リンパ腫，Ann Arbor分類でⅠ期と診断され，化学療法が開始となりました．

◆薬剤師との会話（抜粋）

薬剤師：入院して数日が経ちましたが，お体の調子はいかがですか？

患　者：吐き気がしますが，薬が出ているので大丈夫です．ただ，手指のしびれが気になります．

薬剤師：手足のしびれは，点滴しているオンコビンという注射によるものと思われます．主治医に伝えて，しびれをとるお薬を処方してもらうよう提案してみますよ．

患　者：ありがとうございます．

薬物療法の検討

びまん性大細胞型B細胞リンパ腫（DLBCL）は標準治療によって半数の患者が回復することから，治療の目標は治癒となります．治療法はAnn Arbor分類のステージ，また巨大腫瘤病変（10 cm以上）と非巨大腫瘤病変（10 cm未満）によって異なります．

巨大腫瘤病変をもたず，Ann Arbor分類による危険因子が少ない症例では，R-CHOP療法3サイクルの短縮コースと，関連部位への放射線治療との併用で非常に良好な成績を示します．巨大腫瘤病変をもつ症例ではR-CHOP療法6～8サイクルおよび放射線治療によって，巨大腫瘤病変をもたない症例よりも良好に奏功します．

◆R-CHOP療法（表16-1）

CD20抗原陽性のびまん性大細胞型B細胞リンパ腫（DLBCL）において60歳以上の高齢者では，リツキシマブとCHOP療法の併用（R-CHOP療法）がCHOP療法単独より奏功率，無病生存率，全生存率のいずれにおいても上回るとされます．

表16-1　R-CHOP療法

薬剤	投与（日）				
	1	2	3	4	5
リツキサン　点滴静注　375 mg/m^2	○				
エンドキサン　2～3時間点滴静注　750 mg/m^2	○				
アドリアシン　30分点滴静注　50 mg/m^2	○				
オンコビン　静注　1.4 mg/m^2 max 2.0	○				
プレドニン　経口　100 mg/m^2	○	○	○	○	○

服薬指導および薬学管理のポイント

◆抗がん剤の服薬指導ポイント

リツキシマブ［リツキサン］：①抗CD20モノクローナル抗体であるリツキシマブは，Bリンパ球表面に発現するCD20抗原に特異的に結合した後，補体依存性細胞障害作用および抗体依存性細胞介在性細胞障害作用により効果を発現します．②インフュージョンリアクションの重篤化を防ぐために，抗ヒスタミン薬およびNSAIDsの前投与を行います．点滴開始2時間以内は，患者状態の観察を医師だけではなく看護師・薬剤師が行う必要があります．

シクロホスファミド水和物［エンドキサン］：①DNAのグアニン塩基をアルキル化してDNAの生合成を阻害することにより抗腫瘍効果を示します．その効果は，細胞周期には依存しません．②シクロホスファミド水和物の代表的な副作用に出血性膀胱炎があります．投与終了後24時間は150 mL/時間以上の尿量の確保，1日3 L以上の輸液，水分を多くとるように指導します．出血性膀胱炎の予防にはメスナ［ウロミテキサン］が投与されます．

ドキソルビシン塩酸塩［アドリアシン］：①腫瘍細胞のDNAの塩基対の間に入り込み，DNAポリメラーゼ，RNAポリメラーゼ，特に重要なトポイソメラーゼIIの反応を阻害します．トポイソメラーゼIIとそれに切断されたDNA鎖とアントラサイクリン系薬が共有結合複合体を形成し，トポイソメラーゼIIによる二重鎖

DNAのねじれ解消作用(通り抜けと再結合)を阻害してDNA鎖を切断します．細胞周期別では特にS期の細胞が高い感受性を示します．②禁忌 心機能異常．③悪心・嘔吐防止のため，投与前に5-HT$_3$受容体拮抗薬やステロイドの投与がレジメンに記載されていることを確認するとともに，患者に対して副作用予防の説明をします．アントラサイクリン系薬未治療例で本剤の総投与量が500 mg(力価)/m^2(体表面積)を超えると重篤な心筋障害を起こすことが多くなります．したがって，ほかのアントラサイクリン系薬の使用歴も含めて累積投与量を計算します．事前に，うっ血性心不全のリスクが増大することを説明しておく必要があります．

ビンクリスチン硫酸塩[オンコビン]：①有糸分裂に必須の微小管を構成する蛋白であるチュブリンのビンカアルカロイド結合部位に結合して，チュブリンの重合を阻害し有糸分裂を阻止します．②末梢神経障害は，ビンカアルカロイド系薬の代表的な副作用です．手指の感覚麻痺などは，特に高齢者で発現しやすく薬剤の投与中止後も数ヵ月持続することがあるため，患者に対してそのことを説明する必要があります．

指導記録

#1 オンコビンに起因する末梢神経障害の発症リスク

S)吐き気がしますが，薬が出ているので大丈夫です．ただ，手指のしびれが気になります．

O)発熱(37.6℃)，手指のしびれ(+)

A)末梢神経障害は，ビンカアルカロイド系抗がん剤の代表的な副作用である．

P)Ep：薬剤の投与中止後も，数ヵ月持続することを患者に説明する．
　Cp：しびれに効果のある牛車腎気丸を，医師に提言する．→牛車腎気丸が処方される．

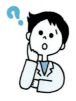

リツキサンによる，インフュージョンリアクションは投与開始後30分～2時間でほぼ必発します．重篤な場合，死に至ることがあるためレジメンに抗ヒスタミン薬など前投薬の記載があるか確認が必要です．さらに，常に副作用モニタリングが必要と思われます．

Case 60　胃がん

患者プロフィール

太田昭雄，61歳，男性

　以前より貧血がありましたが，血便を認めたため受診しました．胃内視鏡検査，腹部CT・肺CT検査が行われました．

◆薬歴（抜粋）
▶主な患者情報
　他科受診　なし，併用薬　なし，アレルギー　なし，副作用　なし，健康食品　なし
▶前回の処方
　①フェロミア錠50 mg　1回1錠（1日2錠）/1日2回朝・夕食後　30日分

◆入院中の検査値情報
　WBC 6,500/μL，RBC $3.56×10^6$/μL，Hb 10.2 g/dL，Plt $2.2×10^5$/μL，AST 26 IU/L，ALT 20 IU/L，T-Bil 0.5 mg/dL，Alb 3.8 g/dL，BUN 16 mg/dL，Scr 0.9 mg/mL，血糖 95 mg/mL，尿検査 異常なし，便 潜血（＋），CEA 198 ng/mL，CA19-9 890 U/mL，CT検査 肝臓・肺に転移像あり．

◆診断と治療
　手術不能の進行胃がん［T4bN3M1（H1，CY1，P1）］と診断され，S-1＋プリプラチン療法が開始となりました．

◆患者と薬剤師の会話（抜粋）
薬剤師：お薬を飲んで，何か変わったことはありませんか？
患　者：食欲がなくなりました．便も黒い感じがします．
薬剤師：そうですか．吐くことはありますか？
患　者：吐き気はありますが，吐くことはないです．
薬剤師：貧血のお薬の副作用で，吐き気や便が黒くなることがあります．ですが，原疾患によることも十分に考えられます．主治医にも連絡しておきます．
患　者：ありがとうございます．

◆数日後の会話（抜粋）
薬剤師：新しい治療法が始まりましたが，調子はいかがですか？
患　者：せっかく食欲が戻ってきたのに口内炎ができてしまい，食事をするときに痛いんです．薬による副作用でしょうか．
薬剤師：太田さんの飲んでいるお薬は，効き目が強くでた場合に口内炎ができることが知られています．主治医に，お薬の飲み方を変えてみてはどうか伝えてみますね．

患 者：ありがとうございます.

◆入院中の検査値情報（数日後）

WBC 2,800/μL, RBC 346万/μL, Plt 20万個/μL, AST 24 IU/L, ALT 18 IU/L, BUN 20 mg/dL

薬物療法の検討

◆進行胃がん（S-1＋CDDP療法）

本症例は肺・肝臓の遠隔転移があり，進行胃がんです．手術適応がなく化学療法が適応となります．海外では5-FU＋CDDPが進行胃がんの標準レジメンとして推奨されています．

表16-2　S-1＋CDDP療法

薬剤	投与（日）			
	1～7	8	9～21	22～35
TS-1　経口 40 mg（1.25 m² ＞体表面積） 　　　　50 mg（1.25 m² ≦体表面積＜1.5 m²） 　　　　60 mg（1.5 m² ≦体表面積） 　　　　1日2回	←――――――――→			休薬
プリプラチン　2時間以上点滴静注　60 mg/m²		○		

服薬指導および薬学管理のポイント

◆抗がん剤の服薬指導ポイント

S-1［TS-1（テガフール・ギメラシル・オテラシルカリウム）］：①テガフールは体内で5-FUに変換され抗腫瘍効果を示します．S-1に含まれるギメラシルは主として肝細胞内に存在するジヒドロピリミジンデヒドロゲナーゼ（DPD）を阻害することで5-FUの血中濃度を上昇させます．また，オテラシルカリウムは5-FUから5-フルオロヌクレオチドへの生成を選択的に阻害することで消化管障害を軽減します．5-FUは活性代謝物であるFdUMPがdUMPと拮抗し，チミジル酸シンターゼを抑制することでDNA合成を阻害するとともに，FUTPがRNAに取り込まれRNAの機能を障害します．②禁忌　フルシトシンを投与中の患者．妊婦または妊娠している可能性のある患者．③前回の治療が，フッ化ピリミジン系薬である場合，7日間以上の休薬があるかを確認する必要があります．④副作

用 骨髄抑制，肝障害，消化管障害（口内炎，下痢），色素沈着，間質性肺炎など．手などに発症する色素沈着は，薬剤をやめることにより改善することを説明します．⑤通常の投与方法は，4週間投与後2週間休薬しますが，ブリプラチンと併用する場合は3週間投与後2週間休薬することを説明します．

シスプラチン［ブリプラチン］：①白金錯体ががん細胞内のDNA鎖内あるいはDNA鎖間にて架橋形成し，DNA合成およびそれに続くがん細胞の分裂を阻害することにより抗腫瘍効果を示します．②禁忌 妊婦または妊娠している可能性のある患者．重篤な腎障害のある患者．③高頻度に悪心・嘔吐が発症するため投与前に5-HT$_3$受容体拮抗薬や，ステロイドの予防投与が行われることを説明します．④ブリプラチン投与後の腎障害の予防のために2,000～3,000 mLの輸液とマンニトールなどの利尿薬の投与を同時に行わなければなりません．

指導記録

#1　S-1に起因する白血球減少の発症リスク

S）口内炎ができてしまい，食事をするときに痛いんです．薬による副作用でしょうか．

O）WBC 2,800/μL，RBC 3.46×10^6/μL，Plt 2.0×10^5/μL，AST 24 IU/L，ALT 18 IU/L，BUN 20 mg/dL．

A）WBCが2,800と減少．自覚症状として，発熱はないが口内炎による痛みが発現．S-1の副作用と考えられる骨髄抑制が発症したと考えられる．

P）Cp：医師へS-1の初回基準量50 mg/回から40 mg/回の減量か休薬を提言．
　Op：口内炎の有無と白血球数について確認する．

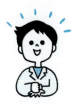

今回のような，骨髄抑制による白血球減少は直接命にかかわる副作用のため，患者から体調の変化や，こまめに検査データをチェックすることが大切です．

Case 61 大腸がん

患者プロフィール

青木正樹，65歳，男性

血便と腹痛を自覚するようになったため受診したところ，S状結腸がん，多発肝転移と診断されました．切除不能進行・再発大腸がんのためmFOLFOX6＋ベバシズマブ療法となりました．現在，6回目の化学療法中です．

◆薬歴（抜粋）

▶主な患者情報

他科受診 なし，併用薬 なし，アレルギー なし，副作用 なし，健康食品 なし

▶処方（抜粋）

表16-3 mFOLFOX6＋ベバシズマブ療法

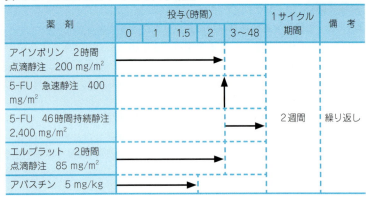

▶指導記録

#1 オキサリプラチンに起因する末梢神経障害の発症リスクと薬剤耐性化

S）最近，指先に鋭い痛みが持続していますし，冷たい水が痛くて触れません．

O）mFOLFOX6＋ベバシズマブ療法，6回目
WBC 5,800/μL，RBC 3.86×10^6/μL，Plt 2.8×10^5/μL，AST 24 IU/L，ALT 20 IU/L，BUN 19 mg/dL，Scr 0.8 mg/dL，CEA 18 ng/mL，CA19-9 490 U/mL，CT検査 肝転移の腫瘍が増大，遺伝子検査 KRAS遺伝子野生型

A）エルプラットによる神経毒性が悪化してきていると考えられる．また，画像診断や腫瘍マーカーとも病状が進行しており，mFOLFOX6＋ベバシズマブ療法の効果がなくなって薬剤耐性化も考えられる．

P) Cp：エルプラットにより生じた神経毒性への対策について，Ca^{2+}，Mg^{2+}などの薬剤投与を医師へ提言．

次の処方に変更となりました．
  FOLFIRI＋セツキシマブ療法
  硫酸マグネシウム補正液　20 mL 1A

◆入院中の検査値情報（数日後）

WBC 6,800/μL，RBC $4.30×10^6$/μL，Plt $2.5×10^5$/μL，AST 20 IU/L，ALT 18 IU/L，BUN 18 mg/dL

◆患者と薬剤師の会話（抜粋）

患　者：新しいお薬に変わって，指先の痛みもなくなったし，冷たい水に痛さを感じなくなりました．
薬剤師：それはよかったです．新しいお薬になって何か不便などはありますか？
患　者：いいえ．ないですよ．
薬剤師：吐き気などはでていませんか？
患　者：吐き気はないし，食事もしっかりとれていますよ．ただ，2日前から下痢が続いています．

薬物療法の検討

切除不能進行・再発大腸がんの2次治療（FOLFIRI＋セツキシマブ療法）

ガイドラインでは，FOLFOX＋ベバシズマブ療法を1次治療に使用した場

表16-4　FOLFIRI±セツキシマブ療法

薬　剤	投与（時間）				1サイクル期間	備　考
	0	1	2	3〜48		
アイソボリン　2時間点滴静注 200 mg/m²	→→→→→→		→			
5-FU　急速静注 400 mg/m²			↑			
5-FU　46時間持続静注 2,400 mg/m²				→→→	2週間	繰り返し
トポテシン　2時間点滴静注 150〜180 mg/m²	→→→→→→		→			
アービタックス　2時間点滴静注 400 mg/m²	→→→→→→		→			

合，KRAS遺伝子野生型の場合ではFOLFIRI±セツキシマブ療法を推奨しています．FOLFIRI療法はFOLFOXと同等の高い有効性を示すレジメンであり，本症例はKRAS遺伝子野生型であるのでセツキシマブ［アービタックス］を追加することが望ましいと考えられます．

服薬指導および薬学管理のポイント

◆抗がん剤の服薬指導ポイント

レボホリナートカルシウム［アイソボリン］：①レボホリナートは，biochemical modulation（生化学的修飾）によりフルオロウラシルの抗腫瘍効果を増強させます．②禁忌 下痢のある患者．多量の腹水，胸水のある患者，重篤な心疾患またはその既往歴のある患者．

フルオロウラシル［5-FU］：①5-FUの代謝産物であるFdUMPががん細胞内の核酸合成過程において必須なチミジル酸と拮抗し，DNA，RNAの合成およびそれに続くがん細胞の分裂を阻害します．②5-FUの異化代謝酵素であるジヒドロピリミジンデヒドロゲナーゼ（DPD）欠損などの患者がごくまれに存在し，このような患者に5-FU系薬剤を投与した場合，投与初期に重篤な副作用（口内炎，下痢，血液障害，神経障害など）が発現するとの報告があります．

オキサリプラチン［エルプラット］：①生体内変換体（ジクロロ-1,2-ジアミノシクロヘキサンDACH白金，モノアクオモノクロロDACH白金，ジアクオDACH白金を形成し，がん細胞内のDNA鎖と共有結合することでDNA鎖内および鎖間の両者に白金-DNA架橋を形成します．これらの架橋がDNAの複製および転写を阻害します．②禁忌 機能障害を伴う重度の感覚異常または知覚異常のある患者．妊婦または妊娠している可能性のある患者．③手，足や口唇周囲部などの感覚異常または末梢神経症状が，本剤投与直後からほとんど全例に現れるため，患者に対してその旨説明します．

ベバシズマブ［アバスチン］：①血管内皮増殖因子（VEGF）と特異的に結合し，血管内皮細胞上に発現しているVEGF受容体との結合を阻害し，血管新生を抑制します．②禁忌 脳転移を有する患者．③高血圧が現れることがあるので，投与期間中は血圧を定期的に測定する必要があります．蛋白尿が現れることがあるので，投与期間中は尿蛋白を定期的に検査します．

イリノテカン塩酸塩水和物［トポテシン］：①Ⅰ型DNAトポイソメラーゼを阻害することにより，DNA合成を阻害します．殺細胞効果は細胞周期のS期に特異的であり，制限付き時間依存性に効果を示します．②早期の下痢は，本剤投与中あるいは投与直後に発現します．副交感神経亢進によると考えられ，多くは一過性であり副交感神経遮断薬の投与により改善します．遅発型は，本剤投与24時

間以降に発現します。主に本剤の活性代謝物による腸管粘膜障害に基づくものと考えられ、持続することがあります。高度な下痢により、脱水および電解質異常に気をつけます。

セツキシマブ[アービタックス]：①セツキシマブはヒトIgG1の定常領域とマウス抗体の可変領域からなるキメラ型モノクローナル抗体で、EGFR発現細胞のEGFRに対し高い親和性で結合します。②インフュージョンリアクションを軽減させるため、抗ヒスタミン薬の前投薬を行います。さらに、投与前にステロイドの投与を行います。皮膚症状（主の痤瘡様皮疹、皮膚の乾燥および亀裂、持続する炎症および感染性の症状）が現れることがあり、乾燥に対してはヒルドイド軟膏、炎症性の症状にはステロイド軟膏（投与部位に応じてステロイド軟膏の強弱を考慮）を使用し、尋常性痤瘡にはミノマイシンなどの抗菌薬の経口投与を行います。

指導記録

#2 トポテシンに起因した下痢の発症リスク

S）吐き気はなく、食事はとっていますよ。ただ、2日前から下痢が続いているんです。

O）WBC 6,800/μL, RBC 4.30×10^6/μL, Plt 2.5×10^5/μL, AST 20 IU/L, ALT 18 IU/L, BUN 18 mg/dL

A）下痢は、投与後2日目から発症しており、早発型の下痢と判断される。下痢の状態や、食事、水分摂取状況について、慎重にモニタリングする必要がある。

P）Cp：早発型の下痢と判断されるため、抗コリン薬の処方を医師へ提言。

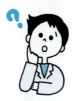

トポテシンの副作用である遅発型下痢において、高度な下痢に進展した場合には致命的な経過に至る場合があるので、脱水や電解質異常などのモニタリングが必要です。

Case 62 肺がん

患者プロフィール

杉本由利, 56歳, 女性

今年の検診で施行された胸部X線で左下肺野に異常陰影を指摘されたため精査目的で入院となり, 胸部CT, 気管支鏡, 超音波ガイド下針生検が行われました.

◆薬歴(抜粋)

▶主な患者情報

他科受診 なし, 併用薬 なし, アレルギー なし, 副作用 なし, 健康食品 なし, 嗜好 喫煙(1日40本を20年間, ブリンクマン指数800)

◆入院中の検査値情報

WBC 6,600/μL, RBC 3.56×10^6/μL, Hb 12.2 g/dL, Plt 2.9×10^5/μL, AST 12 IU/L, ALT 9 IU/L, LDH 115 IU/L, 血清アンモニア 21 μg/dL, T-Bil 0.3 mg/dL, BUN 10 mg/dL, Scr 0.98 mg/dL, CEA 89 ng/mL, CYFRA 180 ng/mL, SCC 82 ng/mL

◆診断と治療

検査の結果, 腺がんと診断されました. さらに, 右上肺野にも腫瘍を認め対側肺転移と診断されました. 非小細胞肺がんの(T2N3M1) Stage Ⅳ期で化学療法の適応となり, カルボプラチン+パクリタキセル(CP療法)を開始することとなりました.

◆患者と薬剤師の会話(抜粋)

薬剤師:注射薬による治療を行っています. 何か変わったことはありますか? しびれがでたりしていませんか?

患 者:吐き気が強いので, 今後が心配です. しびれはありません.

薬剤師:タキソールは細胞の分裂を抑えて, がんを治療します. 今後, 吐き気やしびれがでる可能性がありますので, 何かあったら相談をしてください. また, 日常の生活では, 指などに冷たい刺激を与えないようにして, 場合によっては手袋をするなどしてください.

患 者:わかりました.

◆入院中の検査値情報(数日後)

WBC 5,600/μL, RBC 3.46×10^6/μL, Hb 11.2 g/dL, Plt 2.6×10^5/μL, AST 14 IU/L, ALT 10 IU/L, LDH 120 IU/L, 血清アンモニア 20 μg/dL, T-Bil 0.4 mg/dL, BUN 18 mg/dL, Scr 0.99 mg/dL

薬物療法の検討

◆非小細胞肺がん（NSCLC：non small cell lung cancer）

カルボプラチン＋パクリタキセル（CP療法）

非小細胞肺がんⅣ期に対しては，全身化学療法（一般的にはプラチナ製剤を含んだ2剤併用療法）と放射線療法のいずれか，あるいは併用療法が施行されます．

①シスプラチン（CDDP）［ランダ］＋（イリノテカン塩酸塩［トポテシン］，ビンデシン硫酸塩［フィルデシン］，ビノレルビン酒石酸塩［ナベルビン］，ドセタキセル水和物［タキソテール］，パクリタキセル［タキソール］，ゲムシタビン塩酸塩［ジェムザール］）
②カルボプラチン（CBDCA）［パラプラチン］＋（パクリタキセル，ゲムシタビン塩酸塩）

表16-5 カルボプラチン＋パクリタキセル（CP療法）

薬　剤	投与（日） 1	1サイクル期間
タキソール　3時間以上点滴静注　200 mg/m²	○	3週間
パラプラチン*点滴静注　AUC＝6(PTX終了後)	○	

*パラプラチンの投与量：投与量(mg/body)＝目標AUC(mg/mL)×[GFR(mL×分)＋25]

服薬指導および薬学管理のポイント

◆抗がん剤の服薬指導ポイント

パクリタキセル［タキソール］：①微小管重合を促進し安定化することにより，細胞分裂を阻害します．②禁忌 ポリオキシエチレンヒマシ油含有製剤に対し過敏症の既往歴のある患者．③アルコール過敏な患者（溶剤としてエタノールを含有するため，アルコールの中枢神経系への影響が強く現れるおそれがあるので，問診や面談などにより，アルコール過敏症であるかどうかの確認が必要です）．

カルボプラチン［パラプラチン］：①2本鎖DNAのプリン塩基と共有結合することにより架橋を形成しDNA複製を阻害します．側鎖の安定性を保つためCl⁻を含む輸液に溶解します．カルボプラチンはシスプラチンの遊離基を置換し安定化させたものです．②シスプラチンの場合，腎毒性があるため補液によるハイドレーションが必要となります．しかし，カルボプラチンの腎毒性はシスプラチン

に比べ軽度のため，補液によるハイドレーションの必要はありません．

指導記録

#1 タキソールに関連した悪心・嘔吐・しびれの発症リスク

S) 吐き気が強いので，今後が心配です．しびれはありません．

O) WBC 5,600/μL，RBC 3.46×10^6/μL，Hb 11.2 g/dL，Plt 2.6×10^5/μL，AST 14 IU/L，ALT 10 IU/L，LDH 120 IU/L，血清アンモニア 20 μg/dL，T-Bil 0.4 mg/dL，BUN 18 mg/dL，Scr 0.99 mg/dL

A) 左下葉非小細胞肺がん

(T2N3M1) Stage Ⅳ期で全身化学療法

悪心・嘔吐対策に，前投薬としてデカドロン注およびカイトリル注を投与している．しかし，嘔気が思った以上に強いため今後パフォーマンス・ステータス(PS)の低下も予想される．今後継続してもらうためにも，適切な薬剤の選択を行う必要がある．

P) Cp：手足のしびれについては，今後出現し悪化が予測される．そのため，メチコバールや牛車腎気丸の処方を医師へ提案する．

Ep：日常生活では，寒冷刺激を避け，必要に応じて手袋を着用するよう指導する．

Op：悪心・嘔吐に対しては，今後も注意深くモニタリングが必要である．

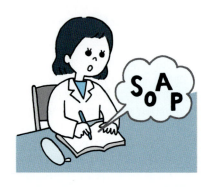

外来化学療法が施行されてきているため，発熱や激しい下痢などが生じた場合，ただちに主治医に連絡をとるよう指導することが大事です．

Case 63　乳がん

患者プロフィール

木村美智子，48歳，女性，主婦

　乳がん検診でマンモグラフィー検査を受けたところ乳がんを疑われたため受診し，超音波検査と穿刺吸引細胞診が行われました．

◆薬歴（抜粋）

▶主な患者情報

　他科受診 なし，併用薬 なし，アレルギー なし，副作用 なし，健康食品 なし

◆入院中の検査値情報

　WBC 5,600/μL，RBC 3.86×10^6/μL，Hb 11.2 g/dL，Plt 3.2×10^5/μL，AST 11 IU/L，ALT 8 IU/L，LDH 110 IU/L，血清アンモニア 21 μg/dL，T-Bil 0.4 mg/dL，Alb 5.0 g/dL，BUN 9 mg/dL，CEA 1.5 ng/mL以下，CA15-3 28 U/mL以下，ER（エストロゲン受容体）・PR（プロゲステロン受容体）ともに陽性，HER2 陰性

◆診断と治療

　左乳がん，T1N1M0のStage ⅡAと診断され，胸筋温存乳房切除術（Auchincloss法）とリンパ節郭清を施行しました．HER2陰性のため，術後化学療法としてAC＋パクリタキセル療法と術後内分泌療法を開始することとなりました．

◆患者と薬剤師の会話（抜粋）

薬剤師：何か変わったことはありませんか？

患　者：手術や手術後の抗がん剤投与について，先生から説明を受けましたが不安です．

薬剤師：手術や抗がん剤投与については，心配はいりませんよ．抗がん剤に関しては，副作用対策もしっかり行いますし安心してください．

患　者：吐き気が強い抗がん剤を投与すると言われましたが．

薬剤師：最近は，吐き気を抑えるとても効果のある医薬品が開発され使用されています．安心してください．どのようなことでもよいので，ご相談ください．

患　者：ありがとうございます．

薬剤師：そのほかに何か気になることはありますか？

患　者：そういえば，昨日の夜からおしっこをするときに出血があるの．薬の副作用かしら．

薬剤師：エンドキサンによる膀胱炎の可能性がありますね．主治医と相談して対

患　者：ありがとうございます．それと2, 3日前から不正出血があるの．定期的な生理ではないみたいです．
薬剤師：ノルバデックスによる副作用かもしれないので，産婦人科を受診したほうがよいでしょう．産婦人科の先生にも連絡しておきます．
患　者：ありがとうございました．すぐに受診します．

薬物療法の検討

◆術後化学療法（AC＋パクリタキセル療法）

腋窩リンパ節転移陽性でしたが，肺・肝臓・骨などの遠隔転移がないことから，術後化学療法が適応となります．近年，術後化学療法に推奨されているレジメンは，アントラサイクリン系薬にタキサン系薬を組み合わせた処方です．また，HER2というヒト上皮増殖因子受容体human epidermal growth factor receptorが過剰発現している場合は，分子標的治療薬のトラスツズマブ[ハーセプチン]が治療対象となります．しかし，本症例ではHER2陰性のため治療対象となりません．

表16-6 AC＋パクリタキセル療法

薬　剤	1～84（日）			85～165（日）		
	投与1	1サイクル期間	総サイクル数（回）	投与1	1サイクル期間	総サイクル数（回）
アドリアシン 5～30分点滴静注　60 mg/m²	○	3週間	4		3週間	4
エンドキサン 60分点滴静注　600 mg/m²	○					
タキソール 3時間点滴静注　175～225 mg/m²				○		

服薬指導および薬学管理のポイント

◆抗がん剤の服薬指導ポイント

ドキソルビシン塩酸塩[アドリアシン]：①腫瘍細胞のDNAの塩基対の間に入り込み，DNAポリメラーゼ，RNAポリメラーゼ，特に重要なトポイソメラーゼⅡ

の反応を阻害します．トポイソメラーゼⅡとそれに切断されたDNA鎖とアントラサイクリン系薬が共有結合複合体を形成し，トポイソメラーゼⅡによる二重鎖DNAのねじれ解消作用（通り抜けと再結合）を阻害してDNA鎖を切断します．細胞周期別では特にS期の細胞が高い感受性を示します．②禁忌 心機能異常．③悪心・嘔吐防止のため，投与前に5-HT₃受容体拮抗薬やステロイドの投与がレジメンに記載されていることを確認するとともに，患者に対して副作用予防の説明をします．アントラサイクリン系薬未治療例で本剤の総投与量が500 mg（力価）/m²（体表面積）を超えると重篤な心筋障害を起こすことが多くなります．したがって，ほかのアントラサイクリン系薬の使用歴も含めて累積投与量を計算します．事前に，うっ血性心不全のリスクが増大することを説明しておく必要があります．

シクロホスファミド水和物［エンドキサン］：①DNAのグアニン塩基をアルキル化してDNAの生合成を阻害することにより抗腫瘍効果を示します．その効果は，細胞周期には依存しません．②シクロホスファミド水和物の代表的な副作用に出血性膀胱炎があります．投与終了後24時間は150 mL/時間以上の尿量を確保し，1日3L以上の輸液を行います．また，水分を多くとるように指導します．出血性膀胱炎の予防には，メスナ［ウロミテキサン］が投与されます．

パクリタキセル［タキソール］：①微小管重合を促進し安定化することにより，細胞分裂を阻害します．②禁忌 ポリオキシエチレンヒマシ油含有製剤に対し過敏症の既往歴のある患者．③アルコール過敏な患者（溶剤としてエタノールを含有するため，アルコールの中枢神経系への影響が強く現れるおそれがあるので，問診や面談などにより，アルコール過敏症であるかどうかの確認が必要となります）．

◆術後内分泌療法

腫瘍マーカーのER，PRともに陽性であることから，ホルモン感受性乳がんであり，ホルモン療法の効果がある可能性があります．閉経前であることから，①抗エストロゲン薬，②LH-RHアゴニスト，③黄体ホルモン薬を用いることができます．

●抗エストロゲン薬処方例

①ノルバデックス20 mg　1回1錠（1日1錠）/1日1回朝食後　14日分

◆内分泌療法の服薬指導ポイント

抗エストロゲン薬：①乳がん組織などのエストロゲン受容体に対し，エストロゲンと競合的に結合し，抗エストロゲン作用を示すことによって抗乳がん作用を示します．閉経の有無に関係なく効果が期待できます．②副作用 無月経，月経異常，更年期障害様の症状（ほてり，冷え，動悸，めまいなど）が出現します．タモ

キシフェンは，子宮体がんになるリスクが2～3倍増えます．したがって，定期的な検診を受ける必要性を説明します(**タモキシフェンクエン酸塩[ノルバデックス]**).

LH-RHアゴニスト：①アゴニストとして下垂体LH-RH受容体に作用する．ゴナドトロピン分泌能を低下させ，卵巣からのエストラジオールの分泌を抑制します．これにより乳がんに対する抗腫瘍効果を示します．適応症は閉経前乳がんです．②禁忌　妊婦または妊娠している可能性のある患者，授乳中の患者．③LH-RH-Aとタモキシフェンの併用は，単独投与より奏功率(生存期間)が高くなります．④副作用　本剤は，骨をもろくし骨粗鬆症を引き起こすため，ビスホスホネート薬の投与やカルシウムの補給が大事であることを説明します(**リュープロレリン酢酸塩[リュープリン]**).

アロマターゼ阻害薬：①エストロゲンは閉経後も副腎から分泌される男性ホルモンであるアンドロゲンより脂肪組織においてつくられます．このエストロゲン合成にかかわっている酵素がアロマターゼで，アロマターゼ阻害剤は，この酵素の働きを阻害することにより，体内のエストロゲン量を少なくし，乳がん細胞の発育，増殖を抑えます．②適応症は閉経後乳がんです．③禁忌　妊婦または妊娠している可能性のある患者，授乳中の患者．④副作用　本剤はリウマチに似た関節のこわばりや関節痛が高頻度に現れるため，患者に説明が必要です(**アナストロゾール[アリミデックス]**).

黄体ホルモン薬：①DNA合成抑制作用，下垂体・副腎・性腺系への抑制作用および抗エストロゲン作用により抗腫瘍効果を示します．閉経の有無に関係なく効果が期待できます．②禁忌　血栓症を起こすおそれの高い患者(**メドロキシプロゲステロン酢酸エステル[ヒスロンH]**).

指導記録

#1　エンドキサンに関連した出血性膀胱炎の発症リスク

S) 昨夜から排尿時出血があるの．薬による副作用かしら．

O) 1日3L以上の輸液．エンドキサン投与終了後，24時間は150 mL以上の尿量の確保がされていない．ウロミテキサンの予防投与なし．

A) エンドキサン投与後，十分な尿量の確保とウロミテキサンの投与がされていないため，副作用としての出血性膀胱炎が発症したと考えられる．

P) Cp：医師へ尿量確保のため，さらなるハイドレイションの追加を提言．

#2　抗エストロゲン薬に関連した子宮体がん発症リスク

S) 2, 3日前から不正出血があるの．定期的な生理ではないみたいよ．

O) ノルバデックス20 mg　1回1錠(1日1錠)/1日1回朝食後　14日分

不正出血あり．ER（+），PR（+）
A）ノルバデックスの副作用である子宮体がんの可能性が疑われる．しかし，手術など環境変化による不正出血も考えられる．
P）Cp：医師への受診を進める．→産婦人科高診

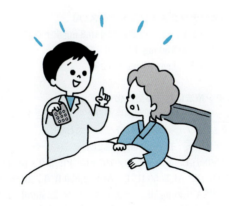

> 今回のような，女性があまり話したがらない副作用を早く見つけ出すためには，患者から体調の変化について，気軽に相談してもらえるような信頼関係を築くことが大切です．そのためには，手術にも同行し患者の状態把握に努める必要があります．

Case 64　前立腺がん

患者プロフィール

髙橋康昭，62歳，男性

転移性前立腺がんに対して内分泌療法を受けていましたが，ホルモン抵抗性となり，抗がん剤施行のため入院となりました．MAB（maximum androgen blockade）療法（カソデックス＋ゾラデックスLA）後に再燃したため，抗アンドロゲン薬を中止し，エストロゲン薬による内分泌療法を継続しました．

◆薬歴（抜粋）

▶主な患者情報

他科受診　なし，併用薬　なし，アレルギー　なし，副作用　なし，健康食品　なし

▶処　方

MAB療法（カソデックス＋ゾラデックスLA）
- ゾラデックスLA：12～13週に1回10.8 mg皮下投与
- カソデックス：1回80 mg/1日1回　経口投与
- エストラサイト：1回280 mg/1日2回

▶指導記録

#1　ホルモン療法に対する耐性化

S）よくなっていた，腰痛や背部痛がひどくなってきました．

O）MAB療法（カソデックス＋ゾラデックスLA）

エストラサイト：1回280 mg/1日2回

WBC 5,800/μL，RBC 2.80×10^6/μL，Plt 2.9×10^5/μL，Hb 8.7 g/dL，AST 70 IU/L，ALT 56 IU/L，ALP 2,850 IU/L，BUN 19 mg/dL，Scr 0.8 mg/dL，PSA 130 ng/dL，テストステロン 22 ng/dL（去勢レベル），骨シンチグラフィ　肋骨・胸椎・大腿骨の異常集積が増悪

A）PSA値や，骨シンチグラフィの結果から，MAB療法（カソデックス＋ゾラデックスLA）およびエストラサイトの効果がなくなり，ホルモン抵抗性となったと考えられる．

P）Cp：ホルモン抵抗性前立腺がんに対しては，タキソテールをベースとしたレジメン（タキソテール＋プレドニン）を医師に提案．

次の処方に変更となりました．

タキソテール＋プレドニン療法

◆入院中の検査値情報

WBC 6,800/μL，RBC 2.70×10^6/μL，Hb 8.6 g/dL，Plt 2.8×10^5/μL，AST

40 IU/L, ALT 56 IU/L, ALP 2,950 IU/L, BUN 16 mg/dL, Scr 0.8 mg/dL, PSA 146 ng/dL

◆患者と薬剤師の会話（抜粋）

薬剤師：お薬が変更になりましたね．
患　者：そうなんですよ．これで腰や背中の痛みが減ればよいのだけど．
薬剤師：髙橋さんの腰痛などは，お薬の作用によるものだと思われるので減ってくると思いますよ．
患　者：それならばよかった．
薬剤師：ところで，吐き気などはありますか？
患　者：吐き気はないし，食事だってとれてますよ．ただ，明日からの薬の投与が心配だね．
薬剤師：いままで，お酒を飲んで，ひどく酔うことはありましたか？
患　者：ビール一口飲んでも顔が真っ赤になり，ふらふらになるので，アルコールはほとんど飲まないね．
薬剤師：わかりました．

薬物療法の検討

◆ホルモン抵抗性前立腺がんの治療（タキソテール＋プレドニン療法）

前立腺がんに対する抗がん剤による化学療法は，ホルモン療法の効果がなくなったホルモン抵抗性前立腺がんに対して，現在ではタキソテールをベースとしたレジメンが標準的レジメンとされている．

表16-7　タキソテール＋プレドニン療法

薬　剤	投与（日）			
	1〜3	4	4〜21	
プレドニン錠5mg　1回1錠/1日2回　経口	──────────────▶			退院
タキソテール　2時間点滴静注　75 mg/m²		○		

服薬指導および薬学管理のポイント

◆抗がん剤の服薬指導ポイント

ゴセレリン酢酸塩［ゾラデックスLA］：①視床下部から分泌される黄体ホルモン放出刺激ホルモン（LH-RH）と類似した作用をもつ薬剤であり，脳下垂体の

LH-RH受容体を刺激して，一時的な黄体ホルモン（LH）の分泌によって精巣からのテストステロンの分泌も一時的に亢進します．しかし，大量のLH-RHアゴニストによる刺激が継続すると，逆に脳下垂体の反応性が低下し黄体ホルモン（LH）を分泌しなくなります．結果として，2～3週間後には精巣からのテストステロン分泌も低下して前立腺がんが縮小します．②副作用　ホットフラッシュ（のぼせ，ほてり，灼熱感）など更年期女性にみられるような症状が起こることがあるので，患者に説明が必要です．③外科的去勢術と同程度にテストステロンの分泌を抑制することから内科的去勢術とも呼ばれます．

ビカルタミド［カソデックス］：①抗アンドロゲン薬は，前立腺への男性ホルモン（アンドロゲン）の作用発現を抑える薬剤です．化学構造から，ステロイド性と非ステロイド性に大別されます．ステロイド性の抗アンドロゲン薬は，男性ホルモンの前立腺への取り込みを阻害し，5α-ジヒドロテストステロンと男性ホルモン受容体との結合を阻害します．また，視床下部のLH-RH分泌も抑制します．非ステロイド性の抗アンドロゲン薬は，男性ホルモンの前立腺への取り込みを阻害し，5α-ジヒドロテストステロンと男性ホルモン受容体との結合を阻害します．テストステロン分泌抑制作用がなく，性機能が低下しにくい特徴があります．②副作用　肝障害，間質性肺炎，女性化乳房．

エストラムスチンリン酸エステルナトリウム水和物［エストラサイト］：①エストロゲン薬を大量に継続的に投与することで，エストロゲンによりネガティブフィードバックが働き視床下部からのLH-RHの分泌の減少→黄体ホルモン（LH）の分泌の減少→テストステロンの減少が起こり，抗がん作用を発揮します．また，がん細胞への直接作用もあります．②禁忌　血栓性静脈炎，脳血栓，肺塞栓などの血栓塞栓性障害，虚血などの重篤な冠血管疾患，重篤な肝障害・血液障害のある患者，消化性潰瘍のある患者．③エストロゲン薬は，血液凝固系が亢進することがあり，脳・心血管系障害の副作用が現れることがあるため，患者に対してそのことを説明します．

ドセタキセル水和物［タキソテール］：①微小管重合を促進し安定化することにより，細胞分裂を阻害します．②禁忌　ポリオキシエチレンヒマシ油含有製剤に対し過敏症の既往歴のある患者，③アルコール過敏な患者（エタノールを含有しない調製方法にするため，問診や面談などにより，アルコール過敏症であるかどうかの確認が必要となります）．

指導記録

♯2　アルコール過敏症に起因した調整方法の選択

S）吐き気はなく，食事はとっていますよ．ただ，明日からの抗がん剤の投

与が心配だね.

O) WBC 6,800/μL, RBC 2.70×10^6/μL, Plt 2.8×10^5/μL, Hb 8.6 g/dL↓, AST 40 IU/L, ALT 56 IU/L, ALP 2,950 IU/L↑, BUN 16 mg/dL, Scr 0.8 mg/dL, PSA 146 ng/dL↑, 骨シンチグラフィ 多発性骨転移(増悪), 飲酒(ビール一口で顔が真っ赤になり, ふらふらになる).

A) PSA・ALP の値の上昇と, 多発骨転移の増悪が認められる. したがって, ホルモン抵抗性前立腺がんの治療(タキソテール+プレドニン療法)が必要となる.

P) Cp:本人はアルコール過敏症のため, 調製はアルコールを含まない調整法[2](☞添付文書, **表16-8**)で行う. アルコール過敏症であることを医師へ情報提供.

表16-8 注射液の調製法:タキソテール点滴静注用80 mg

調製法[1]	タキソテール点滴静注用バイアルに, 添付溶解液全量(80 mgバイアル:約7 mL)を加えて澄明で均一になるまでゆっくりと泡立てないように転倒混和する(約45秒間). 溶液が均一であることを確認後, ある程度泡が消えるまで数分間放置する. この溶液(プレミックス液)は1 mL中に10 mgのドセタキセルを含有する. プレミックス液から必要量を注射筒で抜き取り, 生理食塩液又は5%ブドウ糖液に混和する.
調製法[2]	タキソテール点滴静注用の80 mgバイアルには7 mLの生理食塩液又は5%ブドウ糖液を加え, 液が澄明で均一になるまで激しく振り混ぜる. ある程度泡が消えるまでバイアルを倒立させて放置(約10分間)し, 溶液が均一であることを確認する. 均一でない場合は均一になるまで混和を繰り返す. この溶液(プレミックス液)は1 mL中に10 mgのドセタキセルを含有する. プレミックス液から必要量を注射筒で抜き取り, 生理食塩液又は5%ブドウ糖液に混和する.

添付溶解液にはエタノールが含まれているので, アルコールに過敏な患者に投与する場合は, 調製法[2]の方法によること.

(タキソテール点滴静注用添付文書より抜粋)

> 前立腺がんは, 手術やホルモン療法により性的障害を受け, QOLが低下します. したがって, 特にホルモン療法施行時には, その旨の説明が重要です.

章末問題　悪性腫瘍

以下の患者プロフィールを読んで，続く問題を解いてみましょう．

患者プロフィール

木下敦子，女性，43歳①，主婦

1週間ほど前，風呂上がりに乳房に触れたとき，左乳房の上部にしこりに気がつきました．乳がんを疑って近くの病院を受診し，精査目的で入院となりました．マンモグラフィー検査，超音波検査と穿刺吸引細胞診を受け，乳がんと診断されました．左乳がん，T1N1M0のStage ⅡA②と診断され胸筋温存乳房切除術とリンパ節郭清を施行しました．HER2陽性，ER（エストロゲン受容体），PR（プロゲステロン受容体）ともに陽性でした．

今回，術後化学療法が適応です．さらに，HER2が過剰発現しているため，分子標的治療薬のハーセプチンが治療対象となります．したがって，退院後外来にてFEC療法（5-FC，エピルビシン，シクロホスファミド）＋タキソテール＋ハーセプチン③が開始となりました．

ER，PRともに陽性であり，閉経前のため，注射薬のリュープリンと内服薬のノルバデックスを併用④するホルモン療法も開始となりました．

しかし，ホルモン療法開始3ヵ月後から，以前あった生理がこなくなったため，不安に思いノルバデックスを受けとるとき薬剤師に相談しました⑤．

主 訴	左乳房のしこり
既往歴	30歳のときに胃潰瘍
家族歴	特記することなし．
嗜 好	飲酒（缶ビール1日1本）
身体所見	身長 162.0 cm，体重 58.0 kg
性 格	温厚
入院前服用薬	なし
入院時検査所見	WBC 5,400/μL，RBC 3.56×10^6/μL，Hb 12.2 g/dL，Plt 3.8×10^5/μL，AST 13 IU/L，ALT 9 IU/L，LDH 110 IU/L，血清アンモニア 21 μg/dL，T-Bil 0.4 mg/dL，Alb 8.0 g/dL，BUN 11 mg/dL，CEA 1.5 ng/mL以下，CA15-3 28 U/mL以下，ER（エストロゲン受容体）・PR（プロゲステロン受容体）ともに陽性，HER2陽性
化学療法	FEC療法＋タキソテール＋ハーセプチン

Question

No1. 下線部①について，乳がんの好発年齢は何歳ですか？　また，乳がんの危険因子を挙げてみましょう．

No2. 下線部②について，TN分類からT1N1M0を説明してみましょう．

No3. 下線部③について，乳がんの適切な化学療法がなされているでしょうか？　あなたならば，どのような化学療法を医師に提案しますか？　理由も含めて考えてみましょう．さらに，エピルビシンとハーセプチンはともに心毒性があることが知られています．化学療法施行時，薬剤師として注意しなければならない事項を考えてみましょう．

No4. 下線部④について，乳がんの適切なホルモン療法がなされているでしょうか？　あなたならば，どのようなホルモン療法を医師に提案しますか？　理由も含めて考えてみましょう．

No5. 下線部⑤について，あなたならばどのように服薬指導をしますか？

MEMO

第17章　緩和ケア

Case 65　がん性疼痛

患者プロフィール

安田太郎，76歳，男性，無職

1年前に，左鎖骨上窩リンパ節腫大で発症した，左肺尖部原発の非小細胞肺がん（腺がん）(cT1 N3 M0)患者です．本人希望で放射線療法を選択し，一時的に腫瘍は縮小しましたが，その後も，腫瘍の増大は続き，左下肢・臀部痛による歩行困難が出現しました．腰椎MRI検査ではL1～L3転移病巣の増大による，脊髄への圧排所見が認められました．放射線療法(30Gy)が施行され，座位可能なまでに症状は改善しました．

現在，腰部および下肢疼痛に対して，カディアンカプセルの経口投与が行われていますが，吐き気が強く，疼痛コントロールは不良です．放射線治療終了後3週間を経ています．

◆薬歴(抜粋)

▶前回処方(抜粋)

①カディアンカプセル60 mg　1回1錠(1日1錠)/1日1回8時に内服
②オプソ内服液10 mg　1回1包/痛み時
③セレコックス錠200 mg　1回1錠(1日2錠)/1日2回朝・夕食後
④ノバミン錠5 mg　1回2錠(1日6錠)/1日3回朝・昼・夕食前
⑤トラベルミン配合錠　1回1錠(1日3錠)/1日3回朝・昼・夕食前
⑥リスパダールOD錠1 mg　1回1錠(1日1錠)/1日1回就寝前
⑦酸化マグネシウム　1回0.5 g(1日1.5 g)/1日3回朝・昼・夕食後

◆身体所見

身長 152.0 cm，体重 38.0 kg，PS 3，体温 36.4℃，血圧 113/80 mmHg，脈拍 85回/分

◆入院中の検査値情報

Alb 2.7 g/dL，T-Bil 0.3 mg/dL，AST 13 IU/L，ALT 10 IU/L，LDH 120 IU/L，BUN 15.0 mg/mL，Scr 0.4 mg/mL，Na 136.0 mEq/L，Ca 8.0 mg/dL，CEA 68.0 ng/mL，腹部CT 病変部なし，頭部CT 頭蓋内異常所見なし．

◆患者と薬剤師との会話（抜粋）

患　者：カディアンカプセルを飲み始めて3，4週間経ちますが，乗物酔いのような吐き気が治まりません．痛み止めを内服すると吐き気が強まります．吐き気止めはまったく効かないです．ムカムカして食事がとれません．

薬剤師：わかりました．排便の具合はどうですか．

患　者：粉薬を1日2回内服するとちょうどよいです．

薬剤師：痛みに関して教えてください．痛みの強さは0〜10のうちどれくらいですか（numeric rating scale：NRS）．

患　者：痛みの場所は，腰から左足にかけてです．強さは，体を動かさなければ4〜5，体を動かせば8です．1日に2回程腰のあたりに差し込むような痛み（突発痛）が生じます．夜も眠れません．1日中横になっています．

◆回診後の処方

①デュロテップMTパッチ4.2 mg　1回1枚/胸部，腹部，上腕部，大腿部のいずれかに貼付し，3日ごとに貼り替える　1枚
②オキノーム散10 mg　1回1包/痛み時　5回分
③ラキソベロン内用液0.75%　1回10〜15滴/便秘時・就寝前
④セレコックス錠200 mg　1回1錠（1日2錠）/1日2回朝・夕食後
⑤ノバミン錠5 mg　1回2錠（1日6錠）/1日3回朝・昼・夕食前
⑥トラベルミン配合錠　1回1錠（1日3錠）/1日3回朝・昼・夕食前
⑦リスパダールOD錠1 mg　1回1錠（1日1錠）/1日1回就寝前
カディアンカプセル，オプソ内服液，酸化マグネシウムは中止となりました．

薬物療法の検討

◆オピオイドローテーション

　嘔気・嘔吐はオピオイド投与初期，あるいは増量時に起こることが多く，数日以内に耐性化します．本症例では，モルヒネ硫酸塩水和物徐放剤［カディアン］を飲み始めて4週間経過していることから，耐性時期は過ぎています．しかし，カディアンを内服後に悪心・嘔吐が強まっており，便秘，高カルシウム血症がないことから，本剤によることが疑われます．対応策としてオピオイドローテーションが考えられます．今回，フェンタニル［デュロテップ］へ変更するのであれば，4.2 mgと考えます．カディアン内服12時間後にデュロテップ4.2 mgを貼付し，3日ごとに貼りかえます．次回からカディアンの内服を中止します．初回貼付後17〜48時間で最高血中濃度に到達し，貼付

2回目以降に定常状態に到達します．モルヒネからフェンタニルへの変更では腸蠕動の亢進が起こることが多いため，緩下薬の減量が必要となることがあります．

服薬指導および薬学管理のポイント

◆フェンタニルの服薬指導ポイント

フェンタニル［デュロテップ］：①フェンタニルは，μオピオイド受容体に対する選択性が非常に高く，完全作動薬として作用します．貼付剤の生体内利用率平均は92％です．初回貼付後17～48時間で最高血中濃度に到達し，貼付2回目以降に定常状態に到達します．②通常，成人に対し胸部，腹部，上腕部，大腿部などに貼付し，3日ごと（約72時間）に貼りかえて使用します．本剤は主にCYP3A4で代謝されることから，CYP3A4阻害作用を有する薬剤を併用している患者では，本剤の代謝が阻害され，血中濃度が高くなる可能性があるので，観察を十分に行い慎重に投与します．CYP3A4誘導作用を有する薬剤では，本剤の血中濃度が低下し，治療効果が減弱するおそれがあります．③副作用 呼吸抑制，意識障害，悪心・嘔吐，便秘，眠気など．④重要な基本的注意 重篤な呼吸抑制が認められた場合には，本剤を剝離し，呼吸管理を行います．呼吸抑制，意識障害などの症状がみられた場合には速やかに主治医に連絡するよう指導します．急激な減量は，退薬症候が現れることがあるので行わないでください．

指導記録

#1 オピオイドローテーションに伴う副作用発現リスク

S）ムカムカして食事がとれません．

O）カディアンカプセルからデュロテップMTパッチへの変更

A）モルヒネからフェンタニルへの変更では腸蠕動の亢進が起こるため，緩下薬の減量が必要となる場合がある．今回，酸化マグネシウムが中止となり，ラキソベロン内用液（便秘時服用）に変更．

P）Ep：吐き気の原因として考えられた痛み止めの種類を変更することと用法について説明する．さらに，頓服薬の種類が変更になっていることも説明する．デュロテップMTパッチに変更したことで，腸の動きが正常にもどるので，緩下薬の定期内服が必要なくなることを説明する．

Op：次回，悪心，痛み，および排便状況を確認．

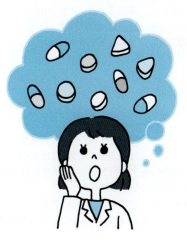

> オピオイドローテーションとは，オピオイドの副作用により鎮痛効果を得るだけのオピオイドを投与できないときや，鎮痛効果が不十分なときに，投与中のオピオイドからほかのオピオイドに変更することをいいます．オピオイドの投与経路の変更もオピオイドローテーションに含める場合もあります．
> 有痛性骨転移に対する外照射の鎮痛効果は，照射開始後2週間程度で出現し，4～8週で最大になります．

Case 66　経腸栄養

患者プロフィール

高田次郎，58歳，男性，自営業

3ヵ月前に，膵頭部がんと十二指腸浸潤および多発性肝転移の診断を受け，現在，ゲムシタビン800 mg/m^2×1投2休にて治療が継続されています．

今回，黄疸，下痢，食欲不振，腹水および上腹部痛のため緊急入院となりました．上部消化管内視鏡にて，膵頭部において胆管閉塞をきたしたことによる閉塞性黄疸，さらに，膵臓がん十二指腸浸潤による十二指腸閉塞が確認され，胆管十二指腸閉塞に対し内視鏡的ダブルステンティングが，腹水に対しては腹水穿刺排液（3,000 mL）が行われました．ステント留置5日後の造影検査で造影剤の通過も良好で，ステントの移動，脱落もみられないことから，経口摂取可能と判断されました．

◆薬歴（抜粋）
▶持参薬

①アマリール錠3 mg　1回2錠（1日2錠）/1日1回朝食後
②ベイスンOD錠0.2 mg　1回1錠（1日3錠）/1日3回朝・昼・夕食直前
③オキシコンチン錠20 mg　1回1錠（1日2錠）/1日2回8時と20時に内服
④オキノーム散10 mg　1回1包/痛み時
⑤ノバミン錠5 mg　1回2錠（1日6錠）/1日3回朝・昼・夕食後
⑥酸化マグネシウム　1回0.5 g（1日1.5g）/1日3回朝・昼・夕食後

◆身体所見

身長 168.0 cm，体重 48.0 kg，%UBW 75.0%，BMI 17，PS 2

◆入院中の検査値情報

Hb 11.0 g/dL, TLC 800/μL, Alb 2.6 g/dL, トランスサイレチン 6.1 mg/dL, TC 105 mg/dL, T-Bil 7.0 mg/dL, ALP 1,826 IU/L, AST 110 IU/L, ALT 214 IU/L, LDH 212 IU/L, AMY 83 IU/L, BUN 30.0 mg/mL, Scr 1.2 mg/mL, Na 150.0 mEq/L, K 3.4 mEq/L, Ca 8.6 mg/dL, BS 200 mg/dL, 24時間尿中CPR 22.0 μg/日，CA19-9 4,896 IU/mL

◆患者と薬剤師との会話（抜粋）

患　者：体がつらいです．下痢もあり，お腹も張って，重圧感があります．吐いてしまうので，水分もとれません．痛み止めは飲んでいます．まったく食事がとれなくなったのは今朝からです．入院する前から食事がほとんどとれていませんでした．ずいぶん体重が減りました．

薬剤師：下痢の頻度を教えてください．
患　者：日に1～2回はあります．
薬剤師：わかりました．毎日下痢が続いているのですね．痛みについて教えてください．
患　者：横になっていても上腹部のあたりが深く絞られるように痛いです．体がつらいので，ほとんど横になっていました．そこの黒猫が私を睨みつけています．追い払ってください．
薬剤師：わかりました．いま，黒猫を部屋から追い出しました．

◆回診後の処方
①エレンタール配合内用剤　1回半袋（1日半袋）/1日1回時間をかけて内服
②タケプロンOD錠15 mg　1回1錠（1日1錠）/1日1回朝食後
③ラキソベロン内用液0.75%　1回10～15滴/便秘時・就寝前
④アマリール錠3 mg　1回1錠（1日1錠）/1日1回朝食後に減量
⑤オキシコンチン錠20 mg　1回1錠（1日2錠）/1日2回8時と20時に内服
⑥オキシコンチン錠10 mg　1回1錠（1日2錠）/1日2回8時と20時に内服
⑦オキノーム散10 mg　1回1包/痛み時
⑧ノバミン錠5 mg　1回2錠（1日6錠）/1日3回朝・昼・夕食後
ベイスンOD錠，酸化マグネシウムは中止となりました．

薬物療法および栄養療法の検討

せん妄を伴う脱水があることから，維持輸液1,000 mLの投与を医師に提案します．終末期の口渇に輸液は有効ではないので，口腔ケアを提案します．

エレンタール配合内用剤（以降，エレンタール）は，窒素源がアミノ酸なので，蛋白分解酵素が不足している膵がん患者でも吸収されます．脂肪酸は，コレシストキニンの分泌を介し，膵液分泌を促進させるので，がん性疼痛の一因となる膵管内圧を上昇させます．エレンタールは脂肪分をほとんど含みません．そこで，エレンタール1日半袋から開始し，漸次増量することを医師に提案します．

経腸栄養を開始するにあたり，経口糖尿病治療薬を中止し，超速効型インスリンアナログ製剤の使用を考えます．しかし，低血糖発作発現のリスクを考えた場合，尿中CPR 22.0 μg/日と，インスリン分泌低下状態ですが，グリメピリド［アマリール］の継続も選択肢の1つです．現在，腹部症状もあることから，ボグリボース［ベイスン］は中止したほうがよいと思われます．

今後の十二指腸浸潤部からの出血リスクに対してプロトンポンプ阻害薬の

追加および酸化マグネシウムが逆行性にステント内に詰まることを避けるために，ピコスルファートナトリウム水和物［ラキソベロン］への変更もあわせて提案します．

難治性の下痢に対しては，膵消化酵素剤の投与が考えられます．

薬物療法および栄養療法のポイント

経腸栄養は0.5 kcal/mLの濃度で25 mL/時くらいの低速から始め，下痢や腹部症状を観察しながら，濃度は0.2〜0.5 kcal/mL，速度は25〜50 mL/時きざみで増量していきます．維持量として1 kcal/mL，100 mL/時を目標とします．

◆エレンタール配合内用剤の服薬指導ポイント

エレンタール配合内用剤：①消化をほとんど必要としない成分で構成された，きわめて低残渣性・易吸収性の経腸的高カロリー栄養剤です．また，脂肪含有量を必要最小限に抑えてあります．②禁忌 重症糖尿病，ステロイド大量投与の患者で糖代謝異常が疑われる場合，妊娠3ヵ月以内または妊娠を希望する婦人へのビタミンA 5,000 IU/日以上の投与，アミノ酸代謝異常のある患者，③長期間単独投与のとき，総投与量が少ない場合はまれに脂肪酸欠乏が生じることがあるので，このような場合には脂肪の補給を要します．

指導記録

#1　腫瘍増大に伴う摂食障害による栄養障害発生のリスク

S）入院する前から食事がほとんどとれていませんでした．随分体重が減りました．

O）%UBW 75.0%，TLC 800/μL，トランスサイレチン 6.1 mg/dL，TC 105 mg/dL，BUN 30.0 mg/mL，Scr 1.2 mg/mL，Na 150.0 mEq/L，K 3.4 mEq/L，BS 200 mg/dL，24時間尿中CPR 22.0 μg/日，エレンタール配合内用剤 1回半袋（1日半袋）経口投与開始

A）エレンタール配合内用剤内服開始にあたり，調製方法と内服の仕方を説明する．トランスサイレチン基準値は22〜40 mg/dLであり，腫瘍増大に伴う摂食障害による栄養障害および脱水症，また，インスリン分泌低下による耐糖能異常が考えられる．

P）Ep：初日は，専用容器に常水または微温湯を約250 mL入れ，エレンタール半袋を加えて速やかに撹拌し，約300 mLの目盛りに調製し，ゆっく

りと飲むこと，その際，本剤専用のフレーバーを添加すると服用しやすくなることを説明する．下痢などの症状が強まるようだったら申し出るよう指導する．

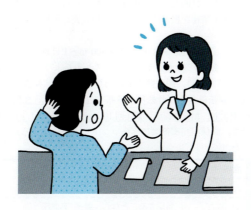

膵頭部に悪性腫瘍が発生すると，その増大，浸潤により膵管，胆管が狭窄，閉塞することがみられ，特に胆管が閉塞すると，高度な黄疸をきたします．膵液の消化管への流出が低下すると，消化・吸収が損なわれ，また，膵液の流出障害の結果，膵由来の消化酵素の減少による脂肪性下痢が起こることがあります．

章末問題　緩和ケア

以下の患者プロフィールを読んで，続く問題を解いてみましょう．

患者プロフィール

弥富平八（やとみへいはち），男性，80歳，無職

　左片麻痺および頸部痛を主訴に受診し，CT検査で右頭頂葉に腫瘤が認められました．造影MRIで，右頭頂葉にリング状に造影剤増強効果を示す20×23 mm径の腫瘤と広範な周辺浮腫が認められました．また，胸部単純X線検査，第3〜7頸椎前後位X線検査の結果，左下肺野に腫瘤影と第4頸椎骨転移像を示唆する所見が認められました．今回，原発性肺がんの脳転移が疑われ，原発巣の確認と全身の転移巣の検索を目的として，PET-CT検査を行うことになり，核医学の専門医から，PET-CT業務を担当する薬剤師に検査薬の調製と品質検定が依頼されました．

　入院中，レフェリン錠（ナブメトン）1回800 mg（1日800 mg）/1日1回朝食後定時服用にても，頸部に刺すような，ズキズキするような痛み（numeric rating scale：NRS 6〜7）があり，睡眠障害も認められました．検査の結果より，原発性肺がんによる脳転移および骨転移と診断されています．今朝，主治医は，<u>レフェリン錠を中止し，MSコンチン錠1回10 mg（1日20 mg）/1日2回に変更しました</u>．あわせて，病棟担当薬剤師に疼痛コントロールに関する処方設計支援の依頼がありました．

主 訴	腹痛
既往歴	高血圧
家族歴	父 高血圧，母 特記することなし，息子 高血圧
嗜 好	飲酒（日本酒1日1合），喫煙（1日20本）
身体所見	身長 165 cm，体重 60.0 kg，体温 36.4℃，血圧 113/80 mmHg，脈拍 85回/分，正常洞調律
性 格	我慢強い
入院前服用薬	アダラートカプセル10 mg　1回1 Cap（1日3 Cap）/1日3回朝・昼・夕食後
入院中の検査値情報	WBC 8,000/μL，Hb 16.0 g/dL，Plt $2.1×10^4$/μL，Alb 3.5 g/dL，T-Bil 0.3 mg/dL，AST 23 IU/L，ALT 13 IU/L，BUN 22.0 mg/mL，Scr 1.5 mg/mL，Na 136.0 mEq/L，K 4.2 mEq/L，Ca 8.0 mg/dL，CEA 4.2 ng/mL，CYFRA21-1 3.2 ng/mL，血清1-CTP 13.3 ng/mL

治療処方	レフェリン錠　1回800 mg(1日800 mg)/1日1回朝食後←中止 MSコンチン錠　1回10 mg(20 mg)/1日2回(8時, 20時内服)

Question

No1. がん診断におけるFDG-PET検査の仕組みを説明してください．

No2. この検査薬の体内分布を測定するには何を検出すればよいですか？

No3. 下線部について，あなたならばどのような処方を医師に提案しますか？　理由も含めて考えてみましょう．

No4. オピオイド薬を投与する際，あらかじめ予防するべき代表的な副作用は何でしょうか？

MEMO

索 引

和文索引

###

アイソボリン 314
暁現象 156
アーガメイト 108
悪性リンパ腫 306
アクトス 159
アザチオプリン 138
アザルフィジン 261
アシクロビル 287
アジスロマイシン水和物 141, 295
アスタット 239
アスパラ-CA 267
L-アスパラギン酸カルシウム水和物 267
アスピリン 63, 183
アスベリン 134
アセチルシステイン 137
アセトアミノフェン 133, 226, 285, 289
アーチスト 55
アドエア 130
アドヒアランス 108, 215
アトピー性皮膚炎 238
アトラント 235
アドリアシン 307, 320
アトルバスタチンカルシウム水和物 175
アトロベント 130
アナストロゾール 322
アナフィラキシー症状 298
アバスチン 314
アビガン 283
アービタックス 315
アベロックス 295
アマリール 160, 170, 200, 335
アミトリプチン塩酸塩 202
アミノグリコシド系薬 115
アムロジピンベシル酸塩 59, 120
アモキシシリン水和物 85, 225, 298
アリクストラ 71
アリセプト 193, 265
アリミデックス 322
アルコール過敏症 326
アルコール性急性膵炎 98
アルサルミン 85
アルダクトンA 57, 92
アルツハイマー病 192
アルファカルシドール 265
α-グルコシダーゼ阻害薬 160, 163
α遮断薬 60
$α_1$遮断薬 120, 128, 167, 248
アレグラ 221
アレジオン 255
アレビアチン 186
アレルギー性結膜炎 254
アレルギー性鼻炎 220
アレルギー反応 297
アレルギー歴 21
アレンドロン酸ナトリウム水和物 274
アログリプチン安息香酸塩 160
アロプリノール 179
アロマターゼ阻害薬 322
アンジオテンシンⅡ受容体拮抗薬 56, 59
アンジオテンシン変換酵素阻害薬 56
安静時足関節上腕血圧比 67
アンヒバ 134
アンブロキソール塩酸塩 133
アンモニア 93

###

胃潰瘍 82
　──診療 84
　──ステージ分類 83
医学的管理情報 23, 26
胃がん 309
易感染性 112
イーケプラ 186
イコサペント酸エチル 175
イスコチン 146, 274
イソソルビド 229
イソニアジド 146, 274
イソバイドシロップ 229

イダマイシン 304
イダルビシン塩酸塩 304
1型糖尿病 154
一過性前向性健忘 214
イトラコナゾール 235
イトリゾール 235
イナビル 283
イプラトロピウム臭化物水和物 130
イミダプリル塩酸塩 112
イムセラ 196
イムラン 138
医薬品適正使用サイクル 4, 17
イリノテカン塩酸塩水和物 314
陰イオン交換樹脂 175
インスリン 162
　──作用時間 155
　──分泌能 163
インスリンアスパルト 155
インスリングラルギン 163
インスリンデテミル 155
インダカテロールマレイン酸塩 130
インタビュー 9
インターフェロン 86, 196
　──γ遊離試験 276
インデラル 149
インフュージョンリアクション 262, 308
インフリキシマブ 262, 277
インフルエンザ 282
　──様症状 89

ウイルス性肝炎 86
ウイルス量 87
うつ病性障害 210
ウラリットU 178

エイゾプト 248
エクセグラン 186
エストラサイト 326
エストラジオール 267
エストラムスチンリン酸エステルナトリウム水和物 326
エストロゲン受容体 319
　──モジュレーター 267
エストロゲン薬 326
エゼチミブ 175
エタンブトール 146
エチゾラム 200
エドキサバントシル酸塩水和物 71
エナラプリルマレイン酸塩 55, 178
エノキサパリンナトリウム 71
エパデール 175
エビスタ 267
エピナスチン塩酸塩 255
エフオーワイ 97
エブトール 146
エポエチンベータペゴル 108
エラスポール 139
エリスロポエチン製剤 108
エルカトニン 267
エルシトニン 267
エルプラット 314
エレンタール配合内用剤 335
塩化カリウム徐放剤 60
塩酸バンコマイシン 291
エンドキサン 138, 273, 307, 321
エンピリックセラピー 115
エンプロスチル 85

お

黄体ホルモン 322
　──放出刺激ホルモン 325
黄疸 93
横紋筋融解症 175, 296
オキサリプラチン 314
オキシトロピウム 130
オゼックス 141
オセルタミビルリン酸塩 283
オーディット 35, 39
オテラシルカリウム 310
オノン 126, 221
オピオイドローテーション 331
オメプラゾール 84
オメプラール 84
オーラノフィン 262
オランザピン 207
オロパタジン塩酸塩 255

オンコビン 308
オンブレス 130

顎骨壊死 265
ガスター 84, 237
ガストロゼピン 84
かぜ症候群 132
カソデックス 326
葛根湯 133
活性型ビタミンD_3薬 265, 274
カディアン 331
カナマイシン 94
カプトプリル 178
カプロシン 72
花粉症 221
ガベキサートメシル酸塩 97
カムリード 85
Ca拮抗薬 60
カルシウム薬 267
カルシトニン薬 267
カルデナリン 60, 167
カルバマゼピン 186
カルベジロール 55
カルペリチド 55
カルボシステイン 133
カルボプラチン 317
カロナール 133, 226, 289
眼圧上昇 255
間欠性跛行 66
肝硬変 91, 93
監査 39
観察計画 29
間質性肺炎 136
患者管理情報 23, 26
患者情報 26
肝障害 262
がん性疼痛 330
肝性脳症 91
関節リウマチ 261
感染症 255, 262
感染性腸炎 100
カンデサルタンシレキセチル 56, 107
カンピロバクター腸炎 100

肝不全用経腸栄養剤 94

気管支喘息 124, 247
奇形 149
キサラタン 247
基礎インスリン 156
キノロン系薬 296, 299
偽膜性大腸炎 116
ギメラシル 310
客観的情報 28, 37
急性腎不全 287
急性膵炎 96
急性前骨髄球性白血病 303
急性単純性腎盂腎炎 115
急性単純性膀胱炎 115
急性中耳炎 224
急性痛風発作 177
吸入ステロイド 125
キュバール 126, 130
強化インスリン療法 156
胸筋温存乳房切除術 319
狭心症 63
虚血性心疾患 63
去痰薬 133
キロサイド 305

く

クエン酸カリウム・クエン酸ナトリウム配合薬 178
クォンティフェロンTBゴールド 276
グラケー 267
クラスター 37
クラスタリング 30, 37
クラビット 116, 141, 251, 295, 299
クラリシッド 102
クラリス 141, 225, 295
クラリスロマイシン 85, 102, 141, 225, 295
グリコピロニウム臭化物 130
クリノフィブラート 175
グリメピリド 159, 170, 200, 335
クレキサン 71
クレストール 175
クロピドグレル硫酸塩 68

クロルプロマジン換算表 208
クロルマジノン酢酸エステル 120

ケア計画 29
経過記録 28
計画 29, 37
経腸栄養 334
経皮的血管形成術 67
痙攣 116, 296
結核 144, 278
血小板減少 292
血栓症 70
血糖コントロール目標 159
結膜炎 254
ケトプロフェン 265
ゲノタイプ 87
下痢 296
言語的コミュニケーション 9
腱断裂 296, 299

抗アルドステロン薬 92
抗アレルギー薬 126
　──点眼 255
　──内服 255
抗アンドロゲン薬 326
抗インフルエンザ薬 284
抗エストロゲン薬 321
高カリウム血症 92, 108
交感神経刺激薬 248
抗凝固薬 64
抗凝固療法 71
高血圧症 58
高血圧，分類（成人） 59
抗血小板薬 64, 183
抗血栓薬 63, 64
高血糖 207
抗コリン性副反応 207
抗コリン薬 130
甲状腺機能亢進症 148
甲状腺機能低下症 152
甲状腺腫大 152
抗真菌薬 236

抗精神病薬 207
厚生労働省医政局通知（医政発0430） 5
光線過敏症 139, 296, 299
抗男性ホルモン薬 120
抗てんかん薬 186
抗ドパミン作用 211
口内炎 309
高尿酸血症 177
　──治療薬 179
抗ヒスタミン薬 134, 221
抗リウマチ薬 261
誤嚥 133
国際前立腺症状スコア 119
ゴセレリン酢酸塩 325
骨髄抑制 311
骨粗鬆症 264
コミュニケーション 8
コリンエステラーゼ阻害薬 265
コルヒチン 180, 277
コレスチミド 175
コレバイン 175
コントローラー 125

サアミオン 200
サイアザイド系利尿薬 107
サイトテック 85
細胞外液 97
ザイボックス 292
ザイロリック 179
ザナミビル水和物 283
サラゾスルファピリジン 261
サルブタモール硫酸塩 126, 130
サルメテロールキシナホ酸塩 126, 130
サワシリン 225, 298
酸化マグネシウム 93
ザンタック 84
散瞳薬 251
サンピロ 249

ジアゼパム 134
視覚障害 292
色素沈着 248

子宮体がん 322
糸球体腎炎 110
シクロスポリン 137, 277
ジクロード 251
ジクロフェナクナトリウム 83, 251
シクロホスファミド水和物 138, 273, 307, 321
持効型溶解インスリン 155, 163
ジゴキシン 52
ジゴシン 57
脂質異常症 174
　——治療薬 175
ジスキネジア 189
シスプラチン 311
ジスロマック 141, 295
シタグリプチンリン酸塩 163
シタラビン 305
疾患修飾性抗リウマチ薬 261
指導ケア計画 29
指導経過記録 27
指導立案計画 29
ジピベフリン塩酸塩 248
シーブリ 130
ジプレキサ 207
シプロキサン 295
シプロフロキサシン 295
シベノール 51
シベレスタットナトリウム水和物 139
シベンゾリンコハク酸塩 51
シムビコート 131
シメチジン 84
シメプレビル 87
射精不能 211
ジャヌビア 163
臭化オキシトロピウム 130
十二指腸潰瘍，ステージ分類 83
主観的情報 28, 37
出血傾向 93, 221
出血性膀胱炎 322
術後眼内炎 252
ジュリナ 267
消化管出血 184
消化管障害 296
消化性潰瘍 82, 111

上気道炎 132
硝酸イソソルビド徐放剤 64
硝酸薬 64
焦点を当てる質問 10
上部消化管障害 265
静脈血栓塞栓症 71
静脈瘤造影下硬化療法 91
初回面談 9
初期計画 28
食道潰瘍 116
食道静脈瘤 91
女性化乳房 211
徐放性テオフィリン 125
処方せん 17
　——鑑査 19
腎盂腎炎 116, 297
心機能分類，NYHA 56
心筋梗塞 63
真菌症 234
シングレア 126
神経質 149
腎障害 277, 291
シンバスタチン 175
新100点業務 3, 4
深部静脈血栓症 71
心不全 54
腎不全 107, 287
蕁麻疹 225
診療報酬改定 4

膵炎 96
睡眠導入剤 214
スクラルファート 85
スタンダードスタチン 175
スティーブンス・ジョンソン症候群 296
ステロイド 180
　——外用薬 239
　——点眼 251
ステロイドパルス療法 111, 196, 273
ストレプトマイシン 146
ストロングスタチン 175
スピリーバ 130
　——レスピマット 131

スピロノラクトン 57, 92
スルタミシリントシル酸塩水和物 225
スルピリド 211
スルファメトキサゾール・トリメトプリム合剤 274
スルホニル尿素薬 160
スローケー 60

せ

生化学的修飾 314
性機能障害 213
生物学的製剤 262
セイブル 160
セツキシマブ 315
セフェム系薬 115
セフォチアム塩酸塩 298
セフカペンピボキシル塩酸塩水和物 115
セフタジジム水和物 115
セレコキシブ 83, 263
セレコックス 83, 263
セレニカ 186
セレベント 126, 130
セロトニン症候群 292
全身性エリテマトーデス 272
選択的エストロゲン受容体モジュレーター 267
前立腺がん 324
前立腺症状スコア 119
前立腺肥大症 119, 131

そ

相互作用 21
塞栓症 70
ゾニサミド 186
ゾビラックス 287
ゾーミッグ 202
ソモジー効果 156
ゾラデックスLA 325
ゾルピデム酒石酸塩 149, 215, 265
ゾルミトリプタン 202
ソル・メドロール 111, 273

た

ダイアップ 134

大細胞型リンパ腫 306
代償性肝硬変 93
帯状疱疹 286
耐性菌 116
大腸がん 312
タガメット 84
タキソテール 326
タキソール 317, 321
タクロリムス水和物 239
タケプロン 63, 84, 85
タナトリル 112
多発性硬化症 195
タミフル 283
タムスロシン塩酸塩 119, 128
タモキシフェンクエン酸塩 322
炭酸脱水酵素阻害薬 248
短時間作用性吸入抗コリン薬 130
短時間作用性吸入β_2刺激薬 130
蛋白尿 107
蛋白分解酵素阻害薬 97

ち

チアゾリジン薬 160
チアマゾール 149
チウラジール 149
チオトロピウム臭化物水和物 130
チクロピジン塩酸塩 63
遅発型下痢 315
チペピジンヒベンズ酸塩 134
チーム医療 2
チモプトール 247
チモロールマレイン酸塩 247
中耳炎 224
中枢神経症状 299
中枢性鎮咳薬 133
長期管理薬 125
調剤記録 26
長時間作用性吸入抗コリン薬 130
長時間作用性吸入β_2刺激薬 130
超速効型インスリン 155
チラーヂンS 152

つ

追加インスリン 156

痛風発作 178
——治療薬 180
爪白癬 235
——パルス療法 236
ツロブテロール 126

て

低アルブミン血症 92
ディオバン 63
低カリウム血症 59
低血糖 165, 170, 295, 299
テオドール 125, 130
テオフィリン 125, 130
テオロング 126
テガフール 310
デキサメタゾン吉草酸エステル 239
テグレトール 186
デタントール 248
鉄欠乏性貧血 76
鉄剤 77
テトラサイクリン系薬 142
デパケン 101, 186
デパス 200
デュロテップ 331
テリパラチド 267
テルシガン 130
てんかん 185

と

統合失調症 206
洞性頻脈 149
糖尿病 154, 207
糖尿病性腎症 169
糖尿病網膜症 170
投与日数 20
ドキサゾシンメシル酸塩 60, 167
ドキソルビシン塩酸塩 307, 320
特発性間質性肺炎 137
特発性肺線維症 136
ドグマチール 211
トコフェロールニコチン酸エステル 175
閉ざされた質問 10
トスフロキサシントシル酸塩 141
ドセタキセル水和物 326

ドネペジル塩酸塩 193, 265
ドパミンアゴニスト 189
トピナ 186
トピラマート 186
トポテシン 314
トライコア 175
トラゼンタ 170
トランスサイレチン 336
トリアゾラム 102
トリクロルメチアジド 57, 59
トリプタノール 202
トリプタン系薬 202
トレチノイン 303
トロピカミド 251
トロンボキサンA_2 222
——・プロスタグランジンD_2受容体拮抗薬 221
ドンペリドン 202, 229

内因性インスリン分泌能 163
内因性プロスタグランジン関連薬 83
ナイキサン 178
内リンパ水腫 229
ナウゼリン 202, 229
ナプロキセン 178

に

2型糖尿病 158
ニセルゴリン 200
ニトログリセリン 64
ニトロダームTTS 64
ニトロペン 64
ニトロールR 64
ニプラジロール 248
乳がん 319
ニューキノロン系薬 115, 143, 295
——点眼 251
ニューロタン 59, 178
尿アルカリ化薬 180
尿酸合成阻害薬 179
尿酸排泄促進薬 178
尿蛋白 112
尿路感染症 114

妊娠 149

ね

ネオドパストン 188
ネオーラル 137, 277
ネシーナ 160
ネチコナゾール塩酸塩 235

の

ノイラミニダーゼ阻害薬 284
脳血管性認知症 198
脳梗塞 183
ノコギリヤシ抽出物 121
ノボラピッド 155
　　──30 ミックス 163
ノルバスク 59, 120
ノルバデックス 322

は

バイアスピリン 63, 183
肺がん 316
肺結核 144
敗血症 291
肺血栓塞栓症 71
肺線維症 136
ハイドレイション 322
バイナス 221
排尿障害 196
ハイパジール 248
パキシル 211
パーキンソン病 188
　　──治療薬 190
白色ワセリン 239
白癬症 239
バクタ 274
白内障 250
　　──手術後点眼薬 252
パクリタキセル 317, 321
橋本病 152
播種性血管内凝固症候群 303
パシル 295
パズフロキサシン塩酸塩 295
バセドウ病 149
パタノール 255

白血球減少 311
白血病 302
バップフォー 196
パナルジン 63
バニプレビル 87
バラシクロビル塩酸塩 287
パラプラチン 317
パリエット 84, 111
バルサルタン 63
ハルシオン 102
バルデナフィル塩酸塩水和物 120
バルトレックス 287
ハルナール 119, 128
バルプロ酸ナトリウム 186, 101
パルミコート 126, 130
パロキセチン塩酸塩水和物 211
バンコマイシン塩酸塩 291
パンスポリン 299
反跳性不眠 216
ハンプ 55

ひ

ピオグリタゾン塩酸塩 159
ビカルタミド 326
ビグアナイド薬 166
非言語的コミュニケーション 9
ピコスルファートナトリウム水和物 335
非小細胞肺がん 317
ヒスタミン H_1 受容体拮抗薬 255
非ステロイド性抗炎症薬 178, 263
　　──点眼 251
ビスホスホネート薬 265, 274
ヒスロンH 322
ビソプロロールフマル酸塩 166
ビソルボン 133
ピタバスタチンカルシウム 175
ビタミンC 77
ビタミン D_3 薬 265, 274
ビタミン K_2 薬 267
ヒダントール 186
非定型抗精神病薬 207
ヒト上皮増殖因子受容体 320
ピバレフリン 248
皮膚真菌症 234

非麻薬性鎮痛薬 97
びまん性甲状腺腫大 152
びまん性大細胞型リンパ腫 306
びまん性ループス腎炎 272
評価 28, 37
病棟薬剤業務実施加算 3, 4
開かれた質問 10
ピラジナミド 146
ピラマイド 146
ピルフェニドン 137
ピレスパ 137
ピレンゼピン塩酸塩水和物 84
ピロカルピン塩酸塩 248
ピロリ菌 83
 ——除菌薬 85
ビンクリスチン硫酸塩 308
貧血 87

ファビピラビル 283
ファーマシューティカルケア 8
ファモチジン 84, 237
フィブラート系薬 175
フィンゴリモド塩酸塩 196
フェキソフェナジン塩酸塩 221
フェニトイン 186
フェンタニル 331
フォルテオ 267
フォンダパリヌクスナトリウム 71
副交感神経刺激薬 248
副甲状腺ホルモン薬 267
副作用歴 21
副腎皮質ステロイド →ステロイド
腹水 91
服薬指導 23
浮腫 91, 107
ブシラミン 262
ブデソニド 126, 130
ブナゾシン塩酸塩 248
ブプレノルフィン塩酸塩 97
部分発作 185
不眠症 214
プラバスタチンナトリウム 63, 175, 200
プラビックス 68

フランドル 64
プランルカスト水和物 126, 221
ブリプラチン 311
ブリンゾラミド 248
フルイトラン 57, 59
フルオロウラシル 314
フルオロメトロン 252
フルタイド 125, 130
 ——100ディスカス 127
フルチカゾンプロピオン酸エステル 125, 130
フルバスタチンナトリウム 175
フルメトロン 252
プレドニゾロン 111, 137, 263, 273
 ——酢酸エステル 255
プレドニン 137, 255, 263, 273
プロカテロール塩酸塩水和物 125, 126, 130
プロゲステロン受容体 319
プロスタグランジンD_2・トロンボキサンA_2受容体拮抗薬 221
プロスタグランジン関連薬 83, 85, 247
プロスタール 120
フロセミド 55, 107
プロトピック 239
プロトンポンプ阻害薬 83
ブロナンセリン 207
プロピベリン塩酸塩 196
プロピルチオウラシル 149
プロブコール 175
プロプラノロール塩酸塩 149
プロプレス 56, 107
プロブレム 27, 36
 ——可能性型 38
 ——実在型 38
 ——ネーミング 35
 ——ハイリスク型 38
プロブレムリスト 28
プロペト 239
プロベネシド 178
ブロムヘキシン塩酸塩 133
プロメタジンメチレンジサリチル酸塩 133
フロモックス 115
プロラクチン 211

分割調剤 7
分岐鎖アミノ酸製剤 93
分量 20

へ

ベイスン 163, 335
閉塞隅角緑内障 132
閉塞性動脈硬化症 68
閉塞性肺疾患 128
ベガモックス 251
ペグインターフェロンアルファ-2b 87
ペグイントロン 88
ベクロメタゾンプロピオン酸エステル 126, 130
ベザトール 167, 175
ベサノイド 303
ベザフィブラート 167, 175
β_2 刺激薬 126, 130
　――長時間作用性吸入 130
　――短時間作用性吸入 130
β 遮断薬 56, 93, 166, 247
ベタヒスチンメシル酸塩 229
ベタメタゾンリン酸エステルナトリウム 251
ベーチェット病 276
ペニシリンアレルギー 224, 227
ペニシリン系薬 225, 298
ベネシッド 178
ベネトリン 126, 130
ベバシズマブ 314
ヘパリン 71
　――カルシウム 72
ペラミビル水和物 283
ヘルペスウイルス感染症 286
片頭痛 201
ベンズブロマロン 179
扁桃腺摘出術 111
便秘 93

ほ

ボアラ 239
膀胱炎 115
ホクナリン 126
ボグリボース 163, 335

保険処方せん 19
勃起不全 211
発作性心房細動 50
発作治療薬 125
ボナロン 274
ポリスチレンスルホン酸カルシウム 108
ボルタレン 83

ま

マイコプラズマ 141
　――肺炎 140
マイスリー 149, 215, 265
マクロライド系薬 142, 225, 295
末梢静脈栄養 97
末梢神経炎 146
慢性糸球体腎炎 110
慢性腎臓病 111
慢性腎不全 107
慢性閉塞性肺疾患 128

み

ミグシス 202
ミグリトール 160
ミソプロストール 85
ミドリン 251
ミノサイクリン塩酸塩 141
ミノマイシン 141
ミルセラ 108

む

無顆粒球症 150
ムコソルバン 133
ムコダイン 133
ムコフィリン 137
霧視 248
無自覚性低血糖 156, 167

め

メインテート 166
メチシリン耐性黄色ブドウ球菌 290
メチルジゴキシン 57
メチルプレドニゾロン 196
　――コハク酸エステルナトリウム 111, 273

メディエーター遊離抑制薬 255
メトグルコ 166, 170
メトトレキサート 261
メトホルミン塩酸塩 166, 170
メドロキシプロゲステロン酢酸エステル 322
メナテトレノン 267
メニエール病 228
メニレットゼリー 230
メバロチン 63, 175, 200
メプチン 125, 126, 130
　——エアー 127
メリスロン 229
メルカゾール 149

モキシフロキサシン塩酸塩 251, 295
モダシン 115
モニラック 93
モーラス 265
モルヒネ硫酸塩水和物 331
問題志向型診療記録 28
問題志向システム 27
モンテルカストナトリウム 126

薬学的管理情報 23, 26
薬剤管理指導業務 6
薬剤性ミオパチー 277
薬物療法業務 4
薬物療法プロトコール 3, 4
薬薬連携 252
薬歴 26
薬歴簿（薬剤服用歴管理指導記録） 21, 26

輸液療法 97
ユナシン 225
ユニフィル 126
ユベラN 175
ユリノーム 179

よ

溶血性貧血 88

用法 20
用量 20

ラキソベロン 336
ラクツロース 93
ラシックス 55, 107
ラタノプロスト 247
ラニチジン塩酸塩 84
ラニナミビルオクタン酸エステル水和物 283
ラニラピッド 57
ラノコナゾール 239
ラピアクタ 283
ラベプラゾールナトリウム 84, 111
ラマトロバン 221
ラミクタール 186
ラモトリギン 186
ラロキシフェン塩酸塩 267
ランサップ 85
ランソプラゾール 63, 84, 85
ランタス 163

リウマトレックス 261
リクシアナ 71
リセドロン酸ナトリウム水和物 265
リツキサン 307
リツキシマブ 307
リドーラ 262
リナグリプチン 170
利尿薬 57
リネゾリド 292
リーバクト 93
リバスタッチ 193
リバスチグミン 193
リバビリン 87
リバロ 175
リピディル 175
リピトール 175
リファジン 145
リファンピシン 145
リフィル処方せん 7
リポクリン 175

リポジストロフィー 156
リポバス 175
リマチル 262
リュープリン 322
リュープロレリン酢酸塩 322
良性発作性頭位めまい症 232
緑内障 246
　　——点眼薬 248
リリーバー 125
リレンザ 283
リンデロン 251
リンパ腫 306

ループス腎炎 272
ループ利尿薬 92, 107
レジオネラ肺炎 295, 300
レチノイン酸症候群 305
レニベース 55, 178
レニン-アンジオテンシン-アルドステロン系 55
レビトラ 120
レペタン 97
レベチラセタム 186

レベトール 88
レベミル 155
レボドパ 189
レボフロキサシン水和物 116, 141, 251, 295, 299
レボホリナートカルシウム 314
レミケード 262, 277

ロイコトリエン受容体拮抗薬 126, 221
労作型狭心症 55
ロキソニン 287
ロキソプロフェンナトリウム水和物 287
ローコール 175
ロサルタンカリウム 59, 178
ロスバスタチンカルシウム 175
ロナセン 207
ロメリジン塩酸塩 202
ロレルコ 175

ワーファリン 64, 71
ワルファリンカリウム 64, 71
ワンアルファ 265

欧文索引

1型糖尿病 154
2型糖尿病 158
5-FU 314

A

α遮断薬 60
$α_1$遮断薬 120, 128, 167, 248
α-グルコシダーゼ阻害薬 160, 163
ABI 67
ACE阻害薬 56, 112
Ann Arbor分類 306
APL 303, 305
ARB 56, 59, 183
ASO 68
assessment(A) 28, 37
ATRA 303

B

$β_2$刺激薬 126
——短時間作用性吸入 130
——長時間作用性吸入 130
β遮断薬 56, 93
B細胞リンパ腫 306
BCAA製剤 93
biochemical modulation 314
BOT 163

C

C型慢性肝炎 87
Ca拮抗薬 60
care plan(Cp) 29
CKD 111
closed-ended question 10
COPD 128

D

dawn phenomenon 156
DIC 303
diphasicジスキネジア 189
DLBCL 306
DMARDs 261
DOTS 146

DPP-4阻害薬 160, 163
DVT 71

E

education plan(Ep) 29
ER 319

F

focused question 10
FOLFIRI 313
FT_4 152

H

H_1受容体拮抗薬 255
H_2受容体拮抗薬(H_2RA, H_2ブロッカー) 84, 99
HDL-C 174
Helicobacter pylori 83
HER2 320
HMG-CoA還元酵素阻害薬 64, 175, 183

I

IgA腎症 111
IGRA 276
IIPs 137
IPF 136
I-PSS 119

L

LDL-C 174
L-dopa 189
LH-RH 325
——アゴニスト 322

M

MAB療法 324
mFOLFOX6 312
MRSA 290
MRSA菌血症 291
MTX 261

N

NRS 331
NSAIDs 83, 133, 178, 263

NSCLC　317
NYHAの心機能分類　56

objective data（O）　28, 37
observation plan（Op）　29
open-ended question　10

P

peak-doseジスキネジア　189
PES形式　31
PG関連薬　85
PGD_2　222
PL配合顆粒　132
plan（P）　29, 37
PML-RAR α キメラ遺伝子　302
POS　27, 30, 32, 36
PPI　83
PR　319
PSA　119, 324
PTA　67
PTE　71

QT延長　296, 299
R-CHOP療法　307
red neck症候群　291

S

S-1　310
SERM　267
sick day rule　170
SLE　272
SOAP　27, 31, 35
somogyi effect　156
SSRI　211
SU薬　160, 183
subjective data（S）　28, 37

TS-1　310
TSH　152
TXA_2　222
VTE　71

MEMO

MEMO

処方提案につなげる薬物療法ハンドブック

2015 年 3 月 1 日　第 1 刷発行
2016 年 12 月 10 日　第 2 刷発行

編集者　寺町ひとみ
発行者　小立鉦彦
発行所　株式会社 南江堂
〒113-8410　東京都文京区本郷三丁目42番6号
☎(出版)03-3811-7235　(営業)03-3811-7239
ホームページ　http://www.nankodo.co.jp/
振替口座　00120-1-149

印刷・製本　公和図書
イラスト　松村暁宏
装丁　FRONTNINE(星子卓也)

Pharmacotherapy Handbook
ⓒNankodo Co., Ltd., 2015

Printed and Bound in Japan
ISBN978-4-524-40312-7

定価は表紙に表示してあります．
落丁・乱丁の場合はお取り替えいたします．

本書の無断複写を禁じます．
JCOPY 〈(社)出版者著作権管理機構 委託出版物〉
本書の無断複写は，著作権法上での例外を除き，禁じられています．複写される場合は，そのつど事前に，(社)出版者著作権管理機構(TEL 03-3513-6969, FAX 03-3513-6979, e-mail: info@jcopy.or.jp)の許諾を得てください．

本書をスキャン，デジタルデータ化するなどの複製を無許諾で行う行為は，著作権法上での限られた例外(「私的使用のための複製」など)を除き禁じられています．大学，病院，企業などにおいて，内部的に業務上使用する目的で上記の行為を行うことは私的使用には該当せず違法です．また私的使用のためであっても，代行業者等の第三者に依頼して上記の行為を行うことは違法です．